AF563420

LA DIGESTIÓN ES LA CUESTIÓN

Edición revisada y ampliada

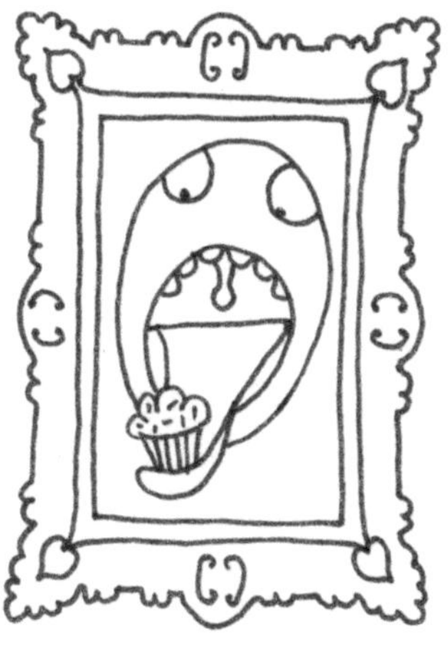

Giulia Enders

LA DIGESTIÓN ES LA CUESTIÓN

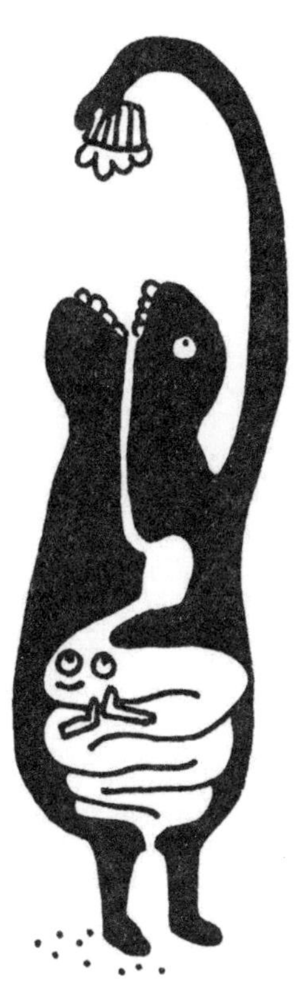

Descubre los secretos del intestino, el órgano más infravalorado del cuerpo humano

Con ilustraciones de Jill Enders

Traducción de Núria Ventosa Barba

Urano

Argentina – Chile – Colombia – España
Estados Unidos – México – Perú – Uruguay

Título original: *Darm mit Charme*
Editor original: Ullstein Buchverlage GmbH, Berlín
Traducción: Núria Ventosa Barba

1.ª edición: febrero 2026

Los consejos presentados en este libro han sido verificados cuidadosamente por la autora y la editorial alemana. Sin embargo, en ningún caso pueden sustituir a una opinión médica profesional. Por ello, toda la información contenida en este libro se ofrece sin ninguna garantía por parte del autor ni de la editorial alemana. La autora, la editorial alemana y sus representantes declinan toda responsabilidad referente a eventuales daños corporales, materiales o pecuniarios.

López de Hoyos, 92, Planta Baja Derecha – 28002 Madrid
www.mundourano.com
www.edicionesurano.com

ISBN: 979-13-87662-23-3
E-ISBN: 978-84-9944-809-1
Depósito legal: M-26.880-2025

Fotocomposición: Urano World Spain, S.A.U.

Impreso por Rodesa, S.A. – Polígono Industrial San Miguel
Parcelas E7-E8 – 31132 Villatuerta (Navarra)

Impreso en España - *Printed in Spain*

Dedicado a todos los progenitores de familias monoparentales, que aglutinan la misma energía y amor para sus hijos que la que nuestra madre nos brindó a mi hermana y a mí.

Y para Heidi.

ÍNDICE

Prólogo 13

1. LA DIGESTIÓN ES LA CUESTIÓN 19

¿Cómo hacemos caca?... Y por qué esto merece una pregunta 22
¿Me siento correctamente en el inodoro? 26

El vestíbulo de acceso al tracto gastrointestinal 32

La estructura del tracto gastrointestinal 44
El «retorcido» esófago 45
La bolsita estomacal torcida 47
El serpenteante intestino delgado 49
El innecesario apéndice y el rechoncho intestino grueso 56

Qué comemos realmente 62

Alergias, incompatibilidades e intolerancias 73

Celiaquía y sensibilidad al gluten 74
Intolerancia a la lactosa y a la fructosa 76

Una breve consideración sobre las heces 85

2. EL SISTEMA NERVIOSO DEL INTESTINO 95

Cómo transportan nuestros órganos los alimentos... 97
Ojos 97
Nariz 97
Boca 98
Faringe............................ 99
Esófago 100
Estómago............................ 102
Intestino delgado 104
Intestino grueso 108

Eructos con reflujo ácido............................ 111

Vomitar............................ 117
Por qué vomitamos y qué podemos hacer
para combatirlo 119

Estreñimiento 128
Laxantes............................ 135
La regla de los tres días 141

Cerebro e intestino 144
Cómo influye el intestino en el cerebro 148
Sobre intestinos irritados, estrés y depresiones..... 153
Dónde nace el «Yo»............................ 164

3. EL MUNDO DE LOS MICROBIOS 169

El ser humano como ecosistema 171

El sistema inmunitario y nuestras bacterias 176

El desarrollo de la flora intestinal 184

Los habitantes del intestino de un adulto 193
Los genes de nuestras bacterias 199
Tres tipos de intestino.......................... 202

El papel de la flora intestinal 210
¿Cómo pueden hacernos engordar las bacterias?
Tres hipótesis 216
Colesterol y bacterias intestinales 221

Malhechores: bacterias dañinas y parásitos 227
Salmonelas con sombreros........................ 227
Helicobacter: el «animal doméstico»
más antiguo de la humanidad 232
Toxoplasmas: los intrépidos pasajeros
de los gatos 242
Oxiuros 253

Sobre higiene y bacterias beneficiosas 259
La higiene diaria.............................. 260
Antibióticos 269
Probióticos 277
Prebióticos 291

Unas palabras sobre esta actualización 302

Novedades sobre el eje intestino-cerebro. 303

Una dosis beneficiosa de ácido. 317

Agradecimientos 325
Fuentes principales 327

PRÓLOGO

Nací por cesárea y mi madre no me pudo dar el pecho, lo que me convierte en el perfecto modelo infantil del mundo intestinal del siglo XXI. Si en aquel entonces hubiera sabido más sobre el intestino podría haber hecho apuestas sobre las enfermedades que iba a contraer. Primero fui intolerante a la lactosa. Nunca me pregunté por qué de repente, cumplidos los cinco años, podía volver a beber leche; en algún momento engordé para después volver a adelgazar. Entonces, durante mucho tiempo, todo fue bien hasta que me salió «la herida».

A los diecisiete años, sin motivo alguno, me salió una pequeña herida en la pierna derecha. Sencillamente no se curaba y, al cabo de un mes, acudí al médico. La doctora no sabía de qué se trataba y me recetó una pomada. Tres semanas después mi pierna se llenó de heridas y, poco tiempo después, ambas piernas, los brazos y la espalda. A veces, incluso la cara. Por suerte, era invierno y todo el mundo se pensaba que tenía herpes y una excoriación en la frente.

Ningún médico pudo ayudarme: me diagnosticaron algo parecido a una neurodermitis. Me preguntaron si estaba muy estresada o si tenía problemas emocionales. La cortisona me alivió un poco, pero, en cuanto la dejaba, todo volvía a salir. Durante todo un año llevé medias, ya fuera invierno o verano, para que mis heridas no supuraran a través de los pantalones. En algún momento me animé y empecé a informarme. Por casualidad me topé con un informe sobre una enfermedad de la piel muy parecida: a un hombre le había salido después de tomar antibióticos, y también yo había tomado antibióticos un par de semanas antes de que apareciera la primera herida.

Desde ese momento, dejé de tratar mi piel como la de una enferma de la piel y lo hice como la de una enferma del intestino. Dejé de comer productos lácteos, apenas tomaba gluten, ingerí diferentes bacterias y, en general, me alimentaba de forma más sana. En aquella época hice algunos experimentos descabellados... Si en aquel entonces ya hubiera estudiado Medicina, solo me habría atrevido a hacer más o menos la mitad de todo ello. Una vez, tomé una sobredosis de cinc durante varias semanas y, al cabo de unos meses, se me había agudizado el sentido del olfato de manera considerable.

Finalmente, con un par de trucos, logré dominar mi enfermedad. Fue un éxito y experimenté en mis propias carnes que saber es poder. Empecé a estudiar Medicina.

Durante el primer semestre, me encontré en una fiesta sentada al lado de un chico que tenía el peor de los alientos que jamás había olido. Era un olor muy singular: no era ese aliento áspero a hidrógeno típico de los hombres mayores estresados ni tampoco el olor dulzón y podrido de las señoras mayores que comen demasiado azúcar. Al cabo de un rato me cambié de sitio. Al día siguiente había muerto. Se había suicidado. Una y otra vez me paraba a pensar en ello. ¿Puede un intestino muy enfermo oler tan mal y una enfermedad de este tipo influir también en el estado de ánimo?

Tras una semana me atreví a comentarle mis conjeturas a una buena amiga. Un par de meses después, esta amiga enfermó de una agresiva gripe intestinal. Se sentía fatal. Cuando nos volvimos a ver, me dijo que mis tesis podían tener algo de cierto, ya que hacía mucho tiempo que no se sentía tan mal psíquicamente. Esto me animó a ocuparme más en serio de este tema. Y fue así como descubrí una rama de investigación completa cuyo objetivo era hallar el vínculo entre intestino y cerebro. Se trata de una especialidad que se está popularizando con rapidez. Hasta hace unos diez años existían muy pocas publicaciones al respecto; actualmente, ya se han escrito varios cientos de artículos científicos sobre este tema. Una de las nuevas líneas de investigación de nuestro tiempo es el modo en que el intestino influye en la salud y el bienestar. El prestigioso químico estadounidense Rob Knight afirmó en la revista *Nature* que, como mínimo, era tan prometedora como la investigación sobre las células madre. Me había adentrado en un área que cada vez me parecía más fascinante.

Durante la carrera me di cuenta de la escasa atención que se presta a esta especialidad de la Medicina. En este sentido, el intestino es un órgano absolutamente excepcional: interviene en dos tercios de las actividades del sistema inmunitario, obtiene energía de panecillos o salchichas de tofu y produce más de veinte hormonas propias. Muchos médicos aprenden muy poco sobre él durante su formación. Cuando en mayo de 2013 asistí al congreso Microbiome and Health (Microbioma y Salud) en Lisboa, el perfil de los asistentes era fácilmente distinguible. Aproximadamente la mitad provenía de instituciones que podían permitirse económicamente estar «entre los primeros», como Harvard, Yale, Oxford o el EMBL Heidelberg.

A veces me asusta que los científicos discutan a puerta cerrada sobre conocimientos importantes, sin que se informe a la opinión pública. A menudo la precaución científica es mejor que una afirmación precipitada, pero el miedo también puede destruir importantes oportunidades. Actualmente, se da por sentado en el mundo científico que las personas con determinados problemas digestivos a menudo presentan trastornos nerviosos en el intestino. Su intestino envía entonces señales a una zona del cerebro que procesa sentimientos desagradables, aunque esas personas no hayan hecho nada malo. Los afectados sienten malestar y no saben por qué. Resulta muy contraproducente cuando su médico les trata como casos psicológicos irracionales, y ese es solo uno de los ejemplos de por qué algunos conocimientos científicos deberían divulgarse con mayor celeridad.

Este es el objetivo de mi libro: hacer que el saber sea más accesible y divulgar lo que los científicos escriben en sus trabajos de investigación o discuten tras las puertas de los congresos mientras muchas personas buscan respuestas. Entiendo que muchos pacientes que padecen enfermedades molestas se sientan decepcionados por la Medicina. No puedo vender remedios milagrosos y tampoco un intestino sano curará todas las enfermedades. Pero sí que puedo explicar, en tono distendido, cómo funciona el intestino, qué avances nos ofrece la investigación científica y cómo podemos mejorar nuestra vida cotidiana aplicando estos conocimientos.

Mis estudios de Medicina y mi doctorado en el Instituto de Microbiología Médica me ayudan a valorar y ordenar los resultados. Mi experiencia personal me ayuda a acercar este conocimiento a las personas. Mi hermana me ayuda a no perder el rumbo, me observa mientras leo en voz alta y me espeta esbozando una sonrisa: «Hazlo de nuevo».

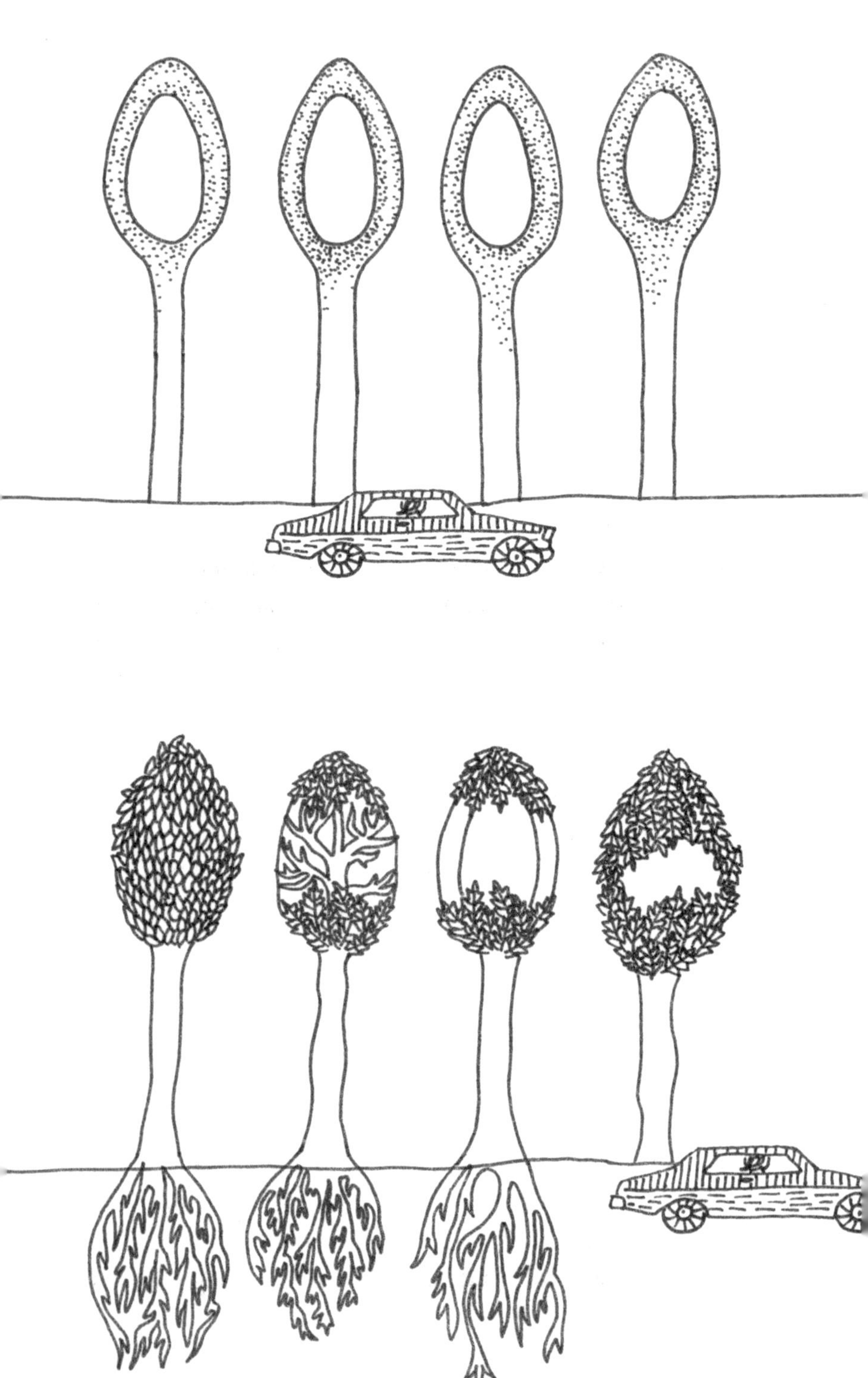

1

LA DIGESTIÓN ES LA CUESTIÓN

El mundo resulta mucho más divertido cuando no solo vemos aquello que se puede mirar, sino también todo el resto. Entonces un árbol deja de parecer una cuchara. Simplificando mucho, esta es solo la forma que percibimos con los ojos: un tronco recto con una corona redonda. Y la vista nos dice que esta forma es una «cuchara». Bajo tierra encontramos, como mínimo, tantas raíces como arriba ramas en el aire. En realidad, el cerebro debería decirnos algo como «mancuernas», pero no lo hace. El cerebro recibe la mayor parte de la información de los ojos y, solo en contadas ocasiones, vemos en un libro una imagen que muestre un árbol completo. Por lo tanto, comenta diligentemente el paisaje boscoso que pasa a toda velocidad por delante de su vista: «Cuchara, cuchara, cuchara, cuchara».

Si vamos por la vida con este «modo cuchara», pasamos por alto grandes cosas. Bajo nuestra piel continuamente sucede algo: fluimos, bombeamos, aspiramos, exprimimos, reventamos, reparamos y creamos. Una gran pléyade de ingeniosos órganos trabaja de manera tan perfecta y eficiente que una persona adulta necesita cada hora casi tanta energía como una bombilla de cien vatios. Cada segundo los riñones filtran con meticulosidad nuestra sangre para limpiarla, con mayor precisión que un filtro de café, y generalmente durante toda la vida. Nuestros pulmones tienen un diseño tan inteligente que solo consumimos energía al inspirar. La espiración ocurre por sí sola. Si fuéramos transparentes, podríamos ver lo bellos que son: como un juguete de cuerda en grande, blando y con forma de pulmón. Cuando a veces uno está ahí sentado y piensa: «No le gusto a nadie», su corazón ha hecho diecisiete mil veces un turno de 24 horas y tendría todo el derecho a sentirse dejado de lado por ese pensamiento.

Si viéramos más de lo que es visible, también podríamos contemplar cómo trozos de células se convierten en personas en el vientre materno. Comprenderíamos de inmediato que, a grandes rasgos, nos desarrollamos a partir de tres «tubos». El primero nos atraviesa y se anuda en el centro. Es nuestro sistema de vasos sanguíneos, del que surge nuestro corazón como conexión vascular central. El segundo se forma casi de manera paralela en nuestra espalda, formando una burbuja que migra hacia el extremo superior del cuerpo, donde permanece. Se trata de nuestro sistema nervioso en la médula espinal, a partir del cual se desarrolla el cerebro y desde el cual brotan nervios hacia todo el cuerpo. Y el tercero nos atraviesa de arriba abajo. Es el tracto gastrointestinal.

El tracto gastrointestinal se encarga de organizar nuestro mundo interior. Forma unos brotes que se van arqueando cada vez más hacia la izquierda y la derecha. Estos brotes constituirán nuestros pulmones. Algo más abajo, el tracto gastrointestinal se expande y crea nuestro hígado. También forma la vesícula biliar y el páncreas. Pero, sobre todo, el tubo comienza a ser cada vez más ingenioso. Interviene en las laboriosas tareas de construcción de la boca, forma un esófago que puede bailar *breakdance* y crea una pequeña bolsa estomacal para que podamos almacenar la comida durante un par de horas. Finalmente, el tracto gastrointestinal crea su obra maestra, a la cual a fin de cuentas debe su nombre: el intestino.

Las dos «obras maestras» de los otros tubos, el corazón y el cerebro, gozan de gran reputación. El corazón se considera vital porque bombea sangre a través del cuerpo; el cerebro es admirado porque concibe sorprendentes estructuras de pensamientos a cada segundo. Pero mientras tanto el intestino, eso cree la mayoría, como mucho va al lavabo. Si no, lo más probable es que permanezca sin hacer nada en la tripa o que suelte algún que otro pedo. En realidad no conocemos ninguna habilidad especial suya. Se podría afirmar que lo subestimamos un poco; a decir verdad, no solo lo subestimamos, sino que a menudo incluso nos avergonzamos de nuestro tracto gastrointestinal. Sin embargo, la digestión es la cuestión.

Este libro pretende hacer cambiar esa opinión, aunque sea un poquito. Intentaremos hacer aquello que los libros hacen tan maravillosamente bien: hacer realmente la competencia al mundo visible. Los árboles no son cucharas, y el intestino tiene mucho encanto.

¿Cómo hacemos caca?... Y por qué esto merece una pregunta

Mi compañero de piso entró en la cocina y me dijo: «Giulia, tú que estudias Medicina, ¿cómo hacemos caca?». Ciertamente no sería muy buena idea empezar mis memorias con esta frase, pero esta pregunta ha cambiado muchas cosas para mí. Me fui a mi habitación, me senté en el suelo y consulté tres libros diferentes. Cuando di con la respuesta, me quedé boquiabierta. Algo tan mundano era mucho más ingenioso e impresionante de lo que jamás hubiera podido imaginar.

Nuestro sistema de evacuación es una obra maestra: dos sistemas nerviosos colaboran estrechamente entre sí para desechar nuestros residuos de la manera más discreta e higiénica posible. Prácticamente ningún otro animal hace sus necesidades tan modélica y ordenadamente como nosotros. Para ello, nuestro cuerpo ha desarrollado todo tipo de dispositivos y trucos. Empieza por cómo están ideados los mecanismos de cierre. Casi todo el mundo conoce únicamente el esfínter externo, el cual se puede abrir y cerrar de forma selectiva. Existe un esfínter muy similar a pocos centímetros de distancia, pero no lo podemos controlar conscientemente.

Cada uno de los dos esfínteres representa los intereses de un sistema nervioso diferente. El esfínter externo es un fiel colaborador de nuestra conciencia. Si nuestro cerebro considera que es inoportuno ir al lavabo en un momento determinado, el esfínter externo escucha a la conciencia y se mantiene tan cerrado como puede. El esfínter interno es el representante de nuestro mundo interior inconsciente. No le interesa si a la tía Berta le gustan o le disgustan los pedos. Le interesa única y exclusivamente que nos sintamos bien en nuestro interior. ¿Un pedo pugna por salir? El esfínter interno intenta alejar todo lo desagradable de nuestro cuerpo. Si fuera por él, la tía Berta podría tirarse pedos más a menudo. Lo principal es que en nuestra vida interior reine la comodidad y nada nos apriete.

Estos dos esfínteres deben colaborar. Cuando los restos de nuestra digestión llegan al esfínter interno, este se abre por un mero acto reflejo. Pero no lo suelta todo hacia su compañero, el esfínter externo, sino que de entrada solo le envía un bocado de prueba. En el espacio entre el esfínter interno y el externo hay situadas varias células sensoras. Estas analizan el producto entregado para comprobar si es sólido o gaseoso y remiten la información al cerebro. En ese momento, el cerebro se da cuenta de que debe ir al lavabo o

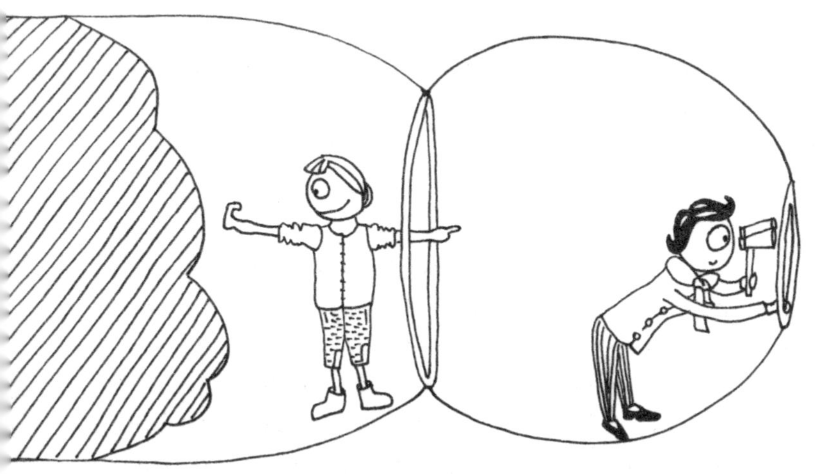

quizás solo tirarse un pedo. Entonces, hace aquello que sabe hacer tan bien con su «conciencia consciente»: nos prepara para nuestro entorno, para lo cual recaba información de los ojos y los oídos, incluyendo sus valiosas experiencias. En cuestión de segundos surge una primera estimación, que el cerebro retransmite al esfínter externo: «He mirado y ahora mismo estamos en el cuarto de estar de la tía Berta. Quizás tirarte un pedo sea aceptable, si lo sueltas de manera muy silenciosa. Toca apretar, aunque tengas malestar».

El esfínter externo comprende el mensaje y cierra las compuertas con absoluta lealtad, incluso con más firmeza que antes. El esfínter interno percibe esta señal y, de entrada, respeta la decisión de su colega. Ambos se alían y ponen el bocado de prueba en una cola de espera. En algún momento tendrá que salir, pero no aquí ni ahora. Al cabo de un rato, el esfínter interno simplemente volverá a enviar un bocado de prueba. Si para entonces estamos sentados cómodamente en el sofá de casa, ¡vía libre!

Nuestro esfínter interno es un chico firme. Su lema es: «Lo que tiene que salir, tiene que salir», y aquí no hay mucho margen para interpretaciones. El esfínter externo debe ocuparse siempre del complicado mundo; en teoría, ¿se podría usar el lavabo de otra persona o mejor no? Aún no nos conocemos lo suficiente como para tener confianza para tirarse pedos libremente: «¿Debo ser el primero en romper el hielo? Si no voy al lavabo ahora, no tendré otra ocasión hasta esta tarde y esto significa que puedo tener malestar a lo largo del día».

Seguramente los pensamientos de los esfínteres no optarían precisamente a un Premio Nobel, pero a fin de cuentas son cuestiones fundamentales de nuestra humanidad: ¿qué importancia concedemos a nuestro mundo interior y qué compromisos asumimos para entendernos con el mundo exterior? Uno reprime, cueste lo que cueste, el pedo más molesto hasta que regresa a casa atormentado por el dolor de tripa, mientras que el otro, en la fiesta familiar de la abuela, deja que le tiren del dedo meñique y entonces suelta un sonoro pedo como si de un espectáculo de magia se tratara. A largo plazo, quizás el mejor compromiso se sitúe en algún lugar a medio camino entre ambos extremos.

Si a menudo nos prohibimos varias veces seguidas ir al lavabo, aunque debiéramos, intimidamos al esfínter interno. Incluso podemos llegar a reeducarlo. En tal caso, la musculatura circundante y el propio esfínter han sido aleccionados con tanta frecuencia por el esfínter externo, que están desanimados. Si la comunicación entre ambos esfínteres se congela, incluso pueden producirse obstrucciones.

Sin una represión específica de las evacuaciones, este puede ser también el caso en mujeres mientras dan a luz a su hijo. Durante el parto pueden romperse finas fibras nerviosas, a través de las cuales suelen comunicarse ambos esfínteres. La buena noticia es que los nervios también pueden regenerarse. No importa si las heridas han sido provocadas por un parto o de cualquier otro modo. En estos casos, lo pertinente es la denominada «terapia de *biofeedback*», con la que los esfínteres que se han ido distanciando aprenden a entenderse de nuevo. Este tratamiento se lleva a cabo en centros gastroenterológicos especializados. Una máquina mide la productividad con la que el esfínter externo colabora con el interno. Si funciona bien, la recompensa es una señal acústica o una señal verde. Es como en uno de esos concursos de preguntas y respuestas que se emiten por la televisión por la noche, donde el escenario se ilumina y tintinea cuando la respuesta es correcta, solo que no se realiza en la televisión, sino en el consultorio de un médico y con un electrodo sensor en el trasero. El proceso vale la pena: cuando los esfínteres interno y externo vuelven a entenderse, el paciente visita más animado su remanso de paz.

Esfínteres, células sensoras, conciencia y concursos con electrodos en el trasero; sin duda, mi compañero de piso no esperaba obtener estos ingeniosos detalles por respuesta, ni tampoco las formales estudiantes de Económicas que entretanto se habían congregado en nuestra cocina para celebrar su cumpleaños. A pesar de todo, la velada fue divertida y me di cuenta de que, en realidad, el tema «intestino» interesa a muchas personas. Surgieron numerosas nuevas preguntas útiles. ¿Es cierto que todos nos sentamos mal en el inodoro? ¿Cómo podemos eructar más fácilmente? ¿Cómo podemos convertir un bistec, una manzana o unas patatas asadas en energía mientras que un coche solo admite determinados tipos de combustible? ¿Para qué sirve el apéndice, y por qué las heces tienen siempre el mismo color?

Actualmente, mis compañeros de piso ya saben cuál es exactamente la expresión de mi cara cuando entro como un rayo en la cocina y he de explicar las últimas anécdotas sobre el intestino, como, por ejemplo, la de los diminutos inodoros a la turca o las evacuaciones luminosas.

¿Me siento correctamente en el inodoro?

Es recomendable cuestionarse los hábitos de vez en cuando. ¿Realmente tomo el camino más bonito y corto hasta la parada del autobús? ¿Peinarme el poco cabello que me queda por encima de la coronilla calva es adecuado y está de moda? O incluso: ¿me siento correctamente en el inodoro?

Todas estas preguntas no siempre tienen una respuesta clara, pero simplemente experimentando se puede aportar un poco de aire fresco a dominios anticuados. Probablemente eso debió de pensar Dov Sikirov. Para realizar un estudio, este médico israelí solicitó a 28 sujetos que realizaran su evacuación diaria en tres posiciones diferentes: en un inodoro normal sentados «en el trono», en un inodoro inusitadamente pequeño «sentándose agachados» con gran esfuerzo y de cuclillas al aire libre. Cronometró el tiempo que tardaron y, al finalizar, les entregó un cuestionario. El resultado fue inequívoco: de cuclillas, el proceso duró por término medio unos cincuenta segundos y los participantes lo valoraron como una experiencia de evacuación completa. Sentados, duró por término medio ciento treinta segundos y no consideraron el resultado un éxito total. (Además: los inodoros inusitadamente pequeños siempre tienen un aspecto muy mono, independientemente de lo que pongamos encima.)

¿Por qué? Porque nuestro aparato de oclusión intestinal no está concebido para abrir totalmente la escotilla mientras el sujeto está sentado. Existe un músculo que, cuando estamos en posición sentada o incluso también de pie, sujeta al intestino como un lazo y lo estira en una dirección formando un recodo. Este mecanismo, por decirlo de algún modo, supone una prestación adicional para los demás esfínteres. Quien más quien menos ha experimentado este tipo de obturación por acodamiento con la manguera del jardín. Le preguntamos a nuestra hermana por qué ya no funciona la manguera del jardín. Dejamos que vaya hasta el extremo de la manguera a mirar qué pasa y, en ese preciso instante, soltamos rápidamente el codo y esperamos un minuto y medio hasta que nos llega el castigo.

Pero volvamos a la obturación por acodamiento del recto: debido a la misma, las heces llegan a una curva. Al igual que al salir de una autopista, se produce una retención, gracias a la cual, ya sea estando de pie o sentados, los esfínteres deben hacer menos fuerza para mantenerlo todo dentro. Al ceder el músculo, el codo desaparece. La vía es recta y ya podemos pisar a fondo el acelerador sin ningún problema.

Desde tiempos inmemoriales, «ponerse en cuclillas» es nuestra posición natural para evacuar: el moderno negocio de los inodoros de pedestal surgió con el desarrollo de las tazas de váter para interiores a finales del siglo XVIII. El «siempre seremos cavernícolas» a menudo resulta una interpretación un tanto problemática entre los médicos. ¿Quién se atreve a decir que la posición en cuclillas relaja el músculo mucho mejor y hace que la vía de evacuación sea en línea recta? Por este motivo, investigadores japoneses hicieron que unos voluntarios ingirieran sustancias luminosas y les radiografiaron mientras hacían sus necesidades en diferentes posiciones. Primer resultado: es cierto, en la posición en cuclillas el intestino se muestra recto, lo que permite evacuar todo en el acto. Segundo resultado: las personas colaboradoras están dispuestas a ingerir sustancias luminosas en pro de la investigación y, además, dejan que las radiografíen mientras evacuan. Personalmente, opino que ambos hechos resultan bastante impactantes.

Las hemorroides, los trastornos intestinales como la diverticulitis o el estreñimiento solo existen en países donde se evacua sentado en un inodoro. El motivo de ello, especialmente entre las personas jóvenes, no es un tejido flácido, sino un exceso de presión sobre el intestino. Algunas personas, cuando están muy estresadas, también contraen continuamente su tripa durante el día, y a menudo ni se dan cuenta de ello. Las hemorroides prefieren evitar la presión existente en el interior y asoman relajadamente la cabeza

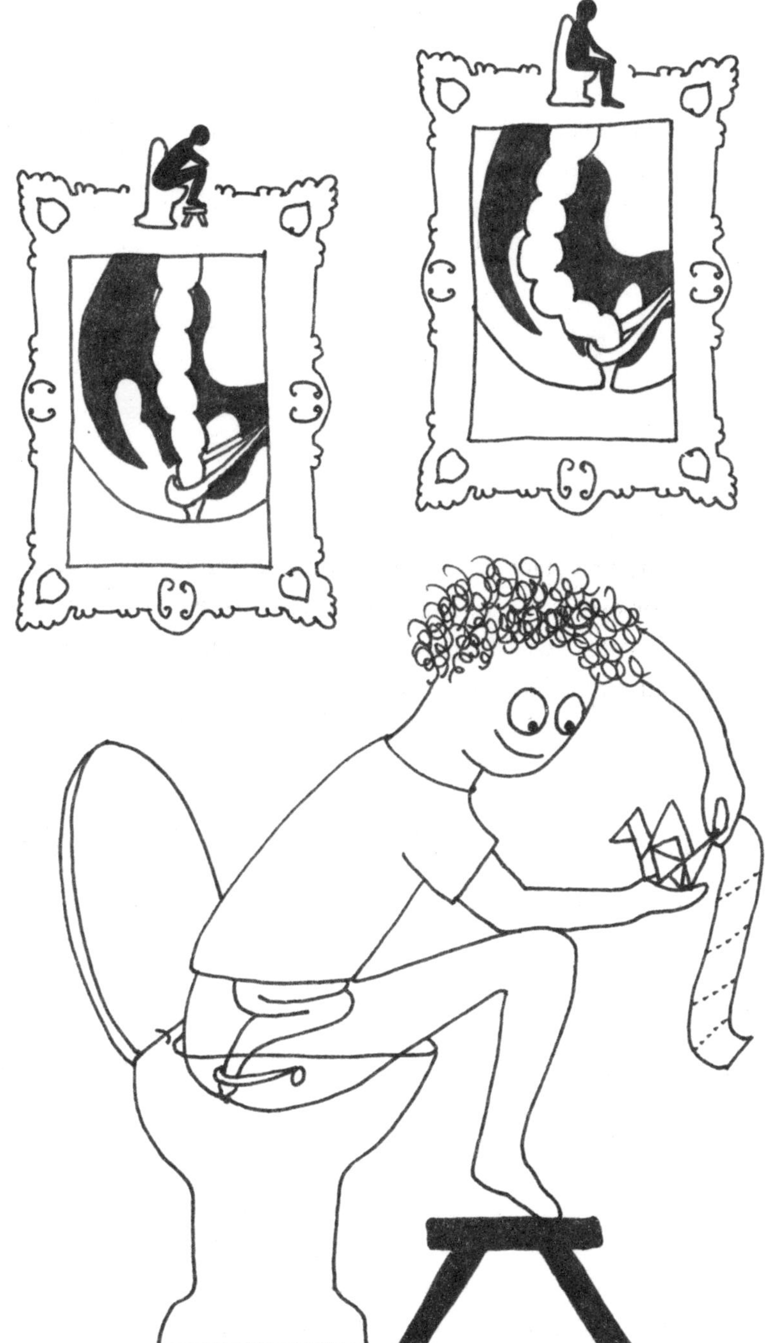

al exterior, en el trasero. En el caso de los divertículos, el tejido que hay dentro del intestino ejerce presión hacia fuera. Entonces surgen en la pared intestinal unas diminutas protuberancias en forma de bombilla.

Con toda seguridad, nuestra manera de evacuar no es la única causa de las hemorroides y los divertículos. No obstante, también cabe destacar que los casi mil doscientos millones de personas en el mundo que evacuan en cuclillas apenas presentan divertículos y considerablemente menos hemorroides. Nosotros, por el contrario, presionamos nuestro tejido del trasero y debemos acudir al médico para que lo solucione. Y todo esto, ¿por qué evacuar sentado en el trono es mucho más «guay» que hacer el ridículo en cuclillas? Los médicos reconocen que ejercer presión contra el inodoro de manera continuada hace que aumente considerablemente el riesgo de varices, ataques de apoplejía o incluso desvanecimientos durante la evacuación.

Un amigo que estaba de vacaciones en Francia me envió el siguiente SMS: «Los franceses están locos: en tres gasolineras de la autopista, alguien ha robado las tazas del váter». No pude evitar partirme de risa, porque, en primer lugar, sospeché que mi amigo había escrito el mensaje de texto totalmente en serio; y, en segundo lugar, porque me recordó a mi reacción la primera vez que tuve que enfrentarme a un inodoro a la turca en Francia. «¿Por qué debo ponerme en cuclillas, si no os hubiera costado nada colocar una taza?», pensé un tanto llorosa y compungida por el gran vacío que tenía ante mí. En buena parte de Asia, África y el sur de Europa evacuan rápidamente en sus inodoros a la turca adoptando una posición propia del deporte de combate o de esquí. Nosotros, en cambio, matamos el tiempo hasta que hemos completado nuestra ardua tarea ya sea leyendo el periódico, doblando el papel de váter, localizando los rincones del baño que deben limpiarse u observando pacientemente la pared de enfrente.

Cuando leí este mensaje de texto a mi familia en el cuarto de estar de nuestra casa, pude ver sus expresiones de irritación. ¿Esto significa que ahora debemos bajarnos de nuestro trono de porcelana y evacuar en un agujero adoptando una inestable posición en cuclillas? La respuesta es «no». Con o sin hemorroides. Aunque, con toda seguridad, sería muy divertido situarse de pie sobre las dos siluetas de pies para hacer así nuestras necesidades en cuclillas. Pero no es necesario: también podemos ponernos en cuclillas estando sentados. Esto resulta especialmente útil si tenemos problemas para evacuar con facilidad: debemos inclinar ligeramente el tronco hacia delante y colocar los pies sobre un taburete, y ya está: todo estará colocado en el ángulo correcto, podemos leer, doblar y observar con la conciencia bien tranquila.

El vestíbulo de acceso al tracto gastrointestinal

Se podría pensar que el extremo del intestino tiene cosas sorprendentes que ofrecernos, puesto que apenas nos ocupamos de él. Pero no diría que se deba únicamente a eso. El vestíbulo de acceso a nuestro tracto gastrointestinal también se guarda un as en la manga, a pesar de que lo tenemos cada día delante de nuestros ojos cuando nos lavamos los dientes.

El lugar secreto número uno se puede encontrar con la lengua. Se trata de cuatro pequeños puntos. Dos de ellos están situados en la cara interior del moflete, enfrente de la arcada dental superior, prácticamente en el centro, donde

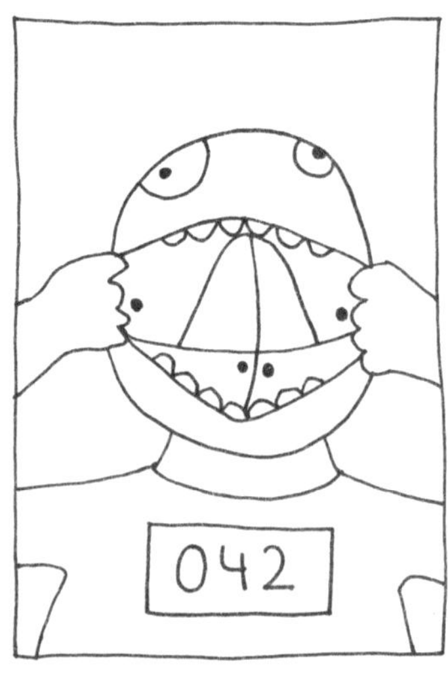

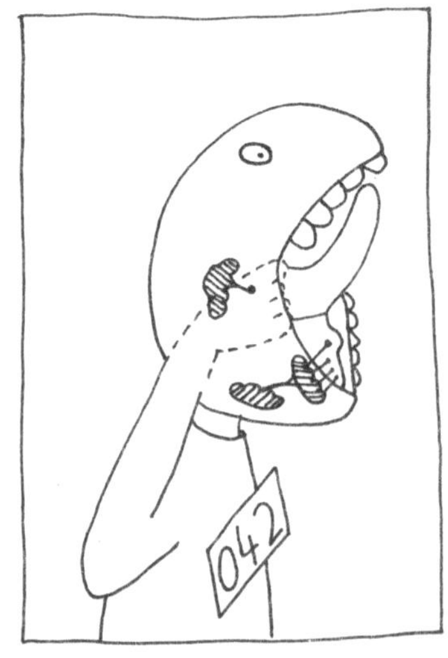

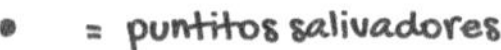

= Glándulas salivales

podemos notar una pequeña protuberancia a izquierda y derecha. Muchos piensan que se deben a que en alguna ocasión se han mordido el moflete, pero no es así: estos baches están situados exactamente en el mismo lugar en todas las personas. Los otros dos están debajo de nuestra lengua, a izquierda y derecha del frenillo. Estos cuatro puntitos producen la saliva.

Los puntos de los mofletes generan saliva cuando existe un motivo concreto, como, por ejemplo, al comer. Las otras dos aperturas debajo de la lengua producen saliva de manera continua. Si nos sumergiéramos en estas aperturas y nadáramos a contracorriente de la saliva, llegaríamos a las glándulas salivales maestras. Son las que producen la mayor parte de la saliva, entre 0,7 litros y 1 litro al día. Si desde el cuello nos dirigimos hacia la mandíbula, podemos notar dos protuberancias redondas y blandas. ¿Me permiten las presentaciones? Son las «jefas».

Puesto que ambos puntitos de la lengua correspondientes a los «salivadores permanentes» están orientados exactamente hacia la parte posterior de nuestros dientes incisivos inferiores, el sarro se acumula en esa zona de forma particularmente rápida. Y es que la saliva contiene sustancias ricas en calcio, que en realidad solo pretenden endurecer el esmalte dental; sin embargo, si el diente está sometido a un bombardeo continuo, resulta un poco excesivo. Las moléculas pequeñas, que merodean por allí inocentemente, quedan petrificadas sin vacilación. El problema no es el sarro en sí, sino el hecho de que sea tan áspero. Las bacterias periodontales o cariogénicas se adhieren mucho mejor a las superficies ásperas que a nuestro habitual esmalte dental liso.

¿Cómo llegan esas sustancias calcificadoras a la saliva? La saliva es sangre filtrada. En las glándulas salivales se tamiza la sangre. Se retienen los glóbulos rojos, puesto que los necesitamos en nuestras venas y no en la boca. Por el contrario, el calcio, las hormonas o los anticuerpos del sistema inmunitario llegan a la saliva desde la sangre. Por este motivo, la saliva varía un poco de una persona a otra. Con una muestra de saliva también pueden detectarse en una persona enfermedades inmunológicas o determinadas hormonas. Además, las glándulas salivales pueden agregar algunas sustancias, como sustancias calcificadoras o incluso analgésicos.

Nuestra saliva contiene un analgésico con unos efectos mucho más potentes que la morfina. Se denomina «opiorfina» y no fue descubierta hasta el año 2006. Evidentemente, solo la producimos en pequeñas cantidades: la intención de nuestra saliva no es «colocarnos». Pero incluso una cantidad tan pequeña tiene efectos, ya que nuestra boca es una sensiblera. En la boca se concentra una cantidad tal de terminaciones nerviosas como en casi ningún otro lugar del cuerpo: la semilla más diminuta de la fresa puede ponernos de los nervios, o bien detectamos de inmediato cualquier grano de arena que se haya colado en la lechuga. Una pequeña herida que nos pasaría desapercibida en el codo, nos duele horrores en la boca y nos parece gigantesca.

Sin los analgésicos propios de nuestra saliva, sería incluso peor. Puesto que al mascar liberamos una carga extra de estas sustancias, el dolor de garganta siempre mejora después de comer, e incluso las pequeñas heridas de la cavidad bucal nos duelen menos después de llenar el buche. Pero no necesariamente tiene que ser la comida: al mascar un chicle también accedemos a los analgésicos propios de nuestra boca. Actualmente, incluso existen varios estudios nuevos que demuestran que la opiorfina tiene efectos antidepresivos. ¿Es posible que el comer por frustración funcione un poco gracias a la saliva? Las investigaciones sobre el dolor y las depresiones de los próximos años quizás arrojen luz sobre esta cuestión.

La saliva no solo protege la sensible cavidad bucal contra el dolor excesivo, sino también contra el exceso de bacterias dañinas. De ello se encargan, por ejemplo, las mucinas. Son sustancias mucilaginosas que garantizan un par de horas de fascinante conversación cuando, de niños, nos damos cuenta de que gracias a ellas podemos formar «pompas de jabón» con nuestra propia boca. Las mucinas envuelven nuestros dientes y nuestras encías en una red protectora de mucinas. Las salpicamos desde nuestros puntitos salivadores de manera parecida a como Spiderman dispara telarañas desde su muñeca. En esta red quedan atrapadas las bacterias antes de que puedan atacarnos. Mientras permanecen atrapadas, otras sustancias antibacterianas de la saliva pueden matar las bacterias dañinas.

No obstante, al igual que con el analgésico de la saliva, en este caso también cabe decir lo mismo: la concentración de las sustancias bacterianas asesinas no es exageradamente elevada. Nuestra saliva no quiere desinfectarnos por completo. Normalmente incluso necesitamos una buena comunidad de pequeños seres en la boca. Nuestra saliva no destruye totalmente las bacterias inocuas de la boca, puesto que ocupan espacio; un espacio que, de lo contrario, podría ser ocupado por gérmenes peligrosos.

Mientras dormimos apenas producimos saliva. Esto es magnífico para los babeadores de almohadas: si durante la noche también produjeran los 1 a 1,5 litros diurnos de saliva, se convertiría en una actividad muy poco agradable. Puesto que por la noche producimos tan poca saliva, por la mañana muchas personas tienen mal aliento o dolor de garganta. Ocho horas de salivación escasa significa para los microbios de la boca que pueden campar a sus anchas. Las bacterias nuevas no se pueden mantener tan bien controladas, y las mucosas de nuestra boca y faringe echan de menos su sistema de aspersión automática.

Por este motivo, lavarse los dientes antes y después de dormir es una sabia decisión. Por la noche nos ayuda a reducir el número de bacterias en la boca y, de este modo, iniciamos la velada con una fiesta de microbios de tamaño reducido. Por la mañana, eliminamos los restos de la juerga nocturna. Por suerte, por la mañana, nuestras glándulas salivales se despiertan con nosotros ¡y se ponen a producir de inmediato! Como máximo, el primer panecillo del día o el cepillo de dientes estimulan la salivación, eliminando los microbios o transportándolos hacia el estómago, donde el ácido gástrico se encarga del resto.

Quienes tengan mal aliento también durante el día es posible que no hayan podido eliminar suficientes bacterias aguafiestas. A los bichitos avispados les gusta esconderse debajo de la red de mucinas recién creada, donde las sustancias salivales antibacterianas tienen más difícil el acceso. En estos casos pueden resultar útiles los raspadores linguales, pero también mascar chicle durante un buen rato, ya que garantiza que la saliva fluya correctamente limpiando los escondites en las mucinas. Si nada de esto sirve, existe otro sitio donde buscar a los causantes del mal aliento. En seguida nos ocuparemos de ello, pero primero voy a presentarte el segundo lugar secreto de la boca.

Este lugar forma parte de los casos típicos que nos sorprenden: pensamos que conocemos bien a alguien y entonces descubrimos que tiene un lado realmente inesperado y extravagante. A esa secretaria elegantemente peinada de una gran urbe de negocios la encontramos por la noche en Internet dirigiendo un criadero de hurones salvajes. Al guitarrista de la banda de heavy metal nos lo cruzamos comprando lana, porque hacer punto es relajante y ayuda a entrenar los dedos. Las mejores sorpresas llegan tras la primera impresión, y este también es el caso de nuestra lengua. Si sacamos la lengua y nos miramos al espejo, no podemos apreciar de inmediato todo su ser. Podríamos preguntarnos: ¿cómo continúa por ahí detrás cuando ya no la veo? Desde luego, parece no tener fin. Precisamente ahí empieza el lado extravagante de la lengua: la raíz de la lengua.

Allí encontramos un paisaje diferente repleto de cúpulas rosas, las amígdalas linguales. Quienes no tengan un marcado reflejo nauseoso, pueden palpar con sumo cuidado la lengua hacia atrás con un dedo. Al llegar al extremo final, se darán cuenta de que desde abajo sale un bache redondeado. La función de las amígdalas linguales es comprobar todo lo que ingerimos. Para ello, las cúpulas capturan partículas diminutas de comida, bebida o aire, y las atraen hacia el interior de la cúpula, donde les espera un ejército de células inmunitarias para entrenarse con sustancias ajenas del mundo exterior. Deben dejar tranquilos a los trozos de manzana y cerrar las compuertas de inmediato en el caso de gérmenes patógenos que provocan dolor de garganta. Así pues, no queda claro quién ha explorado a quién durante la gira de exploración con el dedo, ya que esta zona forma parte del tejido más curioso de nuestro cuerpo: el tejido inmunitario.

El tejido inmunitario posee una serie de puntos curiosos: concretamente alrededor de toda la faringe encontramos un anillo de tejido inmunitario. La zona también se denomina

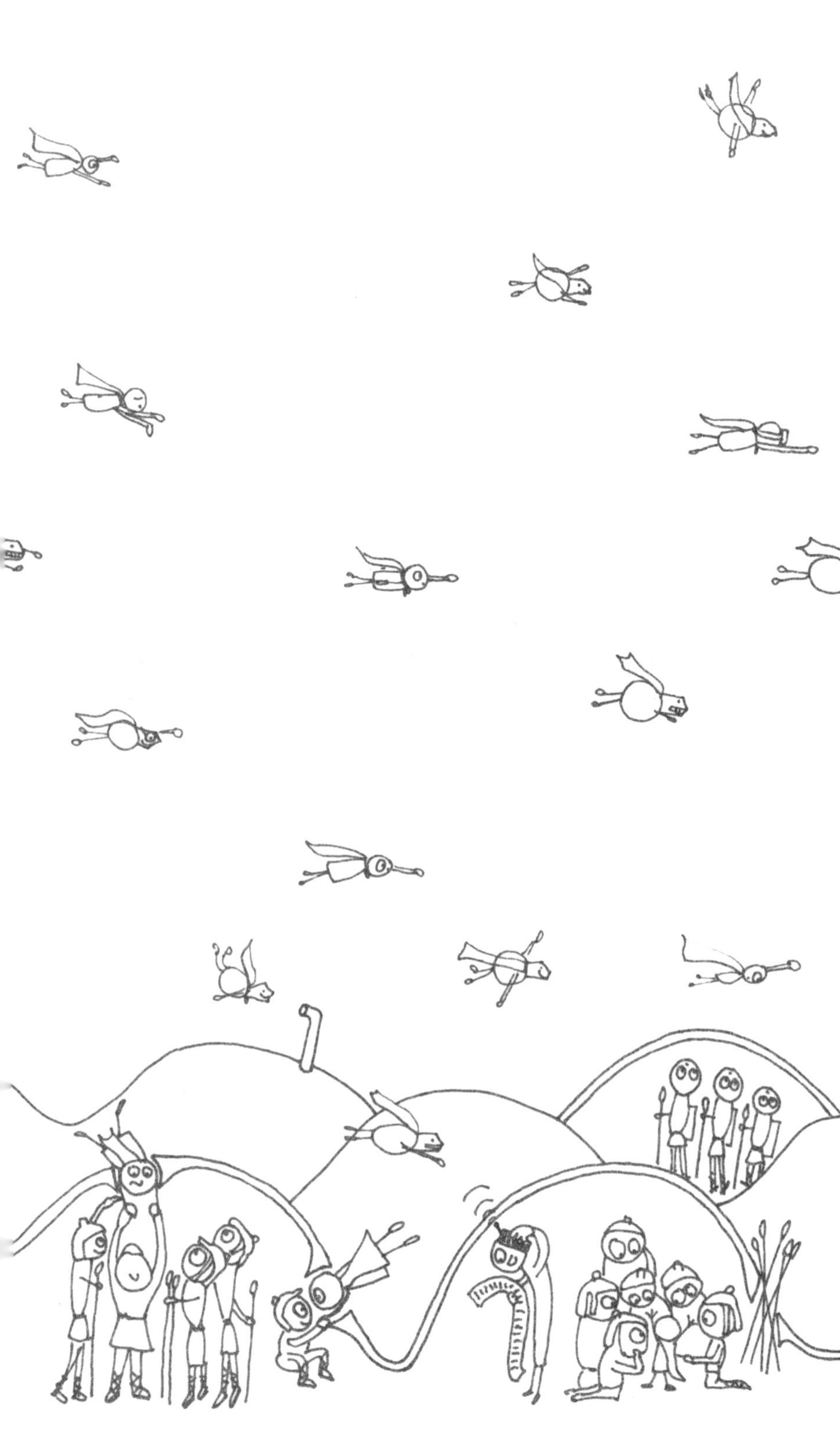

«anillo faríngeo de Waldeyer»: abajo las amígdalas linguales, a izquierda y derecha nuestras amígdalas, y arriba aún encontramos algo más en la bóveda de la faringe (cerca de la nariz y los oídos; en los niños, cuando tienen un gran tamaño, los llamamos con frecuencia «pólipos»). Si alguien cree que no tiene amígdalas está confundido. Todos los componentes del anillo de Waldeyer se consideran amígdalas. Las amígdalas linguales, las situadas en la bóveda de la faringe y nuestras viejas conocidas amígdalas cumplen una misma función: prueban con curiosidad lo desconocido y enseñan a las células inmunitarias a defenderse.

Lo único que pasa es que las amígdalas que se extirpan con frecuencia no ejercen su función de manera demasiado inteligente: no forman cúpulas, sino profundos surcos (para aumentar la superficie), donde en ocasiones se aloja demasiado material desconocido al que le cuesta salir, lo que a menudo provoca que se infecte el tejido. Por decirlo de algún modo, es un efecto secundario de las amígdalas demasiado curiosas. Por lo tanto, quienes quieran descartar que el mal aliento provenga de la lengua o los dientes, pueden echar un vistazo a estas amígdalas, si es que aún las tienen.

A veces allí se ocultan pequeñas piedras blancas que huelen fatal. A menudo las personas desconocen este hecho y luchan durante semanas contra un desagradable mal aliento o un sabor extraño. Nada ayuda: ni lavarse los dientes, ni hacer gárgaras ni limpiarse la lengua. En algún momento las piedras desaparecen por sí solas y todo vuelve a la normalidad, aunque no es necesario esperar tanto. Con un poco de

---

Figura: *El tejido inmunitario en la base de la lengua, también denominado «amígdala lingual».*

práctica se pueden sacar estas piedrecillas, y el mal aliento desaparece de inmediato.

Lo mejor para comprobar si el olor desagradable realmente proviene de esta zona es pasar el dedo o un bastoncillo por las amígdalas. Si huele mal, podemos iniciar la búsqueda de las piedrecillas. Los otorrinos también eliminan estas piedras, lo que resulta más cómodo y seguro. Los que disfruten visionando vídeos de YouTube extremadamente repugnantes pueden buscar diferentes técnicas de extracción y ver algunos ejemplares curiosos de este tipo de piedras. Pero no es algo apto para personas sensibles.

También existen otros remedios caseros contra los cálculos amigdalinos. Algunas personas hacen gárgaras varias veces al día con agua salada, otras confían ciegamente en la col fermentada de la tienda de productos dietéticos y biológicos y otras afirman que renunciar a los productos lácteos permite borrar las piedras del mapa por completo. Ninguna de estas recomendaciones ha sido demostrada científicamente. Sin embargo, sí se ha profundizado más en el estudio de a partir de qué momento se pueden extirpar las amígdalas. La respuesta esta: mejor esperar a tener más de siete años.

A partir de esa edad ya hemos visto lo más importante. Como mínimo, nuestras células inmunitarias: aterrizar en este mundo tan extraño, los besuqueos de mamá, pasear por el jardín o el bosque, tocar un animal, aguantar varios resfriados seguidos, conocer a un puñado de gente nueva en la escuela. Esto es todo. A partir de ahora, por decirlo de algún modo, nuestro sistema inmunitario ha acabado sus estudios y puede dedicarse a trabajar con normalidad el resto de nuestra vida.

Antes de cumplir los siete años, las amígdalas aún son importantes centros docentes. La formación de nuestro sistema inmunitario no solo es vital para luchar contra los resfriados. También desempeña una función relevante en relación con la salud de nuestro corazón o con nuestro peso. Por ejemplo, si extirpamos las amígdalas antes de los siete años, el riesgo de padecer sobrepeso es mayor. Los médicos aún no saben la razón. No obstante, la relación entre sistema inmunitario y peso está siendo cada vez más objeto de estudio. En niños con bajo peso la extirpación de las amígdalas tiene un efecto beneficioso. Gracias al aumento de peso, alcanzan los percentiles normales. En los demás casos se recomienda a los padres que procuren dar a sus hijos una alimentación equilibrada tras la operación.

Por lo tanto, hay que tener buenas razones para optar por prescindir de las amígdalas antes de los siete años. Por ejemplo, si las amígdalas son tan grandes que hacen difícil dormir y respirar, el efecto rebote en el peso no es importante. Aunque resulte conmovedor que algunos tejidos inmunitarios intenten defendernos con tanto ímpetu, el daño que nos causan es mayor que su beneficio. En estos casos, a menudo los médicos pueden eliminar con láser solo la parte molesta de las amígdalas y no es necesaria su extirpación total. Otra cuestión son las infecciones continuas. En este caso, nuestras células inmunitarias no pueden relajarse nunca y a la larga esto no es bueno para ellas. No importa si tenemos cuatro, siete o cincuenta años, los sistemas inmunitarios hipersensibles también pueden beneficiarse del adiós a las amígdalas.

Esto les pasa, por ejemplo, a las personas con psoriasis. Debido a un sistema inmunitario ultraalarmista, padecen dermatitis (o inflamaciones de la piel) que les producen picor (a menudo empiezan en la cabeza) o dolores en las articulaciones. Además, los pacientes psoriásicos también sufren más dolor de garganta que la media. Un posible factor de esta enfermedad son las bacterias que pueden ocultarse permanentemente en las amígdalas e importunar desde allí al sistema inmunitario. Desde hace treinta años, los médicos vienen describiendo casos en los que, tras una extirpación de las amígdalas, la enfermedad de la piel mejora mucho o incluso se cura. Por este motivo, en 2012 investigadores de Islandia y Estados Unidos estudiaron estas relaciones con mayor detalle. Distribuyeron a veintinueve pacientes de psoriasis con dolores frecuentes de garganta en dos grupos: a la mitad les extirparon las amígdalas y, a la otra mitad, no. En trece de los quince «pacientes desamigdalados» la enfermedad mejoró de forma sustancial y duradera. Entre los no operados de amígdalas, apenas se registraron cambios. También en el caso de las enfermedades reumáticas, hoy en día se pueden extirpar las amígdalas si se confirma la sospecha de que son las culpables de la enfermedad.

Amígdalas sí o amígdalas no: existen buenos argumentos a favor de ambas posturas. Quienes deban renunciar pronto a sus amígdalas no deben preocuparse por que el sistema inmunitario vaya a perderse todas las lecciones importantes de la boca. Por suerte, también tenemos las amígdalas linguales y la bóveda de la faringe. Y, quienes aún conserven las amígdalas, tampoco deben temer las bacterias ocultas: muchas personas no tienen surcos tan profundos en las amígdalas y, por lo tanto, tampoco les generan problemas. Las amígdalas linguales y compañía prácticamente nunca son el escondite de gérmenes. Poseen una estructura diferente y tienen glándulas con las que se autolimpian de manera periódica.

En nuestra boca cada segundo sucede alguna cosa: los puntitos salivadores tejen redes de mucina, cuidan nuestros dientes y nos protegen contra una sensibilidad excesiva. Nuestro anillo faríngeo controla las partículas ajenas y arma a sus ejércitos inmunitarios sirviéndose de las mismas. No necesitaríamos nada de eso si detrás de la boca no hubiera nada. La boca es el único vestíbulo de acceso a un mundo donde lo ajeno es asimilado como propio.

La estructura del tracto gastrointestinal

Existen cosas que nos decepcionan cuando las conocemos mejor. Las galletas de chocolate de la publicidad no son horneadas por amorosas amas de casa vestidas de campesinas, sino que se producen en una fábrica con iluminación de tubos de neón y trabajo en cadena. La escuela no es tan divertida como pensamos el primer día de colegio. En las bambalinas del escenario de la vida, todos los actores están sin maquillar. Aquí hay muchas cosas que tienen mucho mejor aspecto de lejos que de cerca.

No es el caso del intestino. Nuestro tracto gastrointestinal tiene un aspecto extraño desde lejos. Detrás de nuestra boca, un esófago de dos centímetros de ancho baja por el cuello, evita el extremo más cercano del estómago y, en algún punto lateral, desemboca en él. La parte derecha del estómago es mucho más corta que la izquierda, por lo que se encorva formando una bolsita ladeada en forma de media luna. El intestino delgado, con sus siete metros de longitud, serpentea desorientado de derecha a izquierda hasta que finalmente desemboca en el intestino grueso. De aquí cuelga, a su vez, el apéndice, un órgano aparentemente innecesario que no tiene en nada más que ocuparse que en inflamarse. Además, el intestino grueso está repleto de protuberancias. Parece un intento fallido de imitar a un collar de perlas. Visto de lejos, el tracto gastrointestinal es un tubo de aspecto desagradable, poco atractivo y asimétrico.

Por eso, vamos a prescindir de momento de verlo de lejos. Es difícil encontrar otro órgano en todo el cuerpo que parezca más fascinante conforme nos acercamos a él. Cuanto más sabemos sobre el tracto gastrointestinal, más bello se vuelve. Para empezar, vamos a observar detalladamente los puntos más curiosos.

El «retorcido» esófago

Lo primero que nos llama la atención es que pareciera que el esófago no atinara con su destino. En lugar de tomar el camino más corto y poner rumbo directo a la parte central superior del estómago, llega a él por su derecha. Una jugada genial. Los cirujanos lo llamarían «un abordaje terminolateral». Es un pequeño rodeo, pero vale la pena. Ya solo con cada paso que damos se duplica la presión en la tripa, porque tensamos los músculos abdominales. Al reír o toser, la presión aumenta incluso más. Puesto que la tripa ejerce presión desde abajo sobre el estómago, sería una mala idea que el esófago se acoplara exactamente en el extremo superior. Gracias al desplazamiento lateral, solo recibe una fracción de la presión. De este modo, si nos ponemos en movimiento después de comer, no tenemos que eructar a cada paso. Cuando nos da un fuerte ataque de risa debemos agradecer a este ingenioso ángulo y sus mecanismos de cierre que solo se nos escapen un par de ventosidades; por el contrario, vomitar de risa es algo prácticamente desconocido.

Un efecto secundario del abordaje lateral es la burbuja gástrica. En todas las radiografías puede verse esta pequeña burbuja de aire en la parte superior del estómago. Al fin y al cabo, el aire sube hacia arriba y, en su camino, no encuentra la salida lateral. Por eso, muchas personas deben tragar un poco de aire

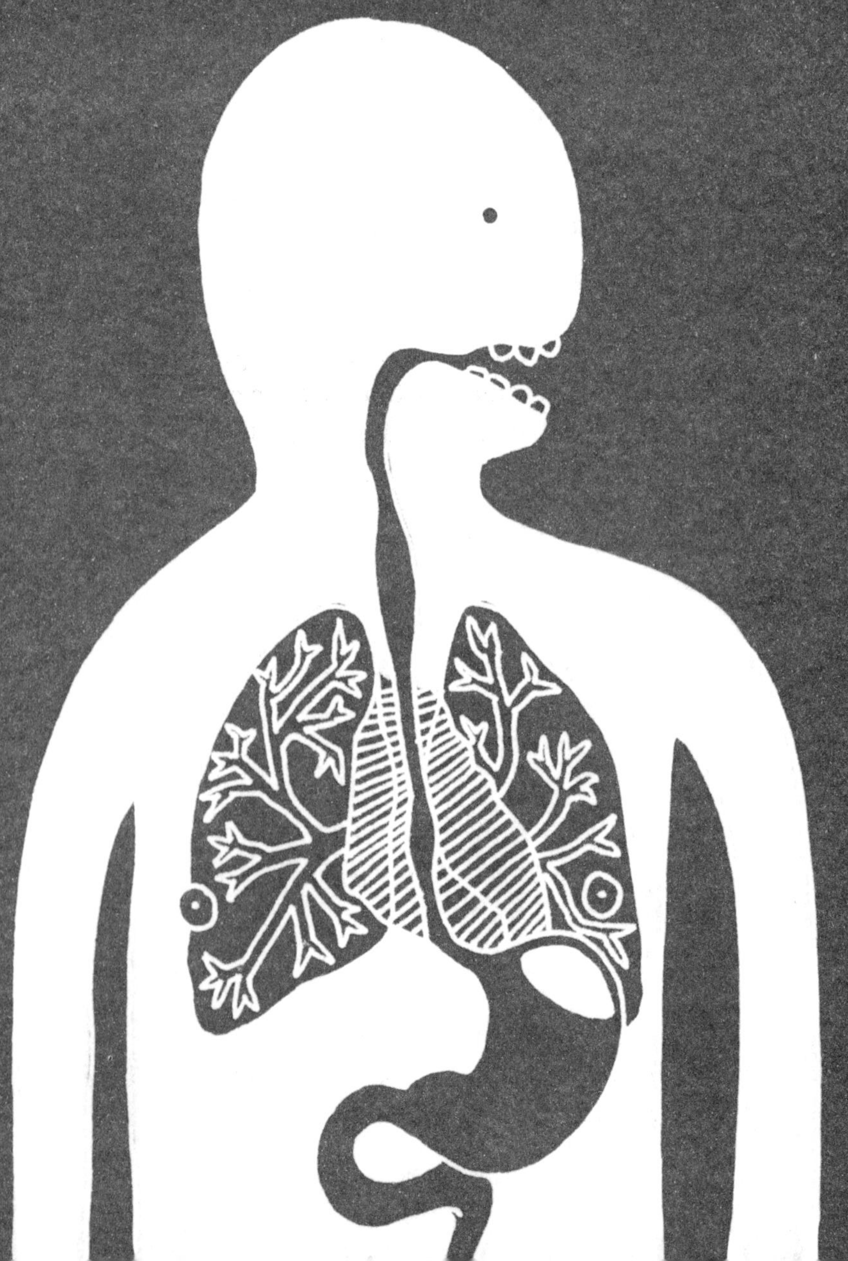
Valera Ekimotchev
Birth Date: 1/16/1983
ID: 3782953
Acc No: 7722536
Radiology
Acq. time: 23:13:11

antes de poder eructar. Al engullir, mueven la apertura del esófago aproximándola un poco a la burbuja de aire y, ¡zas!, el eructo puede liberarse. Quienes deseen eructar estando estirados lo lograrán mucho más fácilmente si se tumban sobre el lado izquierdo. Las personas que se tumben siempre sobre el lado derecho presionando el estómago, sencillamente deberían probar a darse la vuelta.

El aspecto «retorcido» del esófago es más bello de lo que pueda parecer a primera vista. Si lo observamos más detalladamente, veremos que algunas fibras musculares dan la vuelta alrededor del esófago en forma de espiral. Son el motivo de los movimientos «retorcidos». Si las estiramos longitudinalmente, no se desgarran, sino que se contraen en forma de espiral como si se tratara de un cable de teléfono. Nuestro esófago está unido a nuestra columna vertebral mediante sistemas de fibras. Si nos sentamos totalmente erguidos y miramos con la cabeza hacia arriba, estiramos nuestro esófago. Esto provoca que se estreche y que pueda abrirse y cerrarse mejor hacia arriba y hacia abajo. Por lo tanto, para evitar eructos ácidos después de una comida copiosa es más útil adoptar una postura erguida que una encorvada.

La bolsita estomacal torcida

Nuestro estómago está situado mucho más arriba de lo que pensamos. Empieza justo debajo del pezón izquierdo y acaba

---

Figura: *Para poder mostrar mejor la burbuja gástrica, hemos renunciado a la distribución exacta del blanco/negro de una radiografía. En una radiografía convencional, los materiales sólidos, como dientes o huesos, aparecen claros, mientras que las regiones menos densas, como la burbuja gástrica o el aire de los pulmones, aparecen oscuros.*

debajo del arco costal derecho. Todo lo situado por debajo de esta pequeña bolsa inclinada no es el estómago. Cuando muchas personas se quejan de dolencias en el estómago, en realidad se están refiriendo a su intestino. Sobre el estómago están situados el corazón y los pulmones. Por este motivo, cuando ingerimos una comida muy abundante, nos resulta más difícil inspirar profundamente.

Un síndrome que a menudo pasan por alto los médicos de cabecera es el síndrome de Römheld. En el estómago se acumula tanto aire que este ejerce presión desde abajo sobre el corazón y los nervios de las vísceras. Los afectados reaccionan de manera distinta. Algunas personas llegan hasta el punto de sentir miedo o asfixia, mientras que otras incluso llegan a notar un fuerte dolor en la zona del pecho, como si fueran a tener un infarto cardíaco. A menudo los médicos les diagnostican como personas demasiado preocupadas que se lo imaginan todo. Sin embargo, resultaría mucho más útil que formularan la pregunta: «¿Ha intentado eructar o soltar un pedo?». A la larga se recomienda renunciar a comidas flatulentas, regenerar la flora estomacal e intestinal o incluso renunciar a grandes cantidades de alcohol. El alcohol puede multiplicar por mil las bacterias que producen gases. Algunas bacterias utilizan el alcohol como alimento (algo que puede saborearse, por ejemplo, en las frutas fermentadas). Si el tracto gastrointestinal aloja estos aplicados productores de gases, la discoteca nocturna se convierte en un concierto matutino de trompetas. ¿No es cierto que el «alcohol desinfecta»?

Hablemos ahora de su forma peculiar. Un lado del estómago es mucho más largo que el otro, de modo que todo el órgano debe torcerse, lo que provoca que en el interior se formen grandes pliegues. También podríamos decir que el estómago es el Cuasimodo de los órganos digestivos. Pero su aspecto exterior deforme tiene una razón de ser. Si tomamos un trago de agua, el líquido puede fluir directamente desde el esófago a lo largo del lado derecho y corto del estómago y aterrizar en el vestíbulo del intestino delgado. Por el contrario, la comida se deja caer a plomo sobre la parte grande del estómago. De esta forma, nuestra pequeña bolsa digestiva separa de forma extremadamente inteligente aquello que debe amasar y aquello que puede derivar rápidamente. No es que nuestro estómago esté *torcido*, simplemente es que tiene dos secciones especializadas: una de ellas se las apaña mejor con los líquidos, mientras que la especialidad de la otra son los sólidos. Dos estómagos en uno, por decirlo de algún modo.

El serpenteante intestino delgado

Nuestro abdomen aloja un intestino delgado de entre tres y seis metros de longitud, totalmente suelto, asa a asa. Cuando saltamos de un trampolín, él también salta. Cuando estamos sentados en un avión que está despegando, también siente la presión hacia el respaldo. Cuando bailamos, también se desplaza alegremente. Y cuando ponemos mala cara porque tenemos dolor de tripa, tensa sus músculos de forma bastante similar.

Muy pocas personas han visto en alguna ocasión su propio intestino delgado. Incluso al realizar una exploración intestinal, el médico solo suele examinar el intestino grueso. Quienes hayan tenido la oportunidad de recorrer su intestino delgado a través de una minúscula cámara tragable, sin duda se habrán sorprendido. En lugar de un conducto sombrío, encontramos un ser totalmente distinto: resplandeciente como

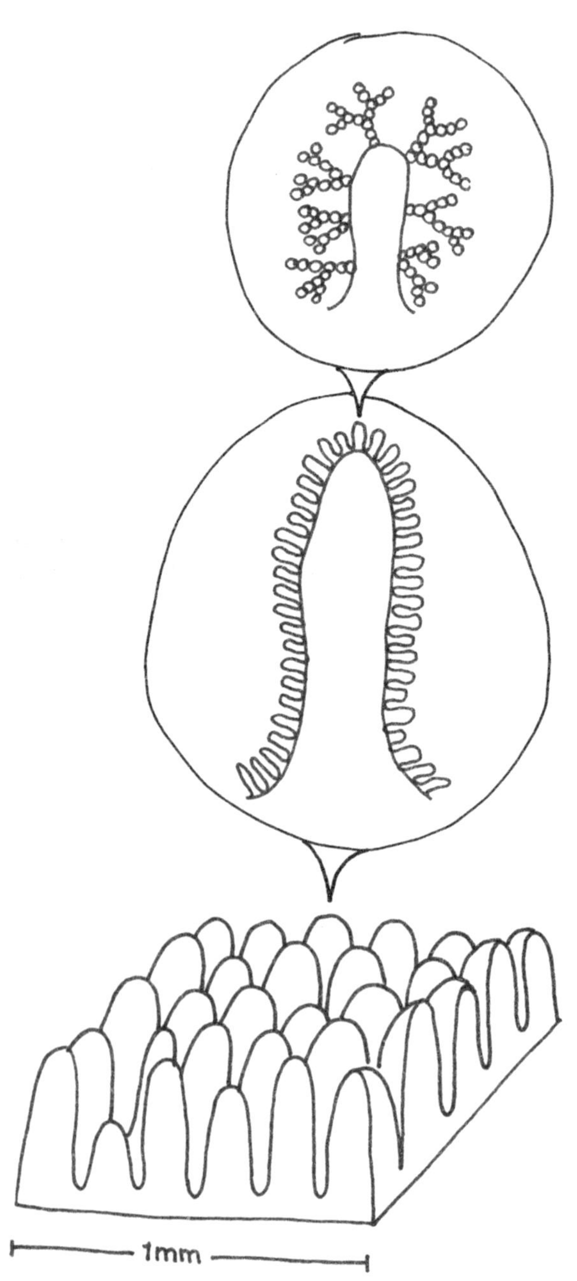
1mm

el terciopelo, húmedo y rosa, y en cierto modo tierno. Prácticamente nadie sabe que solo el último metro del intestino grueso tiene algo que ver con las heces; los metros precedentes están sorprendentemente limpios (e incluso son inodoros en gran medida) y se ocupan, con lealtad y apetito, de todo aquello que les mandamos al tragar.

A primera vista, el intestino delgado puede parecer un tanto simple en su concepción comparado con los demás órganos. Nuestro corazón tiene cuatro cámaras; nuestro hígado, sus lóbulos; las venas tienen válvulas, y el cerebro posee asimismo lóbulos. Por el contrario, el intestino delgado simplemente serpentea desorientado. Su verdadera estructura solo puede apreciarse al microscopio. Nos enfrentamos a un ser que difícilmente podría encarnar mejor la expresión «amor por el detalle».

Nuestro intestino quiere ofrecernos la máxima superficie posible. Y, para ello, le gusta doblarse. Así, lo primero que podemos ver son los pliegues, sin los cuales necesitaríamos un intestino delgado de hasta dieciocho metros de longitud para tener suficiente superficie para la digestión. ¡Un brindis por los pliegues!

Pero un perfeccionista como el intestino delgado no acaba aquí. De solo un milímetro cuadrado de piel del intestino sobresalen treinta diminutas vellosidades en la papilla de los alimentos digeridos. Estas vellosidades son tan pequeñas que solo podemos intuirlas. El límite entre lo visible y lo invisible lo perciben nuestros ojos con tal resolución que justo alcanzamos a ver una estructura aterciopelada. Las pequeñas vellosidades se muestran bajo el microscopio como grandes olas de muchas células (el terciopelo es muy parecido).

Figura: *Vellosidades intestinales, microvellosidades y glucocálix.*

Bajo un microscopio de mayor resolución puede percibirse que cada una de estas células está compuesta a su vez por varias protuberancias vellosas. Vellosidades sobre vellosidades, por decirlo de algún modo. A su vez, estas vellosidades tienen un revestimiento aterciopelado, compuestas por las innumerables estructuras de azúcar con una forma parecida a la cornamenta del ciervo: es el denominado «glucocálix». Si lo alisáramos todo, pliegues, vellosidades y vellosidades sobre vellosidades, nuestro intestino mediría unos siete kilómetros de longitud.

¿Por qué tiene que ser tan grande? En total, realizamos la digestión en una zona que es cien veces más grande que nuestra piel. Parece un tanto desproporcionada para una pequeña ración de patatas fritas o una triste manzana. Pero precisamente de eso se trata en nuestra tripa: nos agrandamos a nosotros mismos y reducimos todo lo ajeno hasta que sea tan diminuto que lo podamos absorber y pueda pasar a ser parte de nosotros mismos.

Este proceso empieza en la boca. Un bocado de manzana nos resulta tan jugoso solo porque con nuestros dientes podemos hacer estallar millones de células de manzana como si fueran globos. Cuanto más fresca es la manzana, más células intactas tiene: por eso nos guiamos por los crujidos especialmente sonoros.

Al igual que nos gustan los productos frescos crujientes, también preferimos los alimentos calientes ricos en proteínas. Un bistec, unos huevos revueltos o una ración de tofu a la plancha nos parecen más apetitosos que la carne cruda, un huevo gelatinoso o el tofu frío. Esto se debe a que, intuitivamente, hemos entendido algo. En el estómago, a un huevo crudo le pasa exactamente lo mismo que en la sartén: la clara se vuelve blanca, la yema adquiere un tono pastel y ambos se cuajan. Si vomitáramos tras un lapso de tiempo suficiente, echaríamos un huevo revuelto visualmente impecable, y sin necesidad de calor. Las proteínas reaccionan en los fogones de manera idéntica a como lo hacen con el ácido gástrico: se desintegran. Por lo tanto, ya no solo no disponen de una estructura tan inteligente como para diluirse, por ejemplo, en la clara de forma invisible, sino que se presentan como trozos blancos. De este modo se pueden descomponer mucho más sencillamente en el estómago y el intestino delgado. La cocción nos ahorra, por consiguiente, esa primera carga de «energía de descomposición», que de lo contrario debería aportar el estómago, y que, por así decirlo, es la sección «externalizada» de nuestro negocio digestivo.

La reducción última de los alimentos que ingerimos se produce en el intestino delgado. Muy al principio existe un pequeño agujero en la pared intestinal: es la papila y recuerda un poco a los puntitos salivadores de la boca, solo que de mayor tamaño. A través de esta diminuta apertura se inyectan nuestros jugos gástricos en el bolo alimenticio. En cuanto ingerimos algo, estos se producen en el hígado y en el páncreas, para después transportarse a la papila. Contienen los mismos componentes que los detergentes y lavavajillas del supermercado: enzimas digestivas y desengrasantes. Los detergentes actúan contra las manchas, porque, para decirlo de algún modo, «barren» las sustancias grasas, proteínicas o azucaradas de la ropa, arrastrándolas con las aguas residuales mientras todo se amasa en mojado. Es un proceso muy similar a lo que sucede en el intestino delgado, donde se diluyen trozos comparativamente enormes de proteínas, grasa o hidratos de carbono para desembocar en la sangre a través de la pared intestinal. Un trocito de manzana deja de ser un trocito de manzana, y se convierte en una solución nutritiva compuesta de miles y miles de millones de moléculas de un alto valor energético. Para poderlas absorber todas se requiere una superficie bastante larga, más o menos de siete kilómetros de longitud. De este modo, siempre existen «colchones de seguridad» en el caso de que se produzcan infecciones en el intestino o se contraiga una gripe intestinal.

En cada una de las vellosidades del intestino delgado encontramos un diminuto vaso sanguíneo, que se alimenta de las moléculas reabsorbidas. Todos los vasos del intestino delgado convergen y fluyen a través del hígado, que comprueba si nuestra alimentación contiene sustancias nocivas y tóxicas. En este punto aún se pueden destruir las sustancias peligrosas antes de que alcancen la circulación mayor de la sangre. Si comemos demasiado, aquí se crean los primeros depósitos de energía. Desde el hígado la sangre nutritiva va directamente al corazón, desde donde es bombeada con un movimiento impetuoso hacia las numerosas células del cuerpo. Una molécula de azúcar puede aterrizar, por ejemplo, en una célula de la piel situada en el pezón derecho, donde se absorbe y se quema con oxígeno. Entonces se genera energía para mantener la célula viva y los subproductos producidos son calor e irrisorias cantidades de agua. En conjunto, este proceso se produce de forma simultánea en un número tal de células pequeñas como para que mantengamos una temperatura constante entre 36 °C y 37 °C.

El principio básico de nuestro metabolismo energético es sencillo: para que una manzana madure, la naturaleza necesita energía. Por otra parte, nosotros, los seres humanos, troceamos la manzana y la quemamos posteriormente hasta el nivel molecular. La energía que se libera de nuevo durante este proceso la utilizamos para vivir. Todos los órganos que surgen a partir del tracto gastrointestinal pueden procurar material combustible a nuestras células. También nuestros pulmones no hacen más que absorber moléculas con cada respiración. «Tomar aire» significa de algún modo «absorber alimentos gaseosos». Una buena parte de nuestro peso corporal proviene de los átomos inhalados y no de la ingestión de una hamburguesa con queso. Las plantas incluso obtienen la mayor parte de su peso del aire y no de la tierra... No obstante, con esta idea espero no haber proporcionado la idea de una próxima dieta fantástica para una revista femenina de éxito.

Por lo tanto, ponemos energía en todos nuestros órganos y hasta que no llegamos al intestino delgado no recuperamos un poco de esa energía. Esto es lo que convierte la comida en una ocupación tan satisfactoria. Sin embargo, no debemos esperar una inyección de energía inmediatamente después del último bocado. De hecho, muchas personas se sienten cansadas después de comer. La comida aún no ha llegado al intestino delgado: está atascada en la antesala de la digestión. Aunque la sensación de hambre ya se ha desvanecido, porque el estómago se ha dilatado con los alimentos, nos sentimos tan débiles como antes de comer y, adicionalmente, debemos reunir fuerzas para las laboriosas tareas de mezcla y trituración, durante las cuales fluye mucha sangre por nuestros órganos digestivos. Por este motivo, muchos científicos han sugerido que nuestro cerebro percibe cansancio debido a la reducida irrigación sanguínea.

Uno de mis profesores afirma al respecto: «Si toda la sangre de la cabeza estuviera en el estómago, estaríamos muertos o nos desvaneceríamos». En realidad, existen otras posibles causas del cansancio después de una comida. Determinadas sustancias transmisoras que liberamos al estar saciados pueden estimular áreas del cerebro que nos hacen sentir cansados. Quizás el cansancio moleste a nuestro cerebro al trabajar, pero a nuestro intestino delgado le parece fantástico. Puede trabajar de manera más efectiva cuando estamos confortablemente relajados, ya que entonces tiene la mayor parte de la energía a su disposición y la sangre no está repleta de hormonas del estrés. En este sentido, un lector de libros tranquilo tendrá una digestión más exitosa que un alto directivo estresado.

El innecesario apéndice y el rechoncho intestino grueso

Estar estirado en la sala de tratamiento de un consultorio médico, con un termómetro en la boca y otro en el trasero. Sin duda, hay días más agradables. Así discurría en el pasado uno de los exámenes cuando existía sospecha de apendicitis. Si el termómetro del trasero indicaba una temperatura claramente

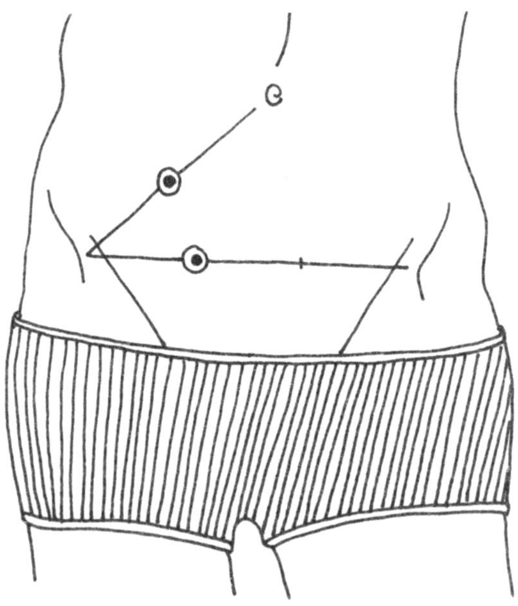

superior al de la boca, se consideraba un indicio infalible de la enfermedad. Hoy en día, los médicos ya no se basan en la diferencia de temperatura entre termómetros. Los signos de una posible apendicitis son fiebre y dolor en la parte derecha debajo del ombligo (donde está situado el apéndice en la mayoría de las personas).

Presionar ese punto a menudo resulta doloroso, mientras que presionar a la izquierda del ombligo, curiosamente, nos hace volver a sentir bien. Pero, en cuanto volvemos a retirar el dedo de la izquierda: ¡ay! Esto se debe a que nuestros órganos internos están recubiertos de un líquido protector. Al presionar sobre el lado izquierdo, el apéndice inflamado situado a la derecha nada en un colchón de líquido más grande, y esto le gusta. Otro indicio de una apendicitis son los dolores al alzar la pierna derecha contra cierta resistencia (alguien debe ejercer contrapresión), así como la falta de apetito o el malestar.

Nuestro apéndice es considerado un órgano innecesario. Sin embargo, ningún médico sobre la faz de la Tierra extirparía el ciego a un paciente que padeciera severos dolores de barriga. El ciego es una parte oficialmente importante del intestino grueso. Lo que se extirpa a las personas es el apéndice vermiforme o cecal, que cuelga del ciego. Ni tan siquiera parece un trozo verdadero de intestino, sino más bien uno de esos globos sin hinchar con los que los payasos hacen formas de animales. Así pues, no es de extrañar que nadie le tome en serio y que reciba el nombre de «apéndice», porque cuelga de una parte más importante del intestino.

Nuestro apéndice no solo es demasiado diminuto para ocuparse del bolo alimenticio, sino que además está situado en un lugar donde apenas llega comida. El intestino delgado desemboca algo más arriba y lateralmente en el intestino grueso, por lo que sencillamente lo pasa por alto. Estamos hablando de un ente que más bien puede observar desde abajo cómo el mundo avanza por encima de él. Quienes recuerden el paisaje de cúpulas de la boca quizás intuyan qué competencias oculta este curioso observador. Aunque esté muy alejado de sus compañeros, el apéndice forma parte del tejido inmunitario de las amígdalas.

Nuestro intestino grueso se ocupa de todo aquello que no puede asimilar el intestino delgado. Por eso no tiene aspecto aterciopelado. En una palabra: sería un absoluto desperdicio que aquí existieran múltiples vellosidades dispuestas a absorber. Por el contrario, es el hogar de las bacterias intestinales, que se encargan de descomponer los últimos restos de comida por nosotros. Una vez más, estas bacterias despiertan el interés de nuestro sistema inmunitario.

Por lo tanto, el apéndice tiene una ubicación magnífica. Está lo bastante alejado para no tener que ocuparse de todo el follón alimentario, pero lo bastante cerca como para observar todos los microbios extraños. Mientras que las paredes del intestino grueso albergan grandes almacenes de células inmunitarias, el apéndice está compuesto casi exclusivamente por tejido inmunitario. Si un germen malo pasa por aquí, quedará completamente rodeado, lo que también significa que se puede infectar todo alrededor: una vista panorámica de 360 grados, por decirlo de algún modo. Si el pequeño apéndice se inflama mucho, aún le resulta más complicado deshacerse de los gérmenes. Y este es el motivo de las más de cien mil operaciones anuales de apendicitis en países como, por ejemplo, Alemania.

Aunque este no es el único efecto. Si aquí solo sobreviven los buenos y se ataca todo lo peligroso, en la conclusión inversa esto significaría que en un apéndice sano se congrega una selecta colección de bacterias refinadas y serviciales.

Exactamente este es el resultado de los estudios de los investigadores estadounidenses Randal Bollinger y William Parker, que formularon esta teoría en 2007. En la práctica esto es así, por ejemplo, después de un severo episodio de diarrea cuando a menudo han resultado arrastrados muchos de los habituales habitantes del intestino, y para los microbios nuevos la conquista del espacio libre es un juego de niños. No es algo recomendable dejar esta tarea al azar. Según Bollinger y Parker, precisamente en este punto interviene la cuadrilla del apéndice, que se despliega con afán protector desde abajo por todo el intestino grueso.

En mi país, Alemania, no vivimos precisamente en una zona con muchos agentes patógenos de la diarrea. Aunque contraigamos una gripe intestinal, nuestro entorno está poblado de microbios mucho menos peligrosos que, por ejemplo, la India o España. Por lo tanto, podemos afirmar que no necesitamos el apéndice de manera tan acuciante como las personas de esos países. Así pues, no hay motivo de excesiva preocupación si nos hemos sometido o debemos someternos a una apendicectomía. Aunque las células inmunitarias del intestino grueso restante no están tan juntas, en total su número es mucho más elevado que el del apéndice y son lo bastante competentes para encargarse del trabajo. Si tenemos una diarrea y queremos ir sobre seguro, podemos comprar bacterias buenas en la farmacia para garantizar la repoblación del intestino.

Ahora deberíamos tener más claro para qué tenemos el ciego y el apéndice. Pero ¿y el intestino grueso? Los alimentos ya han sido absorbidos, aquí ya no hay vellosidades. ¿Qué va a hacer la flora intestinal con los restos indigestos? Nuestro intestino grueso no serpentea, sino que se coloca como un marco de fotos grueso alrededor del intestino delgado. El hecho de que le digamos «grueso» no le ofende. Sencillamente necesita más espacio para sus quehaceres.

Quien gestiona bien sus recursos sobrevive también a los tiempos difíciles. Y precisamente este es el lema vital de nuestro intestino grueso: reserva tiempo para todo lo sobrante y digiere con detenimiento hasta el final. Entretanto, en el intestino delgado ya puede absorberse la segunda o tercera comida; el intestino grueso no se deja confundir por eso. Los restos de comida se procesan a conciencia durante unas dieciséis horas, absorbiéndose sustancias que de lo contrario habríamos perdido con las prisas: minerales importantes como el calcio no se pueden absorber realmente hasta esta fase. Gracias a la minuciosa colaboración entre el intestino grueso y la flora intestinal, recibimos además una dosis adicional de ácidos grasos con un alto valor energético, vitamina K, vitamina B12, tiamina (vitamina B1) y riboflavina (vitamina B2). Todo esto tiene mucha utilidad para muchas cosas, por ejemplo, para una correcta coagulación de la sangre, para fortalecer los nervios e incluso como protección contra la migraña. En el último metro de intestino también se equilibra con gran precisión nuestro contenido en agua y sal: nadie debería probarlas, pero nuestras heces son siempre exactamente igual de saladas. Gracias a esta precisa calibración se puede ahorrar todo un litro de líquido. Si este proceso no tuviera lugar aquí, cada día deberíamos beber un litro más de agua.

Como en el intestino delgado, todo lo absorbido por el intestino grueso es transportado por la sangre al hígado, donde se vuelve a examinar para después verterlo a la circulación sanguínea mayor. Sin embargo, los últimos centímetros del tracto gastrointestinal no dirigen sus vasos sanguíneos pasando por el hígado desintoxicante, sino directamente a la circulación mayor de la sangre. Normalmente, en esta parte ya no se absorbe nada, porque todo el trabajo ya está hecho, aunque hay una excepción: los supositorios. Los supositorios pueden contener mucho menos medicamento que las píldoras por vía oral y, no obstante, su acción es más rápida. A menudo, las dosis de los comprimidos y los jarabes tienen que ser tan elevadas debido a que el hígado desintoxica buena parte de los fármacos antes de que alcancen su lugar de acción. Sin duda, no resulta nada práctico, ya que precisamente queremos estas «sustancias tóxicas» por sus efectos prácticos. Quienes no deseen sobrecargar el hígado con antitérmicos y compañía, pueden utilizar el atajo del recto con los supositorios. Es una excelente idea sobre todo en niños y personas mayores.

Qué comemos realmente

La fase más importante de nuestra digestión tiene lugar en el intestino delgado, donde coinciden la superficie máxima y la trituración más minuciosa de los alimentos. Aquí se decide si toleramos la lactosa, qué alimentos son sanos o qué comida provoca alergias. Nuestras enzimas digestivas trabajan en esta última etapa como diminutas tijeras: cortan la comida hasta que tiene un mínimo denominador común igual al de las células de nuestro organismo. El truco de la naturaleza es que todos los seres vivos están compuestos por los mismos materiales básicos: moléculas de azúcar, aminoácidos y grasas. Todos nuestros alimentos provienen de seres vivos; según la definición biológica, esto incluye tanto a un manzano como a una vaca.

Las moléculas de azúcar se pueden unir en cadenas complejas; entonces ya no tienen un sabor dulce y pasan a ser los denominados «hidratos de carbono», contenidos en alimentos como el pan, la pasta o el arroz. Al digerir una tostada de pan, tras la ardua tarea de trituración de las enzimas, obtenemos el siguiente producto final: la misma cantidad de moléculas de azúcar que hubiéramos ingerido en un par de cucharadas de azúcar blanco. La única diferencia radica en que el azúcar normal no requiere un gran procesamiento enzimático, sino que ya llega al intestino delgado tan fraccionado que puede ser absorbido directamente por la sangre. Demasiado azúcar puro de una vez endulza nuestra sangre por un breve período de tiempo.

El azúcar de una tostada de pan muy blanco es digerido con relativa rapidez por las enzimas. En el caso del pan integral, el proceso se desarrolla con mucha más lentitud. Está compuesto de cadenas de azúcar especialmente complejas, que se deben desintegrar pieza por pieza. Por este motivo, el pan integral no es una bomba de azúcar, sino un depósito de azúcar beneficioso. Por cierto, el cuerpo tiene que reaccionar con mucha más contundencia a un endulzamiento repentino para restaurar un equilibrio saludable. En este caso, libera grandes cantidades de hormonas, sobre todo insulina, lo que provoca que, una vez pasada la situación especial, nos volvamos a sentir cansados más rápidamente. Si el azúcar no se absorbe con demasiada rapidez, es una materia prima importante, ya que lo podemos utilizar como leña para caldear nuestras células o incluso para fabricar estructuras propias de azúcar, como el glucocálix en forma de cornamenta de ciervo de nuestras células intestinales.

A pesar de todo, a nuestro cuerpo le gusta lo dulce con azúcar, puesto que se ahorra trabajo, precisamente porque se puede absorber de manera más rápida, como las proteínas calientes. A esto hay que añadir que el azúcar se transforma en energía con suma rapidez. A su vez, este aporte de energía obtenido es premiado por el cerebro generando buenas sensaciones, aunque hay trampa: nunca en la historia de la humanidad habíamos tenido que enfrentarnos a tal oferta excesiva de azúcar. En los supermercados estadounidenses aproximadamente el 80 % de los productos procesados ya tienen azúcar añadido. Desde el punto de vista de la técnica evolutiva, nuestro cuerpo acaba de descubrir el escondite de los dulces y, desprevenido, los devora hasta la saciedad antes de caer en el sofá con *shock* hiperglucémico y dolor de estómago.

Aunque sepamos que comer demasiadas chucherías no es sano, no se les puede reprochar a nuestros instintos que se atiborren con entusiasmo. Si ingerimos demasiado azúcar, sencillamente lo almacenamos para tiempos difíciles. En realidad, es bastante práctico. Por un lado, lo resolvemos formando de nuevo largas cadenas de azúcar y almacenándolo como glucógeno en el hígado; por el otro, lo convertimos en grasa y lo acumulamos en el tejido adiposo. El azúcar es la única sustancia que con poco esfuerzo nuestro cuerpo utiliza para fabricar grasa.

Así pues, los depósitos de glucógeno se consumen tras un rato haciendo *footing*, justo en el momento en que pensamos: «Ahora sí que estoy agotado». Por este motivo, los fisiólogos nutricionales recomiendan practicar deporte como mínimo durante una hora si se quiere quemar grasa. El cuerpo recurre a las nobles reservas, como muy pronto, después de que flaqueen las fuerzas por primera vez. Quizás nos moleste que no empiece directamente por los michelines de la tripa, pero nuestro cuerpo no entiende este enojo, ya que las células humanas veneran la grasa.

De todas las sustancias alimenticias, la grasa es la más eficiente y valiosa. Los átomos están dispuestos unos junto a otros de forma tan inteligente que la grasa, en comparación con los hidratos de carbono o las proteínas, puede concentrar el doble de energía por gramo. La utilizamos para revestir nuestros nervios, de modo parecido a la envoltura de plástico alrededor de los cables eléctricos. Gracias a este revestimiento podemos pensar con rapidez. Algunas hormonas importantes de nuestro organismo están hechas de grasa y, en última instancia, cada una de nuestras células está envuelta en una membrana lipídica. Algo tan especial se protege y no se despilfarra en el primer *sprint*. Si llegara la próxima hambruna, y en los últimos millones de años ha habido muchas, cada gramo de michelín es un seguro de vida.

La grasa también es algo muy especial para nuestro intestino delgado. No puede pasar simplemente del intestino a la sangre como las otras sustancias nutritivas. La grasa no es soluble en agua; obstruiría de inmediato los diminutos vasos sanguíneos de las vellosidades del intestino delgado y nadaría en las venas mayores como el aceite en el agua de hervir los espaguetis. Por este motivo, la absorción de la grasa funciona diferente: se realiza a través de nuestro sistema linfático. Los vasos linfáticos son a los vasos sanguíneos algo así como lo que Robin es para Batman. Cada vaso sanguíneo en el interior del cuerpo va acompañado de un vaso linfático, incluso las venas más pequeñitas del intestino delgado. Mientras que las venas son gruesas y rojas y bombean heroicamente sustancias nutritivas a nuestros tejidos, los vasos linfáticos son finos y de un color blanquecino transparente. Recogen el líquido bombeado del tejido y transportan células inmunitarias para encargarse de que todos los lugares estén abastecidos con lo necesario.

Los vasos linfáticos son tan delgados porque sus paredes no son musculosas como nuestras venas. A menudo, sencillamente se sirven de la fuerza de la gravedad. Por eso, al despertarnos por la mañana tenemos los ojos hinchados. Mientras estamos tumbados, poco puede hacer la fuerza de la gravedad; aunque los pequeños vasos linfáticos de la cara estén abiertos bondadosamente, hasta que no nos ponemos de pie, el líquido que se ha transportado hasta ella durante la noche no puede volver a fluir hacia abajo. (Por este motivo, después de dar un buen paseo, nuestras pantorrillas no se llenan de líquido, ya que los músculos de las piernas presionan los vasos linfáticos con cada paso que damos y de

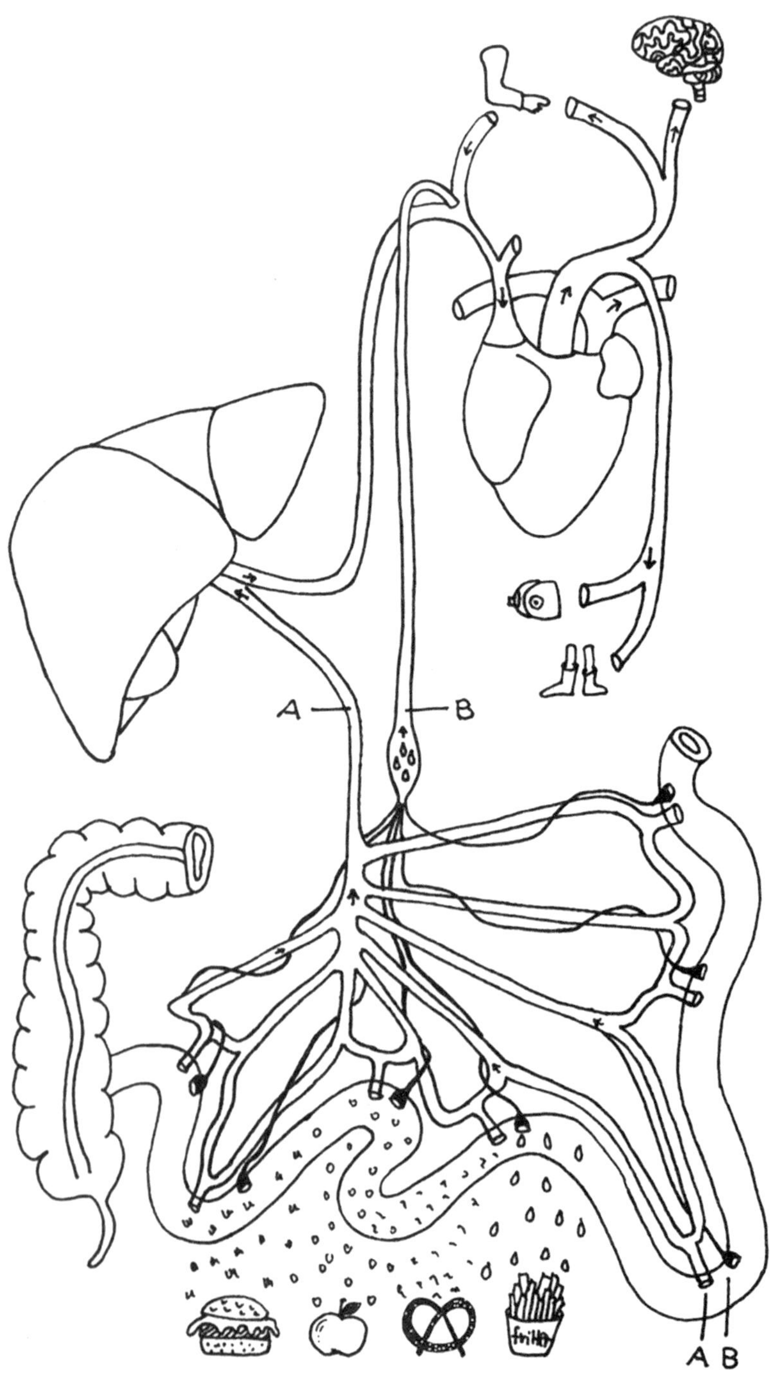
A
B
A
B

este modo el agua de los tejidos es empujada hacia arriba). En todas las partes del cuerpo, la linfa pertenece al grupo de entes débiles subestimados, menos en el intestino delgado, donde goza de un gran protagonismo. Todos los vasos linfáticos desembocan en un conducto muy ancho y pueden acumular toda la grasa digerida sin correr el riesgo de obturarse.

Este conducto recibe el nombre de *Ductus thoracicus*, que casi suena poderoso. Podríamos presentarlo con las siguientes palabras: «¡Que viva el *Ductus* y nos enseñe por qué la grasa buena es tan importante y la grasa mala es tan mala!». Poco después de una ingesta rica en grasas, en el *Ductus* hay tantas gotas diminutas de grasa que el líquido ya no es transparente, sino blanco como la leche. Por este motivo, el *Ductus* también recibe el nombre de vaso lácteo. Tanto los hombres como las mujeres tienen uno. Cuando la grasa se ha acumulado en el *Ductus*, dibuja un arco desde la tripa, a través del diafragma, por un pequeño trozo de vena, directamente hacia el corazón. (Aquí se recoge todo el líquido recolectado de las piernas, los párpados y también del intestino.) Así pues, tanto el aceite de oliva puro como la grasa barata para fritanga se vierten directamente en el corazón. Previamente no hay ningún rodeo a través del hígado, como ocurre con el resto de las sustancias que digerimos.

La desintoxicación de la grasa mala peligrosa no tiene lugar hasta que el corazón ha bombeado todo vigorosamente una vez y las gotitas de grasa aterrizan en algún momento casualmente en un vaso sanguíneo del hígado. El hígado

---

Figura: *A = Los vasos sanguíneos discurren a través del hígado y después se dirigen al corazón.*
B = Los vasos linfáticos van directamente al corazón.

admite bastante sangre, por lo que la probabilidad de que se produzca pronto un encuentro de este tipo es elevada, aunque antes, tanto el corazón como los vasos están indefensos a merced de lo que McDonald's y compañía hayan podido adquirir a un precio barato.

Al igual que la grasa mala puede tener efectos nocivos, la grasa buena puede tener consecuencias maravillosas. Si nos gastamos un par de euros más en aceite de oliva auténtico prensado en frío (extra virgen), podremos untar el pan en un bálsamo beneficioso para el corazón y los vasos. Existen muchos estudios acerca del aceite de oliva que sugieren que puede proteger contra la arteriosclerosis, el estrés celular, el alzheimer y las enfermedades oculares (como la degeneración macular). Además, se observan efectos positivos en enfermedades inflamatorias, como la artritis reumática, y también en la prevención de determinados tipos de cáncer. Lo siguiente también resulta especialmente interesante para todos aquellos que temen la grasa: el aceite de oliva tiene el potencial de luchar contra los michelines no deseados. Concretamente, bloquea una enzima en el tejido adiposo, la ácido grasa sintasa, a la que le gusta fabricar grasa a partir de los hidratos de carbono sobrantes. No solo nosotros nos beneficiamos del aceite de oliva; también a las bacterias buenas del intestino les gusta tener una pequeña unidad de cuidados.

El aceite de oliva bueno solo cuesta un euro más, no tiene un sabor grasiento o rancio, sino verde y afrutado, y al ingerirlo a veces provoca una sensación rasposa debido a los taninos que contiene. Para quienes esta descripción les resulte un tanto abstracta, también puede consultar en la etiqueta de la botella los diferentes distintivos de calidad.

No obstante, verter alegremente el aceite de oliva en la sartén no es una idea tan buena, porque el calor estropea muchas cosas. Aunque los fogones calientes son excelentes para un buen bistec o para cocer un huevo, no lo son para los ácidos grasos oleicos, puesto que pueden sufrir una transformación química. Para freír lo mejor es utilizar el denominado aceite de cocina o grasas sólidas como la mantequilla o la grasa de coco. Aunque están repletas de ácidos grasos saturados mal vistos, también son más estables cuando se trata de enfrentarse al calor.

Los aceites puros no solo son sensibles al calor, sino que también les gusta atrapar radicales libres del aire. Los radicales libres ocasionan muchos daños en nuestro cuerpo, porque no les gusta estar libres, sino que prefieren ligarse de manera fija. Para ello se acoplan a todo lo imaginable, como vasos sanguíneos, piel de la cara o células nerviosas, provocando irritaciones en los vasos, envejecimiento de la piel y enfermedades nerviosas. Si quieren ligarse a nuestro aceite, perfecto, pero que lo hagan en nuestro cuerpo y no en la cocina. Por eso debe cerrarse bien la tapa tras el uso, y colocarse en el frigorífico.

La grasa animal en la carne, la leche o los huevos contiene mucho más ácido araquidónico que los aceites vegetales. A partir del ácido araquidónico nuestro cuerpo fabrica sustancias transmisoras que estimulan el dolor. Por el contrario, los aceites como el de colza, linaza o cáñamo contienen más ácido alfa-linolénico, que tiene acción antiinflamatoria, mientras que el aceite de oliva contiene una sustancia de efecto comparable, que se denomina oleocantal. Estas grasas tienen un efecto similar al ibuprofeno o a la aspirina, pero en dosis mucho más pequeñas. Por lo tanto, no ayudan en caso de dolor de cabeza intenso, pero su uso periódico sí pueden ayudar cuando padecemos una enfermedad inflamatoria o sufrimos frecuentes dolores de cabeza o molestias menstruales.

En ocasiones, el dolor incluso se suaviza si procuramos ingerir más grasas vegetales que animales.

No obstante, el aceite de oliva no es un remedio universal para la piel y el cabello. Algunos estudios dermatológicos incluso han podido demostrar que el aceite de oliva puro irrita la piel y que el cabello normalmente se vuelve tan grasiento con el aceite de oliva que el lavado posterior contrarresta el efecto curativo.

En el cuerpo también podemos exagerar con la grasa. Demasiada grasa, no importa si es buena o mala, sobrepasa nuestras capacidades. Es como cuando nos ponemos demasiada crema en la cara. Los fisiólogos nutricionales recomiendan cubrir entre el 25 y como máximo el 30 % de la demanda diaria de energía mediante grasa, lo que equivaldría de promedio a unos 55 a 66 gramos al día (las personas corpulentas y deportivas pueden ingerir un poco más), mientras que es preferible que esta cantidad sea inferior en personas pequeñas y sedentarias. Con un Big Mac habremos cubierto prácticamente la mitad de la necesidad diaria de grasa, aunque cabría preguntarse con qué tipo de grasa. Con un sándwich de pollo teriyaki de la cadena de comida rápida Subway solo obtenemos 2 gramos... Cómo conseguir los 53 gramos necesarios restantes queda al libre albedrío de cada cual.

Tras los hidratos de carbono y la grasa, ahora solo nos falta abordar el tercer, y más desconocido, componente básico de nuestra alimentación: los aminoácidos. Es una imagen cómica, pero tanto el tofu neutro o con sabor a nueces como la carne especiada están compuestos de múltiples ácidos pequeños. Al igual que en el caso de los hidratos de carbono, estos pequeños componentes se alinean para formar cadenas. Por ello, tienen un sabor diferente y al final también reciben un nombre distinto, concretamente proteínas. En el intestino delgado las enzimas digestivas descomponen la estructura, y la pared intestinal se apropia de los preciados elementos individuales. Existen veinte tipos de aminoácidos y posibilidades infinitas de combinación para crear las proteínas más diversas. Nosotros los seres humanos construimos con su ayuda, por ejemplo, nuestro ADN, nuestra herencia genética, con cada nueva célula que fabricamos a diario. Esto también lo hacen todos los demás seres vivos, tanto plantas como animales. Por este motivo, todo lo que se puede comer en la naturaleza contiene proteínas.

No obstante, alimentarse sin carne y no presentar carencias nutricionales requiere más ingenio de lo que muchos piensan: las plantas fabrican proteínas distintas a las de los animales, y muchas veces aprovechan tan poco de un aminoácido que sus proteínas se denominan incompletas. Si entonces a partir de sus aminoácidos queremos construir proteínas propias, la cadena solo alcanza hasta que se agota el último aminoácido. Entonces, las proteínas incompletas se destruyen de nuevo y eliminamos por la orina los pequeños ácidos o los reciclamos de algún otro modo. Las judías carecen del aminoácido metionina, mientras que el arroz y el trigo (y, por lo tanto, el seitán) carecen de lisina, y ¡al maíz incluso le faltan dos: la lisina y el triptófano! Sin embargo, esto no constituye el triunfo definitivo de los amantes de la carne frente a los que no comen carne: lo único que pasa es que los vegetarianos y los veganos sencillamente solo deben tener una alimentación variada.

Aunque las judías no tengan metionina, sí que contienen muchísima lisina. Por lo tanto, una tortilla de trigo con pasta de judías y un sabroso relleno proporciona todos los aminoácidos necesarios para la producción propia de proteínas. Quienes coman huevos y queso, también pueden compensar la proteína incompleta con estos alimentos. Desde hace siglos en muchos países las personas ingieren de forma totalmente intuitiva comidas cuyos componentes se complementan: arroz con judías, pasta con queso, pan árabe con humus o tostadas con mantequilla de cacahuete. Antes se creía que se debían combinar diferentes alimentos dentro de una misma comida, pero hoy en día sabemos que no es necesario. Siempre que en nuestra alimentación diaria combinemos aquí y allá, nuestro cuerpo podrá aguantar bien. También existen plantas que contienen todos los aminoácidos importantes en cantidades suficientes: la soja y la quinua, o también el amaranto, las algas espirulina, el alforfón y las semillas de chía. Con razón el tofu se ha ganado su reputación como sustituto de la carne, pero hay una limitación y es que cada vez más personas presentan reacciones alérgicas al mismo.

Alergias, incompatibilidades e intolerancias

Una teoría sobre el origen de las alergias apunta hacia la digestión en el intestino delgado. Cuando no conseguimos descomponer una proteína en sus diferentes aminoácidos, pueden quedar diminutos restos de la misma. Por lo general, no desembocan entonces en el torrente sanguíneo. Pero el poder inesperado lo tienen los que llaman poco la atención: en este caso, la linfa. Estas partículas pequeñas, envueltas en una gotita de grasa, podrían llegar a la linfa y allí ser arrebatadas por las atentas células inmunitarias. Entonces, encuentran por ejemplo una partícula diminuta de cacahuete en medio del líquido linfático y, como es lógico, atacan el cuerpo extraño.

Cuando lo vuelven a ver, están mejor preparadas y pueden atacar con más ímpetu. Y, en algún momento, basta con ponerse el cacahuete en la boca para que las células inmunitarias bien informadas allí situadas desenfunden sus ametralladoras. La consecuencia son reacciones alérgicas cada vez más virulentas, como, por ejemplo, la hinchazón extrema de la cara y la lengua. Este tipo de explicación se ajusta a aquellas alergias que son desencadenadas principalmente por alimentos que son a la vez grasos y ricos en proteínas, como la leche, los huevos y, en particular, los cacahuetes. El porqué apenas existen personas que sean alérgicas a la grasienta panceta del desayuno tiene una causa sencilla. Nosotros mismos estamos compuestos de carne y, normalmente, la podemos digerir bien.

Celiaquía y sensibilidad al gluten

El desarrollo de alergias a través del intestino delgado no solo puede ser causado por la grasa. Los alérgenos como los cangrejos de mar, el polen o el gluten no son bombas de grasa de por sí, y las personas que tienen una alimentación rica en grasas no presentan necesariamente más alergias que otras. Otra teoría acerca del origen de las alergias es la siguiente: nuestra pared intestinal puede ser más permeable durante un período breve de tiempo, permitiendo que restos de comida lleguen al tejido intestinal y a la sangre. Los científicos se centran en este proceso sobre todo en relación con el gluten, una mezcla de proteínas de tipos de cereales como el trigo.

No es que a los cereales les guste que nos los comamos. En realidad, una planta quiere reproducirse y, por decirlo llanamente, nosotros nos comemos a sus descendientes. En lugar de montarnos una escena, las plantas envenenan un poco sus semillas sin vacilar. En realidad todo esto es mucho menos dramático de lo que pudiera parecer a primera vista: comerse un par de granos de trigo es tolerable para ambos lados. De este modo, los seres humanos pueden sobrevivir bien y las plantas, también. Cuanto más peligro intuye una planta, más cantidad de estas sustancias vierte en sus semillas. El trigo está tan preocupado, porque sus semillas tienen un período de tiempo muy breve para crecer y multiplicarse. Nada debe salir mal. En los insectos, el gluten inhibe una importante enzima digestiva. Así, a un descarado saltamontes se le debería atravesar la hierba de trigo si come demasiada cantidad, y esto resulta positivo para ambos cuando deja de hacerlo.

En el intestino humano el gluten puede viajar sin digerir en parte a través de las células intestinales y, desde allí, aflojar la conexión entre las células. De este modo, las proteínas del trigo llegan a zonas donde no deberían llegar, lo que tampoco gusta al sistema inmunitario. Una de cada cien personas presenta una intolerancia genética al gluten (celiaquía), aunque son muchas más las personas que son sensibles al gluten.

En el caso de la celiaquía, el consumo de trigo puede provocar inflamaciones agudas, destruir las vellosidades intestinales o incluso debilitar el sistema nervioso. Los afectados padecen dolores de estómago, diarreas, no tienen un crecimiento adecuado de niños o están pálidos en invierno. No obstante, lo complicado de esta enfermedad es que puede ser más o menos pronunciada. Las personas que sufren pocas inflamaciones severas a menudo no se enteran de nada durante años. De vez en cuando sufren dolores de estómago o incluso pueden llegar a padecer anemia, pero son síntomas que solo llamarán casualmente la atención del médico de cabecera. Hoy en día la mejor terapia para la celiaquía es no ingerir alimentos con trigo o derivados.

En el caso de sensibilidad al gluten se puede ingerir trigo sin que ello provoque graves daños en el intestino delgado, pero no hay que exagerar. Un poco como el saltamontes. Sin embargo, muchas personas no perciben que se sienten mejor hasta que llevan una o dos semanas sin comer gluten. De repente, tienen menos problemas digestivos o gases, menos dolores de cabeza o articulares. Algunas personas pueden concentrarse mejor o sienten menor cansancio y abatimiento. En los últimos años ha empezado a investigarse mejor la sensibilidad al gluten. Actualmente el diagnóstico podría resumirse del siguiente modo: las molestias mejoran al optar por una alimentación sin gluten, aunque las pruebas de celiaquía den negativo. Aunque las vellosidades intestinales no están inflamadas o rotas, posiblemente al sistema inmunitario le desagrada establecer contacto con tantos panecillos.

La permeabilidad del intestino solo se incrementa durante un breve período de tiempo, por ejemplo, después de tomar antibióticos, tras el consumo excesivo de alcohol o debido al estrés. Las personas que reaccionan de forma sensible al gluten por estos motivos incluso pueden presentar signos de una verdadera incompatibilidad. En tal caso, es aconsejable renunciar al gluten durante algún tiempo. Lo esencial para establecer el diagnóstico definitivo es un análisis adecuado y la presencia de determinadas moléculas en los glóbulos de la sangre. Además de los grupos sanguíneos conocidos por todos A, B, AB o cero, existen muchas características adicionales como la denominada característica DQ. Es muy probable que las personas que no pertenecen a los grupos DQ2 o DQ8 no padezcan celiaquía.

Intolerancia a la lactosa y a la fructosa

La intolerancia a la lactosa puede deberse a una alergia o incompatibilidad, aunque incluso en este caso el problema es que los alimentos no se pueden dividir totalmente en sus diferentes componentes. La lactosa es un componente de la leche y está compuesta por dos moléculas de azúcar unidas químicamente: la enzima digestiva encargada de su fraccionamiento no proviene de la alimentación. Las propias células del intestino delgado la construyen en la parte superior de sus vellosidades más pequeñas. La lactosa se desintegra al tocar la pared intestinal, y los diferentes azúcares producidos son absorbidos por ella. Si falta esta enzima, pueden surgir dificultades muy similares a las de la incompatibilidad o sensibilidad al gluten: dolores de estómago, diarreas o incluso flatulencias. No obstante, a diferencia de la celiaquía, en este caso las partículas de lactosa sin digerir no atraviesan la pared intestinal. Simplemente se deslizan desde el intestino delgado al intestino grueso, donde alimentan a bacterias que producen gases. Las flatulencias y otras molestias se deben, por decirlo de algún modo, a microbios que saludan agradecidamente por una sobrealimentación paradisíaca. Aunque resulta muy desagradable, la intolerancia a la lactosa no es ni mucho menos tan poco saludable como una celiaquía sin diagnosticar.

Todo el mundo posee los genes que permiten la digestión de la lactosa. Rara vez existen realmente problemas de nacimiento. En estos casos, los bebés no pueden ingerir leche materna sin que sufran fuertes diarreas. En el 75 % de las personas el gen se desconecta lentamente al hacerse mayores. Después de todo, no bebemos solo de los pechos o biberones. Fuera de Europa Occidental, Australia y Estados Unidos es muy raro que los adultos sigan tolerando la leche. Entretanto, en nuestras latitudes también empiezan a ser frecuentes los productos de supermercado sin lactosa, puesto que según las estimaciones actuales, uno de cada cinco ciudadanos alemanes, por ejemplo, es intolerante a la lactosa. Cuanto mayor se es, más probable resulta no poder descomponer el azúcar de la leche; sin embargo, a menudo, cuando tenemos sesenta años no se nos ocurre que las flatulencias o esa diarrea incipiente que tenemos a veces puedan deberse a nuestra costumbre de tomarnos un vaso de leche o de añadir nata a nuestras sabrosas salsas.

No obstante, es erróneo pensar que ya no podemos ingerir leche. En la mayoría de los casos aún tenemos enzimas que pueden desintegrar la lactosa en el intestino, lo único que pasa es que simplemente su actividad ha disminuido un poco. Digamos que funcionan al 10 o 15 % de lo que podían antaño. Por lo tanto, si averiguamos que suprimiendo nuestro vaso diario de leche tenemos una mejor sensación de estómago, podemos probar por nosotros mismos dónde está el límite y el momento en que comienzan a aparecer los problemas. Normalmente, un trozo de queso o un poco de nata en el café son totalmente correctos, al igual que las cremas de leche con los dulces.

Lo mismo ocurre con la intolerancia alimentaria más frecuente en Alemania. Uno de cada tres alemanes presenta problemas con el azúcar de la fruta: la fructosa. Existe una canción popular muy acertada que dice algo así: «He comido cerezas, he bebido agua y ahora me duele la tripa...». En el caso de la fructosa, también existen intolerancias congénitas agudas, en las que los afectados reaccionan con problemas digestivos a cantidades mínimas. Sin embargo, la mayor parte de las personas más bien tiene trastornos por un exceso de fructosa. La mayoría saben poco al respecto y, cuando van a comprar, les parece que «con azúcar de fruta» suena más sano que «con azúcar». Por este motivo, a los fabricantes de alimentos les gusta endulzar con fructosa pura, contribuyendo aún más a que nuestra comida contenga más fructosa que nunca.

Una manzana al día no sería un problema para muchas personas, si no fuera porque el kétchup de las patatas fritas, el yogur de frutas edulcorado y la comida preparada también contienen fructosa. Algunos tomates se cultivan a propósito para que contengan especialmente mucha fructosa. Además, hoy en día tenemos una oferta de fruta que sería impensable sin la globalización y el transporte aéreo. Las piñas de las zonas tropicales conviven en invierno junto a fresas frescas de invernaderos holandeses e higos secos de Marruecos. Así pues, lo que clasificamos como intolerancia alimentaria probablemente solo sea la reacción de un cuerpo absolutamente normal que, en tan solo una generación, tiene que adaptarse a una alimentación que no ha existido como tal durante millones de años.

El mecanismo que se esconde tras la intolerancia a la fructosa es diferente al del gluten o la lactosa. Las personas con una intolerancia congénita disponen de pocas enzimas para procesar la fructosa en sus células, con lo que la fructosa se puede acumular lentamente en ellas e interferir en otros procesos. Si la intolerancia surge más adelante en la vida adulta, se supone que hay problemas en la absorción de la fructosa en el intestino. En este caso, muchas veces existen pocos canales de transporte en la pared intestinal (los denominados «transportadores GLUT-5»). Por lo tanto, si ingerimos una pequeña cantidad de fructosa, por ejemplo, una pera, los canales de transporte se sobrecargan y el azúcar de la pera, como en el caso de la intolerancia a la lactosa, acaba en la flora intestinal del intestino grueso. No obstante, actualmente, algunos investigadores cuestionan si la escasez de transportadores es el verdadero origen del problema, puesto que las personas sin trastornos también envían una parte de la fructosa sin digerir al intestino grueso (sobre todo, cuando hay mucha cantidad). Puede suceder, por ejemplo, que la flora intestinal tenga una composición poco hábil. En tal caso, al ingerir una pera, se envía la fructosa restante a un equipo de bacterias en el intestino que provocan molestias especialmente desagradables. Naturalmente, cuanto más kétchup, comida preparada o yogur de frutas hayamos ingerido, más frecuentes serán las molestias.

La intolerancia a la fructosa también puede repercutir en nuestro ánimo. El azúcar facilita la absorción de muchos otros nutrientes por la sangre. Por ejemplo, al aminoácido triptófano le gusta aferrarse a la fructosa durante la digestión. Sin embargo, si la cantidad de fructosa que tenemos en el estómago es excesiva y no puede ser absorbida, también perdemos el triptófano. A su vez, necesitamos el triptófano para producir serotonina, que es una sustancia transmisora conocida como «hormona de la felicidad», ya que un déficit de serotonina puede provocar depresiones. Por consiguiente, una intolerancia a la fructosa no detectada durante un largo período de tiempo también puede provocar trastornos depresivos. Hace poco que esta constatación ha empezado a tenerse en cuenta en las consultas médicas.

Una cuestión derivada de ello es si una alimentación con demasiada fructosa afecta negativamente al estado de ánimo. A partir de 50 gramos de fructosa al día (que equivaldría a cinco peras, ocho plátanos o incluso seis manzanas), los transportadores naturales están sobrecargados en más de la mitad de muchas personas. Si se ingiere más cantidad, puede tener consecuencias negativas para la salud, como diarrea, dolor de estómago, flatulencias y, a largo plazo, incluso trastornos depresivos. En Estados Unidos, actualmente, el consumo medio de fructosa ya alcanza los 80 gramos, mientras que nuestros padres, que edulcoraban el té con miel, tomaban pocos productos procesados y consumían mucha fruta, pasaban con 16 a 24 gramos al día.

La serotonina no solo es responsable del buen humor, sino también de una sensación de saciedad satisfactoria. Los ataques de hambre y la necesidad de estar picando continuamente pueden ser un efecto secundario de la intolerancia a la fructosa, si a ello se suman además otras molestias, como dolor de tripa. Se trata de un dato interesante para todos los amantes de las ensaladas que se preocupan por la dieta. Actualmente, muchos de los aliños que se venden en los supermercados o restaurantes de comida rápida incluyen jarabe de fructosa y glucosa. A través de diversos estudios se ha podido demostrar que este jarabe suprime determinadas sustancias transmisoras de la saciedad (leptina), incluso en personas sin intolerancia a la fructosa. Una ensalada con las mismas calorías y un aliño casero de aceite con vinagre o yogur nos mantienen saciados durante más tiempo.

Como muchas cosas de la vida, la fabricación de alimentos también está en constante transformación. En ocasiones, las innovaciones repercuten de manera positiva y, en otras, negativa. Por ejemplo, la salazón fue en su día un método avanzado para evitar que las personas se intoxicaran por culpa de la carne podrida. Por ello, durante décadas fue costumbre salar con muchas sales de nitrito las carnes y embutidos para su conservación. El proceso les otorga un color rojo luminoso. Este es el motivo por el que el jamón, el salami, el paté de carne horneada o el lacón no adquieren un color gris marronáceo al dorarlos en la sartén, como sucede al preparar un bistec o una chuleta. Finalmente, en 1980 se restringió mucho el uso de nitritos a causa de posibles riesgos para la salud. Actualmente, los embutidos no contienen más de 100 miligramos (una milésima parte de gramo) de sal de nitritos por kilogramo de carne. Desde entonces, ha disminuido considerablemente el número de personas que desarrollan cáncer de estómago. Por lo tanto, fue muy oportuna la corrección de una innovación que resultó muy útil en su momento. Hoy en día, los carniceros avispados mezclan mucha vitamina C con poco nitrito para que la carne se conserve de manera segura.

Este cambio de chip también podría ser necesario en cuanto al uso de trigo, leche y fructosa. Es positivo incluir este tipo de alimentos en nuestra dieta, porque contienen sustancias preciadas, pero quizás deberíamos reflexionar acerca de la cantidad de ellas que ingerimos. Mientras nuestros antepasados, los cazadores y recolectores, ingerían cada año hasta quinientos tipos diferentes de raíces, hierbas y plantas autóctonas, hoy en día nuestra alimentación proviene principalmente de diecisiete plantas útiles. No es de extrañar que nuestro intestino tenga dificultades para adaptarse a estos cambios.

Los problemas digestivos dividen nuestra sociedad en dos grupos: una parte se preocupa por su salud y presta mucha atención a su alimentación, mientras que a la otra parte le saca de quicio que ni tan siquiera pueda preparar una cena para sus amigos sin tener que pasar por la farmacia. Ambas partes tienen razón. A menudo, muchas personas se vuelven demasiado precavidas cuando el médico les detecta una intolerancia alimentaria y se dan cuenta de que sus molestias mejoran si renuncian a algún alimento. Entonces dejan de comer frutas, cereales o productos lácteos, casi como si estos alimentos fueran tóxicos. Sin embargo, la mayor parte de estas personas en realidad solo tienen una reacción sensible a una cantidad excesiva de estos alimentos y no son totalmente intolerantes, desde el punto de vista genético. A menudo, incluso tienen suficientes enzimas para un poco de salsa cremosa, del mismo modo que pueden disfrutar ocasionalmente de una rosquilla o un postre de frutas.

No obstante, en cualquier caso deberíamos tener en cuenta la sensibilidad. No debemos tragarnos sin rechistar todas las innovaciones de nuestra cultura culinaria. Trigo para desayunar, almorzar y cenar, fructosa en todos los productos acabados que no salen de un árbol o leche mucho después de la lactancia: no es de extrañar que a nuestro cuerpo no le guste todo esto. No es normal padecer dolores de tripa periódicamente ni tampoco tener diarrea cada dos por tres o un considerable decaimiento, y nadie debería tomárselo a la ligera, aunque el médico descarte que existe celiaquía o intolerancia aguda a la fructosa. Si al dejar de ingerir algún alimento notamos que nos sienta bien, tenemos derecho a sentirnos bien.

Los tratamientos con antibióticos, un elevado grado de estrés o las infecciones gastrointestinales son, junto a un *exceso* general, detonantes típicos de que durante algún tiempo hemos tenido una reacción sensible a determinados alimentos. No obstante, en cuanto se restaura la tranquilidad en la salud, un intestino sensible puede volver a arreglarse. En tal caso, no se trata de renunciar de por vida, sino que se puede volver a comer algo que durante algún tiempo no hemos tolerado, pero en cantidades que toleremos bien.

Una breve consideración sobre las heces

Componentes
Color
Consistencia

Queridos lectores: ha llegado el momento de ocuparnos de nuestras deposiciones. Abróchense los cinturones, ajústense bien las gafas y tómense un buen sorbo de té. Con la debida distancia de seguridad, nos estamos acercando a un misterioso montoncito.

COMPONENTES

Muchas personas piensan que las heces se componen, sobre todo, de aquello que han ingerido. Pero no es así.

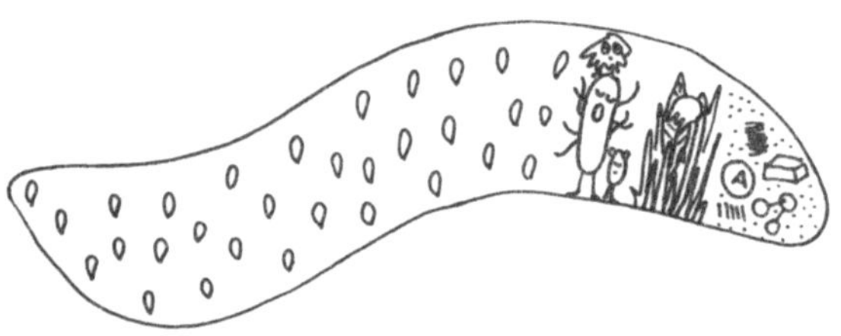

Las heces están compuestas en sus tres cuartas partes de agua. A diario perdemos unos 100 mililitros de líquido. Solo en un ciclo de digestión, el intestino absorbe unos 8,9 litros. Así pues, lo que vemos finalmente en la taza del lavabo es pura eficiencia: la cantidad de líquido que contienen las heces debe estar ahí y en ningún otro lugar. Gracias al contenido óptimo de agua, las heces son lo bastante blandas para transportar hacia el exterior los restos de nuestro metabolismo.

Un tercio de los componentes sólidos son bacterias. Han servido de flora intestinal y, por consiguiente, abandonan el servicio activo.

Otro tercio son fibras vegetales no digeribles. Cuantas más verduras o frutas ingiramos, mayor volumen tendrán nuestras deposiciones. De una media de 100 a 200 gramos de peso de materia fecal podemos llegar a 500 gramos diarios.

El último tercio es una mezcolanza. Se compone de sustancias de las que quiere librarse el cuerpo, como restos de medicamentos, colorantes o colesterol.

COLOR

El color natural de las heces humanas se mueve entre el marrón y el marrón amarillento, aunque no hayamos ingerido nada de esta tonalidad. Sucede lo mismo con nuestra orina: siempre tiende a ser amarilla. Esto se debe a un producto muy importante que producimos fresco a diario: nuestra sangre. Cada segundo se fabrican 2,4 millones de glóbulos sanguíneos nuevos y, a su vez, se suprime exactamente el mismo número de ellos. El colorante rojo de la sangre se convierte primero en uno de color verde y después en otro amarillo; cuando nos damos un golpe esto se ve muy claro en las diferentes fases y tonalidades del morado azul. A través de la orina desechamos directamente una pequeña parte del colorante amarillo.

La mayor parte acaba en el intestino pasando por el hígado, donde las bacterias pueden producir otro colorante a partir de eso: el marrón. Puede resultarnos muy práctico saber apreciar el origen de otras tonalidades de las heces:

ENTRE MARRÓN CLARO Y AMARILLO: *este tono de color se puede deber al cuadro clínico inocuo del síndrome de Gilbert-Meulengracht. Una enzima encargada de la descomposición de los glóbulos rojos funciona con una efectividad de tan solo el 30 %, por lo que llega menos colorante al intestino. El síndrome de Gilbert-Meulengracht está relativamente extendido, con un 8 % de la población afectada. Aunque tampoco es tan malo, ya que este defecto enzimático apenas provoca molestias. El único efecto secundario es que no se tolera bien el paracetamol y, por consiguiente, se debe intentar no tomarlo en la medida de lo posible.*

Otra causa de una defecación amarillenta son los problemas con las bacterias intestinales: si no funcionan correctamente, tampoco se fabrica marrón. Con la ingestión de antibióticos o con diarrea se pueden mezclar los distintos colorantes fabricados.

ENTRE MARRÓN CLARO Y GRIS: *si la unión entre el hígado y el intestino se dobla o comprime por el camino (por lo general, después de la vesícula biliar), tampoco puede llegar colorante de la sangre a las heces. Los conductos aplastados nunca son buenos, así que debe acudir inmediatamente al médico en cuanto perciba un tono de gris en las heces.*

NEGRO O ROJO: *la sangre coagulada es negra; la sangre fresca es roja. Pero en este caso no se trata del colorante que se puede convertir en marrón. Estos colores engloban glóbulos sanguíneos enteros. Si se tienen hemorroides, el rojo claro no es preocupante. Todo lo que sea más oscuro debe consultarse con el médico, excepto si el día anterior hemos comido remolacha.*

CONSISTENCIA

La escala de heces de Bristol existe desde 1997. Así pues, no es particularmente antigua si pensamos en cuántos millones de años hace que defecamos. Se muestran siete consistencias diferentes que pueden adoptar las heces. Esta información puede resultar muy útil, puesto que a la mayoría de las personas no les gusta hablar sobre el aspecto de sus heces. Nada que objetar a este silencio; al fin y al cabo, no tenemos por qué hablar de todo. Sin embargo, el problema llega cuando las personas cuyas deposiciones no son sanas piensan que son totalmente normales: es lógico; no conocen otra cosa. Una digestión sana, en la que la defecación final tiene un contenido óptimo de agua, equivaldrá a un tipo 3 o tipo 4. Las demás formas no deberían estar a la orden del día. De lo contrario, puede acudirse a un buen médico para determinar si somos intolerantes a determinados alimentos o podemos hacer algo contra el estreñimiento. La versión original proviene del médico inglés Dr. Ken Heaton.

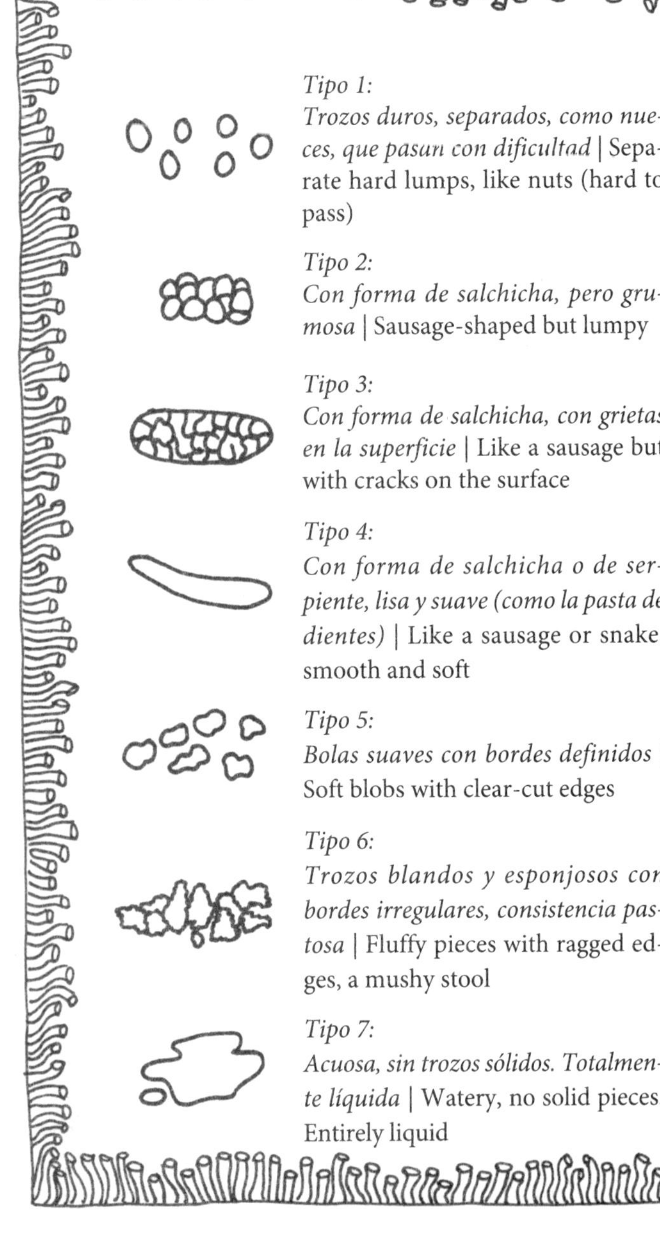

Tipo 1:
Trozos duros, separados, como nueces, que pasan con dificultad | Separate hard lumps, like nuts (hard to pass)
Tipo 2:
Con forma de salchicha, pero grumosa | Sausage-shaped but lumpy
Tipo 3:
Con forma de salchicha, con grietas en la superficie | Like a sausage but with cracks on the surface
Tipo 4:
Con forma de salchicha o de serpiente, lisa y suave (como la pasta de dientes) | Like a sausage or snake, smooth and soft
Tipo 5:
Bolas suaves con bordes definidos | Soft blobs with clear-cut edges
Tipo 6:
Trozos blandos y esponjosos con bordes irregulares, consistencia pastosa | Fluffy pieces with ragged edges, a mushy stool
Tipo 7:
Acuosa, sin trozos sólidos. Totalmente líquida | Watery, no solid pieces. Entirely liquid

El tipo al que pertenezcan nuestras heces puede indicarnos la rapidez con la que se transportan los elementos nutricionales no digeribles desde el intestino. En el tipo 1, los restos de la digestión tardan unas cien horas (estreñimiento), mientras que en el tipo 7 alrededor de siete horas (diarrea). Se considera que el más beneficioso es el tipo 4, puesto que posee la proporción óptima de agua y sustancias sólidas. Además, si nos encontramos con el tipo 3 o el tipo 4 en el inodoro, podemos observar con qué rapidez se hunde la formación en el agua. No debe desplomarse en seguida hasta el fondo de la taza, ya que eso significa que aún contiene muchos alimentos que no se han digerido bien. Cuando las heces no se hunden tan rápidamente, significa que contiene burbujitas de gas que le permiten flotar en el agua. Esto se debe a las bacterias intestinales, que casi siempre hacen un excelente trabajo, y es una buena señal si no se sufre flatulencia.

Queridos lectores, esta ha sido la breve consideración sobre las heces. Se pueden volver a aflojar los cinturones, dejar que se caigan las gafas y colocarlas relajadamente en su lugar preferido de la nariz. Las heces cierran este primer capítulo. Ahora abordaremos el sistema eléctrico de la vida: los nervios.

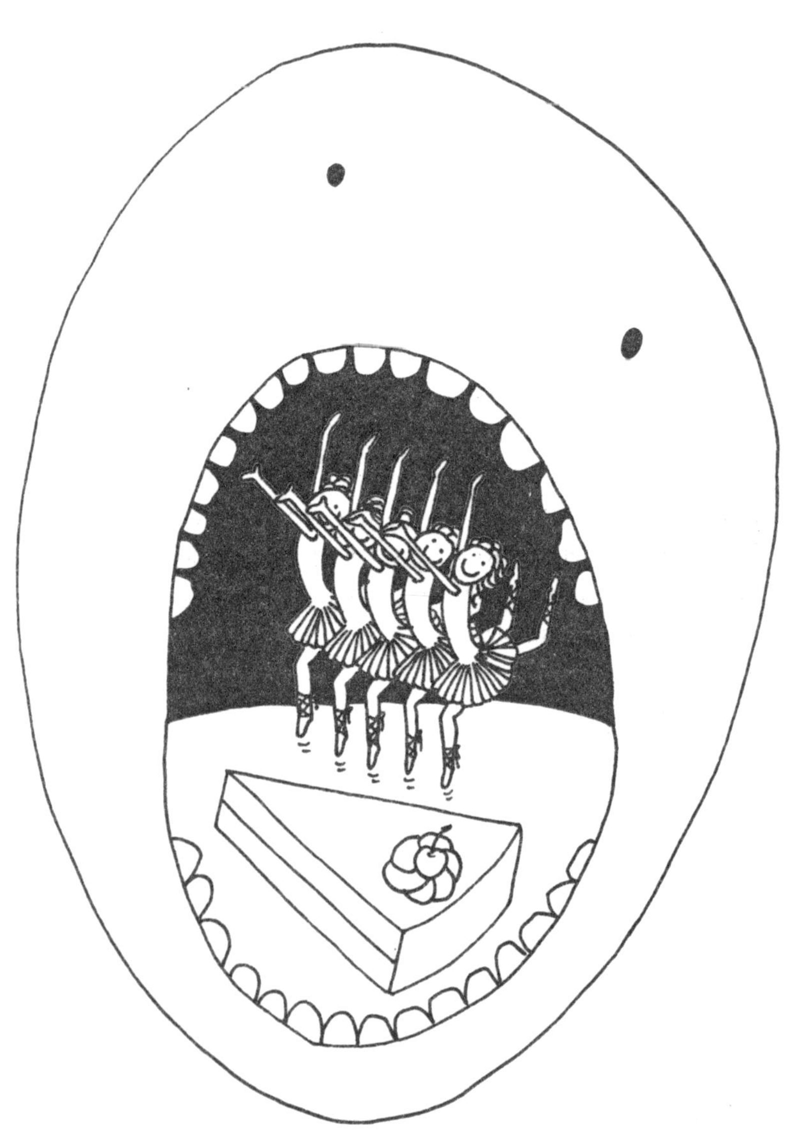

2

EL SISTEMA NERVIOSO DEL INTESTINO

Existen lugares en los que el inconsciente linda con lo consciente. Nos encontramos en el salón y estamos almorzando. Mientras lo hacemos, no nos damos cuenta de que, a tan solo un par de metros de distancia, en la vivienda de al lado, otra persona también está sentada y comiendo algo. A veces quizás escuchamos un crujido desconocido en el suelo y entonces volvemos a pensar más allá de nuestras paredes. En nuestro cuerpo también existen esas zonas de las que, sencillamente, no sabemos nada. No sentimos qué hacen nuestros órganos durante todo el día. Nos tomamos un trozo de tarta y aún notamos su sabor en la boca, también percibimos los primeros centímetros al tragar, pero luego, ¡zas!, nuestra comida ha desaparecido. A partir de aquí, todo desaparece en una zona que en terminología médica se denomina «musculatura lisa».

La musculatura lisa no la podemos controlar de forma consciente. Bajo el microscopio tiene un aspecto diferente a la musculatura que podemos controlar, como, por ejemplo, los bíceps. Podemos tensar y destensar los músculos del bíceps en el brazo según queramos. En los músculos controlables, las fibras más diminutas tienen una estructura tan perfecta como si estuvieran dibujadas con una regla.

Las subunidades de musculatura lisa forman redes entretejidas orgánicamente y se mueven dibujando ondas armónicas. Nuestros vasos sanguíneos también están revestidos de musculatura lisa; por eso, muchas personas enrojecen cuando una situación les resulta embarazosa. La musculatura lisa se distiende con emociones como la vergüenza. Y eso hace que las venitas de la cara se dilaten. En muchas personas la capa de músculos se contrae en situaciones de estrés; esto hace que los vasos se estrechen y la sangre deba ejercer presión, pudiendo causar una tensión arterial alta.

El intestino está recubierto de tres capas de musculatura lisa. De este modo puede moverse con una elasticidad increíble, con diferentes coreografías en distintos lugares. El coreógrafo de estos músculos es el sistema nervioso propio del intestino, que controla todos los procesos que tienen lugar en el conducto digestivo, además de ser extraordinariamente independiente. Aunque se corte la unión entre este sistema nervioso y el cerebro, todo continúa moviéndose y la digestión sigue avanzando alegremente: un fenómeno de estas características no existe en ningún otro lugar de nuestro cuerpo. Las piernas no podrían moverse; los pulmones no podrían respirar. Es una pena que no percibamos conscientemente el trabajo de estas fibras nerviosas obstinadas. Un eructo o una ventosidad quizás suenen como algo asqueroso, pero el movimiento que necesitan para ello es igual de sofisticado como el de una bailarina de ballet.

Cómo transportan nuestros órganos los alimentos

Considera la presente como una invitación para seguir a ese trozo de tarta antes y después del «¡zas!».

Ojos

Las partículas de luz que rebotan en el trozo de tarta acaban en los nervios ópticos de los ojos y los activan. Esta «primera impresión» se envía a través de todo el cerebro a la corteza visual, la cual está localizada dentro de la cabeza, ligeramente por debajo de una especie de cola de caballo recogida. Es aquí donde el cerebro crea una imagen a partir de las señales nerviosas; es ahora cuando realmente vemos por primera vez el trozo de tarta. Esta sabrosa información se transmite: se remite información a la central de salivación, y se nos hace la boca agua. Ante la mera visión de algo tan delicioso, envuelto por la alegría, nuestro estómago también libera un poco de ácido gástrico.

Nariz

Si nos metemos el dedo en la nariz, notaremos que el recorrido sigue hacia arriba aunque no podamos llegar hasta allí. Precisamente allí es donde están situados los nervios olfativos, recubiertos por una capa protectora de moco. Todo lo que olemos siempre debe diluirse antes en el moco; de lo contrario, no llega a los nervios.

Los nervios están especializados: cada olor tiene un receptor específico. En ocasiones esperan durante años en la nariz hasta que finalmente les llega el momento de intervenir. Entonces, una molécula especializada en el olor del lirio de los valles se acopla al receptor que resta a la espera, y este le espeta orgulloso al cerebro: «¡Es lirio de los valles!». Después, se pasa otros dos años sin hacer nada. Por cierto: los perros poseen muchísimas más células olfativas que los seres humanos, incluso teniendo nosotros ya un gran número.

Para poder oler un poco la tarta, algunas moléculas del trozo de tarta han de llegar al aire y ser arrastradas a los orificios nasales al respirar. Pueden ser sustancias aromáticas de vainilla en rama, diminutas moléculas de plástico de los tenedores baratos de un solo uso o incluso aromas de alcohol evaporado de un pastel embebido en ron. Nuestro órgano olfativo es un experto catador químico. Conforme vamos acercando el primer trozo de tarta a la boca, más moléculas de tarta liberadas fluyen hacia la nariz. Si en el último tramo percibimos pequeñas trazas de alcohol, el brazo puede rectificar su trayectoria en el último segundo, los ojos pueden realizar una nueva inspección, la boca puede plantear la cuestión de si esa tarta contiene alcohol o quizás está en mal estado. La bendición final es un visto bueno: boca abierta, tenedor para dentro y que empiece el baile.

Boca

La boca es el reino de lo superlativo. El músculo más fuerte de nuestro cuerpo es el masetero, mientras que el más flexible y estriado es la lengua. Conjuntamente no solo trituran con una fuerza increíble, sino que también realizan ágiles maniobras. Un buen compañero en el reino de lo superlativo es nuestro esmalte dental: está fabricado del material más duro que puede fabricar un ser humano. Y es necesario, porque con nuestra mandíbula podemos ejercer una presión de hasta 80 kilogramos sobre una muela: este peso equivale aproximadamente al de un hombre adulto. Si mientras comemos encontramos algo muy sólido, sacamos al campo a un equipo completo de fútbol para que baile rítmicamente alrededor del intruso antes de que nos lo traguemos. Para un pedacito de tarta no necesitamos la potencia máxima; bastarán un par de bailarinas con tutú y zapatillas de ballet.

Mientras masticamos, la lengua salta al terreno de juego. Se comporta como un entrenador. Si hay trocitos de tarta que se esconden cobardes lejos del tumulto de la masticación, los empuja para devolverlos al lugar de acción. Si el bolo alimenticio es bastante pequeño, se puede tragar. La lengua agarra unos 20 mililitros de puré de tarta y los empuja hacia la bóveda del paladar, que es, por así decirlo, el telón del esófago. Funciona como un interruptor de luz: cuando lo presionamos con la lengua, se pone en marcha el programa de deglución. La boca se bloquea, puesto que cualquier respiración molesta. A continuación, la papilla de tarta se empuja más hacia atrás en dirección a la faringe: se abre el telón y empieza la función.

Faringe

«Paladar blando» y «músculo constrictor superior de la faringe» son los nombres de dos formaciones que cierran solemnemente las últimas salidas de la nariz. Este movimiento es tan vigoroso que se escucha por el pasillo a la vuelta de la esquina: las orejas notan un pequeño «plop». Las cuerdas vocales deben dejar de hablar y se cierran. La epiglotis se eleva majestuosa como un director de orquesta (se puede palpar desde la garganta) y toda la base de la boca se hunde: es el momento en el que una fuerte ola presiona ese trocito de tarta hacia el esófago entre los atronadores aplausos de la saliva.

Esófago

El puré de tarta precisa entre cinco y diez segundos para recorrer este trayecto. Al engullir, el esófago se mueve como una ola en un estadio de fútbol. Cuando llega la papilla, se ensancha y se vuelve a cerrar tras ella. De este modo, impide que vuelva atrás.

El esófago funciona de modo tan automático que incluso podemos tragar haciendo el pino. Nuestra tarta, haciendo caso omiso de la fuerza de la gravedad, se abre camino garbosamente a través del tronco. Los bailarines de *breakdance* llamarían a este movimiento *the snake* («la serpiente») o *the worm* («el gusano»); los médicos lo denominan «onda peristáltica propulsora». El primer tercio del esófago está envuelto en musculatura estriada; por eso percibimos de manera consciente el primer trozo del trayecto. El mundo interior inconsciente comienza después del pequeño hoyo que podemos palpar en la parte superior del esternón. A partir de aquí, el esófago está formado por musculatura lisa.

Un músculo en forma de anillo mantiene cerrado el extremo inferior del esófago, está alerta al movimiento de deglución y se afloja durante ocho vibrantes segundos. Esto permite que el esófago se abra hacia el estómago y la tarta pueda

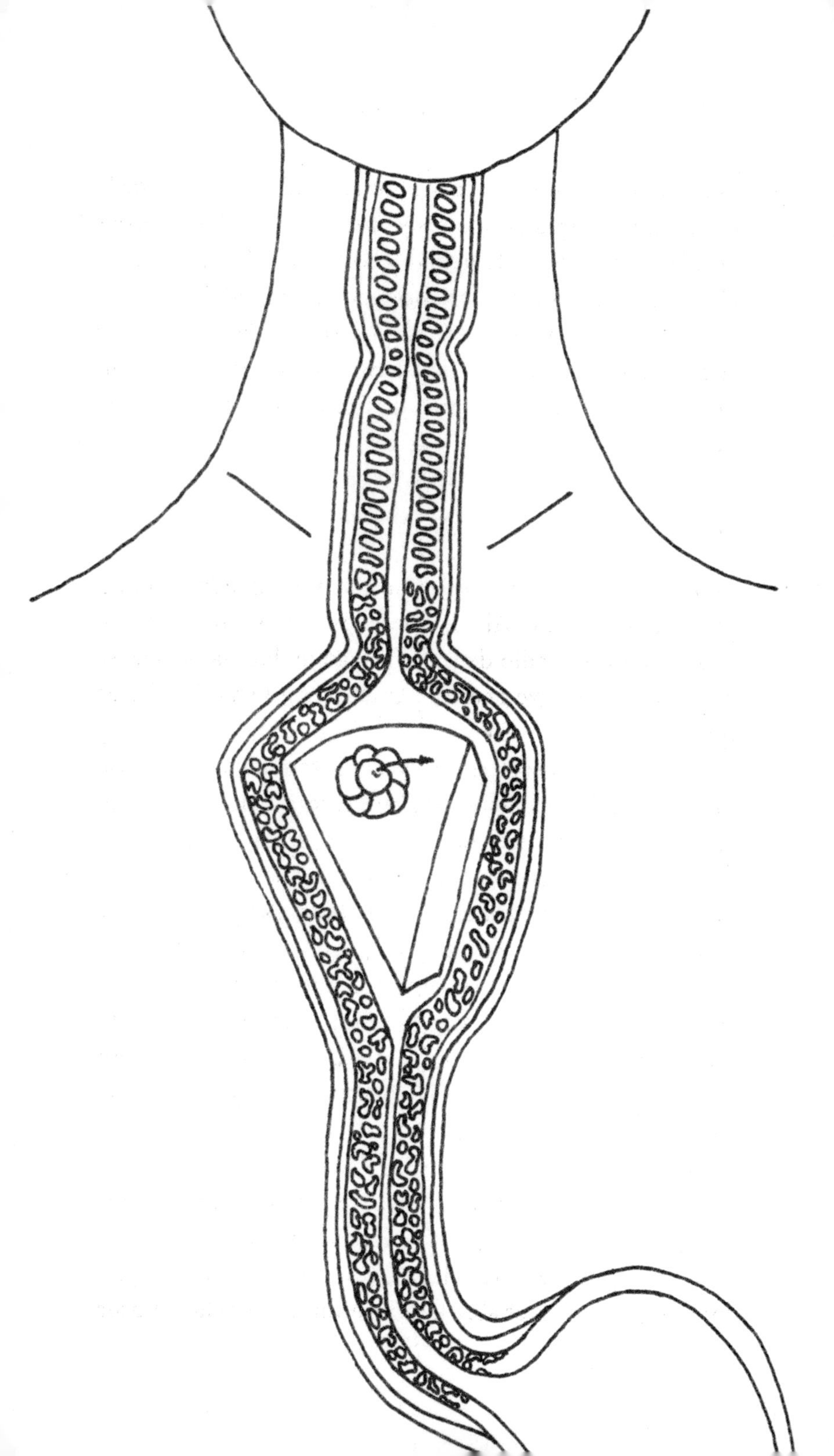

caer libremente. A continuación, el músculo se cierra de nuevo, mientras arriba en la faringe ya se vuelve a tomar aire.

El trayecto de la boca al estómago es el primer acto: requiere la máxima concentración y un buen trabajo de equipo. El sistema nervioso periférico (consciente) y el sistema nervioso autónomo (inconsciente) deben colaborar estrechamente. Esta cooperación requiere un estudio más profundo. Ya en el útero materno empezamos a practicar la deglución. A modo de prueba, engullimos hasta medio litro de líquido amniótico cada día. Si algo no va bien, no pasa nada. Puesto que estamos totalmente envueltos en líquido, nuestros pulmones están llenos de él, por lo que la deglución en el sentido clásico ni tan siquiera funciona.

Ya en la vida adulta, tragamos a diario de unas seiscientas a dos mil veces, para lo cual ponemos en marcha más de veinte pares de músculos, y en la mayoría de las ocasiones todo funciona a la perfección. Cuando envejecemos volvemos a atragantarnos a menudo: los músculos encargados de la coordinación ya no trabajan con tanta exactitud, o el músculo constrictor superior de la faringe deja de funcionar como un reloj suizo o el director de orquesta de la epiglotis necesita un bastón para apoyarse. Dar golpecitos en la espalda cuando esto sucede es un acto lleno de buenas intenciones, pero asusta innecesariamente a los figurantes de avanzada edad de la faringe. Antes de que la obra acabe, con demasiada frecuencia, en una debacle de tos, es mejor prevenir y acudir a un logopeda para mantener ocupada a la tropa encargada de la deglución.

Estómago

El estómago es mucho más dinámico de lo que pensamos. Antes de que la tarta aterrice en el estómago, este se relaja;

mientras caiga comida en su interior, el estómago puede seguir dilatándose y dilatándose. Hace hueco para todos los que quieran sitio. Un kilogramo de tarta con el volumen de un envase de leche cabe holgadamente en la hamaca balancín extensible del estómago. Las emociones, como el miedo o el estrés, pueden dificultar la dilatación de la musculatura lisa del estómago; en este caso, nos saciamos rápidamente o nos sentimos mal tras ingerir porciones pequeñas.

Una vez ha llegado la tarta, las paredes del estómago aceleran sus movimientos, como las piernas al tomar carrerilla, y, ¡pum!, la comida recibe un empujón: dibujando un bonito arco, la tarta vuela hacia la pared del estómago, rebota contra ella y vuelve a dejarse caer. Los médicos denominan a este proceso «retropulsión»; los hermanos mayores lo llaman «¡A ver cómo de lejos puedes volar!». La carrerilla y el empujón conforman juntos el típico ruido de borboteo que podemos escuchar al acercar nuestra oreja a la parte superior del estómago (encima del pequeño triángulo, en el que a derecha e izquierda confluyen los arcos costales). Cuando el estómago empieza a balancearse alegremente estimula el movimiento de todo el conducto digestivo. Entonces el intestino empuja su contenido hacia delante, haciendo hueco para lo nuevo que llega. Por ello, tras una comida copiosa, a veces tenemos que acudir rápidamente al lavabo.

Un trozo de tarta puede poner en marcha todo el mecanismo existente en el mundo del estómago. Durante unas dos horas el estómago lo acunará de un lado a otro y aplastará los bocados hasta convertirlos en partículas diminutas. La mayor parte no alcanza los 0,2 milímetros de tamaño. Estas migajas tan pequeñas ya no golpean la pared; ahora se deslizan a través de un pequeño orificio situado al final del estómago. Este orificio es el siguiente esfínter, el portero del estómago: el píloro. Se encarga de custodiar la salida del estómago y la entrada al intestino delgado.

Los hidratos de carbono simples como la base de un pastel, el arroz o la pasta pasan rápidamente al intestino delgado, donde se digieren y son los responsables de la inminente subida del azúcar en sangre. En cambio, el píloro retiene durante bastante más tiempo las proteínas y la grasa en el estómago. Un trozo de bistec puede llegar a bambolearse durante seis horas antes de llegar por completo al intestino delgado. Por eso, después de ingerir carne o fritos grasos preferimos unos postres dulces: nuestro azúcar en sangre no desea esperar tanto rato a que llegue la comida: el postre constituye un anticipo para el azúcar en sangre. Aunque las comidas ricas en hidratos de carbono nos sacian más rápidamente, la sensación de saciedad no dura tanto como con las proteínas o la grasa.

Intestino delgado

En cuanto los primeros minibocados llegan al intestino delgado, tiene lugar la verdadera digestión. La colorida papilla de tarta prácticamente desaparecerá por completo en las paredes a lo largo de su viaje a través de este conducto; algo así como Harry Potter en el andén 9 ¾. El intestino delgado agarra la tarta de manera resuelta. La amasa en un punto, pica el bolo alimenticio en todas direcciones, oscila con sus vellosidades a su alrededor y empuja con ímpetu el bolo ya mezclado hacia delante. Bajo el microscopio podemos ver que incluso las diminutas vellosidades intestinales colaboran. Se mueven arriba y abajo como pequeños pies que patalean. Todo está en movimiento.

No importa lo que haga nuestro intestino delgado, siempre respeta una regla básica: hay que seguir, ir hacia delante. Y, para ello, está el denominado «reflejo peristáltico». La primera persona que descubrió este mecanismo aisló un trozo de intestino y sopló aire a través de un pequeño tubo: haciendo alarde de su sociabilidad, el intestino devolvió el aire soplado. Por este motivo, muchos médicos recomiendan una alimentación rica en fibra para estimular la digestión: las fibras alimentarias no digeribles ejercen presión contra la pared intestinal y esta devuelve la presión con gran interés. Esta gimnasia intestinal se encarga de que la comida avance más rápidamente y conserve una textura blanda.

Si la papilla de tarta fuera una papilla de tarta atenta, quizás podría escuchar los «glup, glup». En nuestro intestino delgado existen muchas células que generan latidos. Estas células emiten pequeños impulsos de corriente. Para los músculos de nuestro intestino delgado es como si alguien le gritara «¡glup!»... y otra vez «¡glup!» De este modo, el músculo no se desvía, sino que devuelve brevemente el «glup», como si bailara al ritmo de los bajos en la discoteca. De este modo, la tarta, o lo que queda de ella, es impulsada de forma segura hacia su destino.

Nuestro intestino delgado es la sección más aplicada de nuestro tracto digestivo, además de ser muy escrupuloso en su trabajo. Solo en casos excepcionales evidentes impide que un proyecto de digestión progrese: al vomitar. En estas situaciones, el intestino delgado es sumamente práctico. No invierte horas de trabajo en algo que no nos va a sentar bien: sin ningún tipo de ceremonias, deja que estos alimentos deshagan el camino hecho sin digerirlos.

La tarta, excepto determinados restos, ya ha desaparecido en la sangre. En realidad, ahora ya podríamos seguirle la pista por el intestino grueso, pero entonces nos perderíamos una misteriosa criatura, que es audible y que a menudo se malinterpreta. Sería una pena, así que vamos a quedarnos un poco más por estos lares.

Tras la digestión, en el estómago y el intestino delgado solo quedan algunos restos: por ejemplo, un grano de maíz sin masticar, pastillas resistentes al jugo gástrico, bacterias de los alimentos que han sobrevivido o un chicle que nos hemos tragado accidentalmente. A nuestro intestino delgado

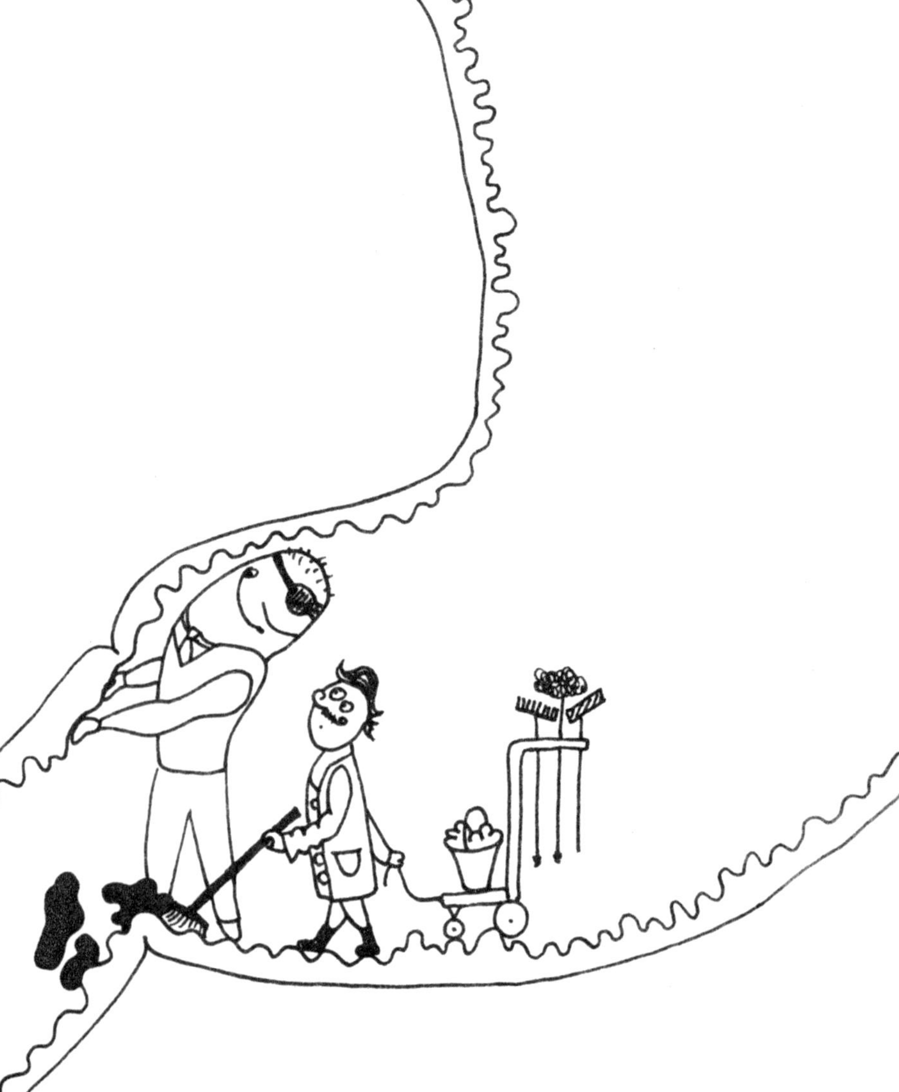

le gusta la pulcritud. Es de esos personajes que, tras una gran comilona, en seguida ponen orden en la cocina. Si dos horas después de la digestión visitamos el intestino delgado, lo encontraremos reluciente y apenas olerá a nada.

Una hora después de haber digerido algo, el intestino delgado empieza a limpiarse. Este proceso se denomina en el lenguaje especializado «complejo motor migratorio», durante el cual el portero del estómago, el píloro, abre solidariamente las compuertas y barre sus restos hacia el intestino delgado, quien, a su vez, acepta el trabajo y genera una potente ola que arrasa con todo a su paso. Visto desde una cámara, todo el proceso resulta tan ineludiblemente conmovedor que incluso los aburridos científicos han apodado al complejo motor «pequeña ama de llaves».

Todos hemos escuchado a nuestra ama de llaves en alguna ocasión: es el gruñido del estómago, y no solo proviene de este, sino sobre todo del intestino delgado. No gruñimos porque tengamos hambre, sino porque solo hay tiempo para la limpieza entre digestión y digestión. Cuando el estómago y el intestino delgado están vacíos, hay vía libre y por fin el ama de llaves se puede poner manos a la obra. En el caso de un bistec que se balancea durante largo rato, hay que esperar bastante tiempo hasta finalmente poder iniciar las tareas de limpieza. Hasta pasadas seis horas de actividad en el estómago, más otras cinco horas de estancia en el intestino delgado, no se puede empezar a recoger. Necesariamente no siempre podemos escuchar la operación de limpieza: en ocasiones es ruidosa y otras silenciosa, en función de la cantidad de aire que haya penetrado en el estómago y el intestino. Si durante este lapso de tiempo ingerimos algo, se cancela inmediatamente la operación de limpieza. Después de todo, hay que digerir tranquilamente y no sobrebarrer. Así pues, si picamos continuamente, no dejamos tiempo para que se realice la limpieza. Esta observación contribuye a que algunos nutricionistas recomienden hacer una pausa de cinco horas entre comidas. No obstante, no se ha demostrado que tengan que ser exactamente cinco horas en todas las personas. Si masticamos bien, damos menos trabajo a nuestra ama de llaves y podremos escuchar en nuestra tripa cuándo ha llegado la hora de la próxima comida.

Intestino grueso

Al final del intestino delgado encontramos la denominada «válvula de Bauhin», que separa el intestino delgado del intestino grueso, ya que ambos tienen enfoques de trabajo bastante diferentes. El intestino grueso es más bien un compatriota acogedor. Su lema no es necesariamente «¡Adelante, avancemos!», sino que también mueve los restos de los alimentos hacia atrás y otra vez hacia delante, según lo que juzgue que es más adecuado en cada momento. No cuenta con un ama de llaves migratoria. El intestino grueso es el hogar tranquilo de nuestra flora intestinal. Si le llega algo sin digerir, la flora se encarga de ello.

Nuestro intestino grueso trabaja con parsimonia, porque ha de prestar atención a varios actores implicados: nuestro cerebro no quiere ir siempre al retrete, nuestras bacterias intestinales quieren tener suficiente tiempo para absorber los alimentos no digeridos y el resto de nuestro cuerpo quiere que le devolvamos los líquidos de digestión que hemos tomado prestados.

Lo que llega al intestino grueso ya no recuerda a un trozo de tarta, y tampoco debe hacerlo. De la tarta ha quedado quizás un par de fibras de fruta de las guindas que había sobre los montoncitos de nata: el resto son jugos digestivos que se absorben de vuelta. Cuando tenemos mucho miedo, nuestro cerebro espanta al intestino grueso. Entonces ya no dispone de tiempo suficiente para absorber líquido y el resultado es diarrea por miedo.

Aunque el intestino grueso (al igual que el intestino delgado) es un conducto liso, en las ilustraciones siempre se muestra como una especie de collar de perlas. ¿Por qué? En realidad, el intestino grueso tiene este aspecto si abrimos el vientre, pero esto se debe a que vuelve a bailar a cámara lenta. Al igual que el intestino delgado, al amasar forma repliegues para retener bien el bolo alimenticio dentro de los mismos, pero simplemente permanece un buen rato en esta pose, sin moverse. Algo así como un artista callejero que permanece inmóvil en una posición haciendo pantomima. Entretanto, se relaja brevemente y forma nuevos repliegues en otros puntos, donde vuelve a quedarse un buen rato. Por eso los libros de texto siguen insistiendo en la versión del collar de perlas. Como cuando nos hacen la foto para el anuario y salimos bizqueando y nos cuelgan el sambenito para siempre de «el bizco de la clase».

Entre tres y cuatro veces al día, el intestino grueso cobra fuerzas y hace avanzar el bolo alimenticio espesado con verdadera motivación. Las personas capaces de ofrecer suficiente masa lograrán incluso ir al lavabo tres o cuatro veces al día. Sin embargo, en la mayoría de las personas el contenido del intestino grueso basta para una sola deposición al día. Desde un punto de vista estadístico, incluso tres veces a la semana se considera aún sano. Por lo general, los intestinos gruesos de las mujeres son algo más comodones que los de los hombres. La Medicina aún no sabe el motivo, aunque las hormonas no son la causa principal.

Desde el primer trozo de tarta ingerido hasta el montoncito de heces transcurre, por término medio, un día. Los intestinos rápidos lo logran en ocho horas, mientras que los más lentos tardan tres días y medio. Según la mezcla, hay trozos de tarta que pueden abandonar la sala *chillout* del intestino grueso tras doce horas y otros, tras cuarenta y dos horas. Mientras la consistencia sea la adecuada y no tengamos molestias, no debe preocuparnos que seamos una persona de digestión lenta. Por el contrario, las personas que pertenecen al grupo «que va al lavabo una vez al día o incluso con menos frecuencia» o incluso tiende a sufrir estreñimiento de vez en cuando, según un estudio holandés, también tienen menor riesgo de padecer enfermedades del recto, fiel al lema del intestino grueso: en la tranquilidad radica la fuerza.

Eructos con reflujo ácido

También el estómago puede tropezar. Su musculatura lisa puede tener fallos motrices, al igual que sucede con la musculatura estriada de las piernas. Si el ácido gástrico llega a lugares que no están preparados para recibirlo, provoca ardor. En los reflujos ácidos, el ácido gástrico y las enzimas digestivas llegan hasta la faringe; en el caso de la acidez de estómago, solo alcanzan el principio del esófago, provocando ardor en el tórax.

El motivo de los eructos no es otro que el mismo que hace que demos un tropezón: los nervios. Los nervios regulan la musculatura. Si los nervios ópticos no se dan cuenta de que hay un escalón, los nervios de las piernas reciben una información errónea y nuestras piernas siguen andando como si no hubiera ningún obstáculo, y tropezamos. Si nuestros nervios digestivos reciben información errónea, no retienen el ácido gástrico y lo sueltan en la posición de marcha atrás.

La transición del esófago al estómago es un lugar propicio para que se produzcan este tipo de tropiezos: a pesar de las medidas preventivas «esófago estrecho, acoplamiento firme en el diafragma y curva en la entrada al estómago», a menudo algo sale mal. Aproximadamente una cuarta parte de la población alemana, por ejemplo, siente molestias en esta zona. No se trata de un fenómeno moderno: los pueblos nómadas, que aún viven como hace cientos de años, también presentan índices de acidez de estómago y reflujo elevados de modo similar.

El problema es que en la zona del esófago y del estómago colaboran estrechamente dos sistemas nerviosos diferentes: por un lado, el sistema nervioso del cerebro y, por el otro, el del tubo digestivo. Los nervios del cerebro regulan, por ejemplo, el esfínter entre esófago y estómago. Además, el cerebro influye en la formación de ácido. Los nervios del tubo digestivo se encargan de que el esófago se mueva hacia abajo formando una ola armónica y, por consiguiente, que los miles de tragos de saliva que realizamos al día estén siempre bien limpios.

Los consejos prácticos contra la acidez de estómago o los eructos se basan en reconducir ambos sistemas nerviosos por el camino correcto. Mascar chicle o beber té ayuda al tubo digestivo, ya que una gran cantidad de sorbos pequeños indican a los nervios la dirección correcta: hacia el estómago, no en sentido contrario. Las técnicas de relajación hacen que el cerebro envíe menos órdenes nerviosas apresuradas. En el mejor de los casos esto comporta que el músculo orbicular de la boca permanezca cerrado de forma permanente y se genere menos ácido.

Fumar cigarrillos activa zonas del cerebro que también se estimulan al comer. Aunque nos hace sentir mejor, también producimos sin motivo real más ácido gástrico, distendiendo el músculo orbicular del esófago. Por este motivo, dejar de fumar a menudo contribuye a que desaparezcan los eructos desagradables o la acidez de estómago.

Las hormonas del embarazo también pueden provocar un desorden de estas características. En realidad, su misión es que la matriz permanezca relajada y tranquila hasta el momento del parto. Sin embargo, tienen ese mismo efecto en el esfínter del esófago. La consecuencia es un cierre más relajado del estómago, que junto con la presión proveniente del abdomen inferior abombado impulsa el ácido hacia arriba. Las mujeres que utilicen un anticonceptivo con hormonas femeninas también pueden experimentar eructos con reflujo ácido como efecto secundario.

Fumar cigarrillos o tener hormonas del embarazo: nuestros nervios no son cables eléctricos que estén del todo aislados. Están intercalados orgánicamente en nuestro tejido y reaccionan a todas las sustancias que les rodean. Por este motivo, algunos médicos recomiendan renunciar a varios alimentos que reducen la fuerza del músculo orbicular del estómago que actúa de esfínter: chocolate, especias picantes, alcohol, productos cargados de azúcar, café y un largo etcétera.

Todas estas sustancias afectan a nuestros nervios, pero no provocan necesariamente en todas las personas tropiezos del ácido. Los modelos de investigación estadounidense recomiendan que cada cual pruebe qué alimentos hacen que los propios nervios reaccionen de forma sensible. De este modo, no hay necesidad de renunciar a todo.

Existe una conexión interesante que se descubrió a raíz de un medicamento, cuya comercialización nunca llegó a aprobarse por sus efectos secundarios. Dicho medicamento bloquea los nervios en el punto en el que normalmente el glutamato se liga a los nervios. La mayoría conocerá el glutamato por su efecto potenciador del sabor. Pero nuestros nervios también lo liberan. En los nervios de la lengua, el glutamato intensifica las señales del sabor. En el estómago puede crear confusión, ya que los nervios no saben con seguridad si el glutamato proviene de sus compañeros o del restaurante chino que acabamos de visitar. Por este motivo, la idea para realizar el experimento con uno mismo es la siguiente:

no tomar comida rica en glutamato durante algún tiempo. Para ello deberemos acudir al supermercado equipados con nuestras gafas de leer y analizar el texto en letra diminuta de las listas de ingredientes. A menudo, el glutamato se esconde tras crípticas criaturas lingüísticas como «glutamato monosódico» o similares. Si notamos una mejoría, perfecto. De lo contrario, en cualquier caso habremos llevado una vida más sana durante algún tiempo.

Las personas que tengan eructos con reflujo ácido menos de una vez a la semana pueden recurrir a remedios sencillos: los neutralizantes de ácidos que venden en las farmacias funcionan; el jugo de patata también es un remedio casero que ayuda. No obstante, neutralizar los ácidos es una solución poco recomendable a largo plazo. El ácido gástrico también corroe los alérgenos y las bacterias malas de la alimentación o ayuda a la digestión de las proteínas. Además, algunos de los medicamentos neutralizantes contienen aluminio, que es una sustancia muy ajena a nuestro cuerpo. Por lo tanto, nunca debemos ingerir demasiada cantidad, siguiendo en todo momento las indicaciones del prospecto.

Como máximo después de cuatro semanas de tratamiento, deberíamos adoptar una actitud escéptica respecto de los neutralizantes de ácidos. Si hacemos oídos sordos a este consejo, pronto tendremos ocasión de percibir un estómago obstinado que quiere recuperar su ácido. En tal caso, lo que hará nuestro estómago es sencillamente producir más ácido: en primera instancia, suficiente cantidad para contener al medicamento y después más cantidad para recuperar finalmente su acidez. Los neutralizantes de ácidos nunca deben constituir una solución a largo plazo y tampoco si se dan otros fenómenos relacionados con los ácidos como la gastritis.

Así pues, si a pesar de la neutralización de los ácidos continuamos teniendo molestias, el médico deberá adoptar un enfoque más creativo. Debería realizar un hemograma y una exploración física. Si los resultados son normales, puede recomendar un inhibidor de la bomba de protones. Este tipo de inhibidores impide que las células estomacales bombeen ácido al estómago. Quizás al estómago le falte ácido aquí y allá, pero, en estos casos, primero hay que restaurar la calma para que tanto el estómago como el esófago se recuperen de los ataques de los ácidos.

Si los problemas se producen por la noche, se recomienda acostarse incorporado con un ángulo de 30 grados. Lograr una postura con esta inclinación con la ayuda de las almohadas es, sin duda, una manipulación nocturna de lo más divertida. Pero también existen almohadas prefabricadas en los comercios especializados. Además, incorporar el tronco 30 grados es muy beneficioso para el sistema cardiocirculatorio. Así lo afirmó nuestro profesor de fisiología como unas treinta veces y, puesto que es investigador cardiovascular y raras veces se repite, le creo. Aunque eso suponga también que, cada vez que alguien menciona su nombre, me lo imagine durmiendo tumbado con una inclinación de 30 grados.

Deberíamos estar alerta si tenemos dificultades para tragar, pérdida de peso, hinchazones o sangre en cualquier forma. Ha llegado el momento de que una cámara efectúe una visita de control a nuestro estómago, y no importa que esta idea no nos guste en absoluto. El verdadero riesgo al eructar no es el ácido que nos produce ardor, sino la bilis que sube del intestino delgado pasando por el estómago hasta el esófago. La bilis no produce ardor, pero tiene consecuencias mucho más peligrosas que el ácido. Por suerte, de todas las personas que sufren eructos con reflujo ácido, rara vez este va acompañado de bilis.

La bilis puede generar una verdadera confusión en las células del esófago. De repente, estas se sienten inseguras: «¿Realmente me encuentro en el esófago? ¿Nos llega bilis sin cesar? Quizás soy una célula del intestino delgado y no lo haya sabido durante todos años... ¡Qué triste!». Solo quieren hacer bien su trabajo y se transforman de células del esófago a células gastrointestinales. Pero esto puede salir mal. Las células mutantes se pueden programar erróneamente y entonces ya no crecen de forma controlada como las demás células. De todas las personas que tienen un tropiezo, solo un pequeño porcentaje sufre lesiones graves.

En la inmensa mayoría de los casos, los eructos y la acidez de estómago únicamente son «tropiezos» inofensivos, aunque molestos. Del mismo modo que después de tropezar nos recolocamos la ropa, neutralizamos el susto sacudiendo la cabeza y continuamos andando de manera templada, cuando eructamos podemos comportarnos de modo similar: un par de tragos de agua nos sentarán bien, podemos neutralizar el ácido y después lo mejor es seguir más calmadamente.

Vomitar

Si dispusiéramos a cien personas, que en un instante fueran a vomitar, alineadas una junto a la otra, la imagen sería de lo más variopinta. En ese momento la persona 14 está sentada en la montaña rusa y levanta las manos hacia arriba, la número 32 habla maravillas de la famosa ensalada de huevo, la número 77 agarra incrédula una prueba de embarazo y la número 100 está leyendo en un prospecto «puede provocar náuseas y vómitos».

El vómito no es un accidente. La acción de vomitar sigue un plan preciso. Es una obra maestra. Millones de pequeños receptores comprueban el contenido de nuestro estómago, analizan nuestra sangre y procesan imágenes que llegan del cerebro. Cada información individual se aglutina en la inmensa red de fibras formada por los nervios y se envía al cerebro. El cerebro puede ponderar la información. Dependiendo del nivel de alarma emitido, se toma la decisión: vomitar o no vomitar. El cerebro lo notifica a determinados músculos, que se ponen manos a la obra.

Si radiografiáramos a esas mismas cien personas mientras vomitan, obtendríamos cien veces la misma imagen: el cerebro en alarma activa el área del cerebro correspondiente al malestar y sitúa los interruptores del organismo en posición de emergencia. Palidecemos, porque la sangre se retira de las mejillas para acudir a la tripa. Nuestra presión sanguínea se desploma y el latido cardíaco se ralentiza. Finalmente, llega la señal casi segura: la saliva. La boca la genera en grandes cantidades nada más el cerebro dé información sobre el estado actual de la situación. Su misión es proteger los preciados dientes del ácido gástrico.

En primer lugar, el estómago y el intestino se mueven formando pequeñas olas nerviosas, empujando su contenido, con un ligero pánico, en direcciones totalmente opuestas. Nosotros no podemos percibir esta marcha atrás, porque procede de la musculatura lisa involuntaria. No obstante, precisamente en ese instante, muchas personas notan de forma totalmente intuitiva que deberían buscar un recipiente donde vomitar.

Tener el estómago vacío no ayuda a no vomitar, puesto que el intestino delgado también puede vaciar su contenido hacia arriba. El estómago abre las compuertas especialmente para la ocasión, permitiendo que el contenido del intestino delgado retroceda. En un proyecto de tal magnitud, todas las partes implicadas colaboran. Si de repente el intestino delgado ejerce presión contra el estómago con su contenido, dicha presión puede estimular los nervios sensibles del estómago. A su vez, estos nervios envían señales al «centro del vómito» del cerebro. La cosa está clara: todo preparado para vomitar.

Los pulmones hacen una respiración especialmente profunda y las vías respiratorias se cierran. El estómago y la apertura hacia el esófago se relajan totalmente y, ¡plof!, de golpe el diafragma y la musculatura de la pared abdominal ejercen presión desde abajo como si fuéramos un tubo de pasta de dientes. Exprimimos todo el contenido del estómago. Con ímpetu, ¡todo fuera!

Por qué vomitamos y qué podemos hacer para combatirlo

Los seres humanos están hechos de forma que pueden vomitar. Otros colegas del mundo animal que también pueden vomitar son los monos, los perros, los gatos, los cerdos, los peces y también los pájaros. En cambio, son incapaces de devolver los ratones, las ratas, las cobayas, los conejos o los caballos. Tienen un esófago demasiado largo y angosto. Además, carecen de los nervios dotados de la capacidad para vomitar.

Los animales que no pueden devolver han de adoptar un comportamiento diferente en la ingesta alimentaria. Las ratas y los ratones roen su comida: mordisquean trocitos diminutos a modo de prueba y no continúan comiendo a menos que el primer bocado no les haya dañado. Así, si el alimento era tóxico, normalmente solo tienen bastante malestar. Además, así aprenden a no comer más de eso. Asimismo, los roedores pueden descomponer mejor las sustancias tóxicas, porque su hígado posee más enzimas para ello. Los caballos ni tan siquiera pueden roer. Cuando algo inadecuado acaba en su intestino delgado, a menudo resulta mortal. Así pues, en realidad podemos sentirnos muy orgullosos cuando nos retorcemos de dolor sobre la taza del inodoro.

Durante la retórica sobre el vómito podemos utilizar las breves pausas entre vómitos para reflexionar. La famosa ensalada de huevo del sujeto número 32 se ha conservado sorprendentemente bien a su regreso del breve viaje por la campiña del estómago. Pueden reconocerse claramente un par de trocitos de huevo, guisantes y pasta. El número 32 constata decepcionado: «Debo de haber masticado muy mal». Poco después, el siguiente aluvión le proporciona

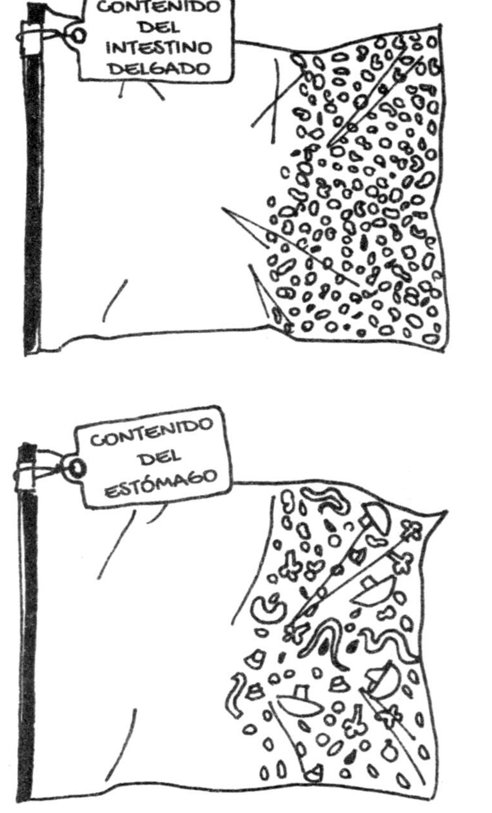
CONTENIDO DEL INTESTINO DELGADO
CONTENIDO DEL ESTÓMAGO

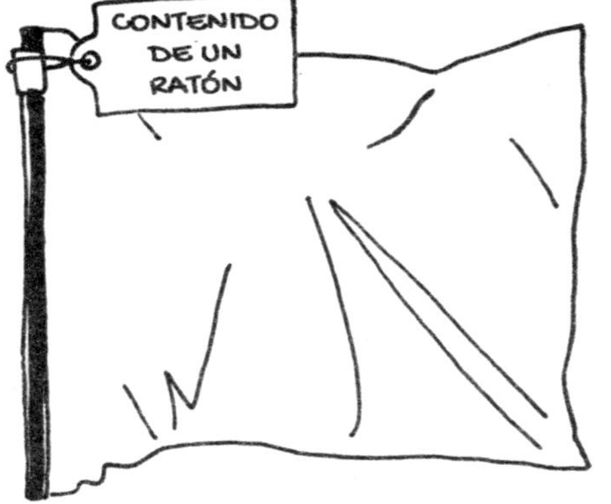
CONTENIDO DE UN RATÓN

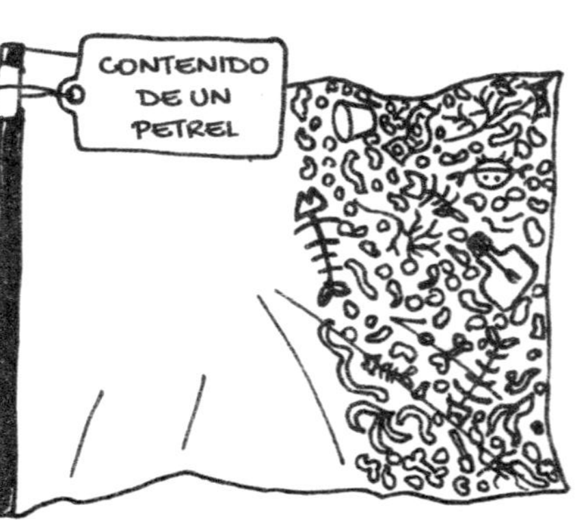
CONTENIDO DE UN PETREL

un conjunto de componentes más pequeños. Si nuestro vómito contiene trozos identificables, con gran probabilidad provenga del estómago y no del intestino delgado. Cuanto más tamizado, amargo o amarillento, más probable es que se trate de un pequeño saludo postal del intestino delgado. La comida claramente reconocible se ha masticado mal, pero ha sido catapultada por el estómago cuando aún no había llegado al intestino delgado.

El tipo de vómito también nos aporta información. Si se produce de forma repentina, casi sin previo aviso y con una expulsión enérgica, es indicio de un virus gastrointestinal. Los sensores precavidos cuentan primero cuántos patógenos localizan y, si mientras cuentan se percatan de que son demasiados, activan el freno de emergencia. Antes de sobrepasar este umbral posiblemente el sistema inmunitario se podría haber ocupado del asunto, pero ahora ya se encargan de ello los músculos gastrointestinales.

En caso de intoxicaciones por alimentos en mal estado o alcohol, el vómito también se produce de forma abrupta, pero hay que decir que se anuncia poco antes mediante náuseas. Las náuseas deben indicarnos que esa comida es mala para nosotros. En el futuro, la persona 32 sin duda se enfrentará a una fuente de ensalada de huevo con bastante más escepticismo.

El número 14 de la montaña rusa se siente tan mal como el número 32 de la ensalada de huevo. Vomitar por culpa de la montaña rusa funciona según el principio «mareo al viajar». Aquí no hay ninguna sustancia tóxica en juego y, no obstante, el vómito acaba sobre los pies o en la guantera o sale disparado en la dirección del viento sobre la luneta trasera. Nuestro cerebro vigila nuestro cuerpo de manera meticulosa y cuidadosa, sobre todo si se trata de niños pequeños.

La explicación actualmente mejor fundada sobre el vómito en la carretera es la siguiente: cuando la información que reciben los ojos difiere de la recibida por los oídos, el cerebro no sabe qué va mal y activa todas las posibles palancas de emergencia.

Si leemos un libro mientras vamos en coche o tren, los ojos reportan «poco movimiento» y el sensor de equilibrio de las orejas afirma «mucho movimiento». La situación inversa se produce cuando, al viajar, seguimos los troncos de los árboles en el límite del bosque. Si al mismo tiempo movemos un poco nuestro cuerpo, parece como si los troncos de los árboles aún pasaran más rápido de lo que en realidad nos movemos y, una vez más, eso confunde a nuestro cerebro. En realidad, nuestro cerebro solo conoce esas contradicciones entre ojos y sentido del equilibrio en el caso de las intoxicaciones. Si bebemos demasiado o tomamos drogas, siente que está en movimiento aunque permanezca quieto sentado.

Las emociones intensas, como las cargas emocionales, el estrés o el miedo, también pueden ser motivo de vómito. Normalmente, cada mañana generamos la hormona del estrés CRF (factor liberador de corticotropina, por sus siglas en inglés) y, de este modo, creamos un colchón alrededor del cuerpo para atender la demanda diaria. El CRF se encarga de que aprovechemos las reservas de energía, de que el sistema inmunitario no sobreactúe o de que nuestra piel se torne de color moreno como protección contra la radiación solar. Cuando una situación resulta inusitadamente excitante, el cerebro inyecta una dosis adicional de CRF en la sangre.

Sin embargo, no solo se genera CRF en las células cerebrales, sino también en las gastrointestinales. También allí esta señal significa «estrés y amenaza». Si las células gastrointestinales detectan grandes cantidades de CRF, no importa de dónde provenga la señal (cerebro o intestino); basta con la simple información de que uno de ambos cree que el mundo es demasiado contradictorio para reaccionar con diarrea, náuseas o vómito.

En el caso de estrés cerebral, la acción de vomitar transporta el bolo alimenticio hacia el exterior para ahorrar energía digestiva, que el cerebro puede emplear para solucionar sus problemas. En el caso de estrés intestinal, el bolo alimenticio es expulsado porque es tóxico o porque en ese momento el intestino no está en condiciones de realizar correctamente la digestión. En ambos casos, vaciarse puede constituir una ventaja. Sencillamente no es el momento más adecuado para digerir con calma. Las personas que devuelven por nerviosismo poseen un tubo digestivo que está alerta e intenta ayudar.

Por cierto, los petreles también utilizan el vómito como técnica de defensa. Los demás animales dejan en paz al que vomita. Y los investigadores se aprovechan de este hecho. Se acercan al nido de estos pájaros, les acercan unas pequeñas bolsas para vomitar y los pájaros devuelven dentro de ellas de forma resuelta. Posteriormente, el contenido del estómago se analiza en el laboratorio para comprobar la presencia de metales pesados y de diversas especies de peces a fin de determinar el grado de contaminación del medio ambiente.

A continuación, un par de consejos para reducir al mínimo los innecesarios ataques de vómito:

1. En caso de mareo durante los viajes: mirar a un punto lejano del horizonte. De este modo se puede sincronizar mejor la información de los ojos y la del órgano del equilibrio.

2. Escuchar música con auriculares, tumbarse de lado o probar técnicas de relajación ayuda a algunas personas. Una posible explicación es el efecto calmante de estas medidas. Cuanto más seguros nos sentimos, menos estimulamos la situación de alarma en el cerebro.
3. Jengibre: actualmente, existen varios estudios que sostienen que el jengibre es beneficioso. Las sustancias contenidas en la raíz de jengibre bloquean el centro del vómito y, por consiguiente, las ganas de vomitar. No obstante, en los caramelos o similares, el jengibre no debería estar presente solo como aromatizante, sino en su forma real.
4. Los medicamentos contra los vómitos de venta en farmacias suelen funcionar de manera distinta: pueden bloquear los receptores en el centro del vómito (el mismo efecto que el jengibre), aliviar los nervios del estómago e intestino o anular determinados avisos de alarma. Los medicamentos para desactivar las alarmas son prácticamente idénticos a los fármacos contra las alergias. Ambos inhiben la histamina, una sustancia de alarma. Sin embargo, los fármacos contra las náuseas pueden tener un efecto mucho más intenso en el cerebro. En los últimos tiempos han evolucionado los medicamentos para las alergias y mejorado hasta el punto de que apenas se acoplan al cerebro y evitan que la inhibición de la histamina provoque cansancio.
5. ¡P6! Es un punto de acupuntura que actualmente es reconocido por la medicina ortodoxa, ya que ha demostrado buenos resultados en más de cuarenta estudios sobre náuseas y vómitos, incluso en comparación con

placebo. No sabemos cómo ni por qué, pero el P6 funciona. Este punto está situado de dos a tres dedos por debajo de la muñeca, exactamente entre los dos tendones que sobresalen en el antebrazo.

Si no tenemos a un acupuntor a mano, podemos intentar pasar suavemente los dedos por encima de este punto hasta que nos sintamos mejor. No se ha demostrado en los estudios correspondientes que funcione, pero puede ser un experimento con uno mismo que valga la pena. Según la medicina tradicional china, este punto activa meridianos que, a través de los brazos, atraviesan el corazón, relajan el diafragma y siguen su recorrido hacia el estómago o llegan incluso a la pelvis.

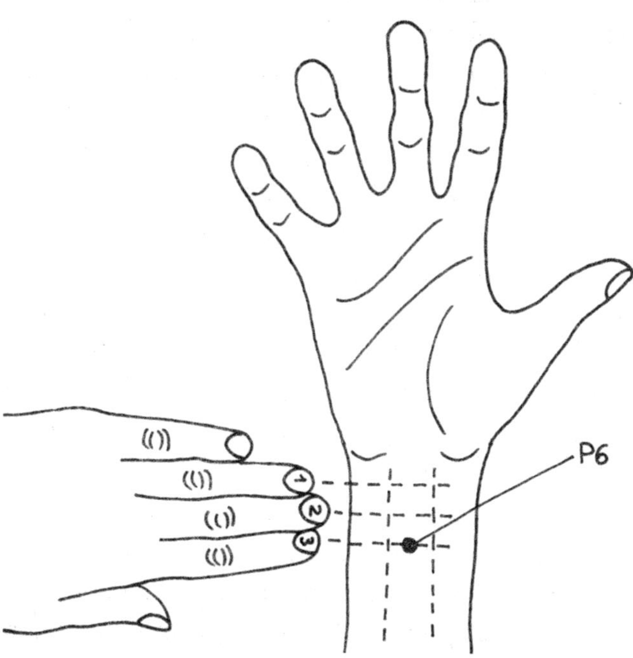

No todos los consejos funcionan con todos los factores desencadenantes de las ganas de vomitar. Los remedios como el jengibre, los fármacos o el P6 pueden ser beneficiosos; en el caso del vómito emocional, a menudo lo que más ayuda es construir un nido seguro para nuestro propio pájaro interior. Con técnicas de relajación o incluso hipnoterapia (con un hipnoterapeuta de verdad, no con un hipnotizador dudoso) se pueden entrenar los propios nervios para tener la piel más dura. Cuanto más a menudo y durante más tiempo practiquemos, mejor nos sentiremos: el irrelevante estrés del trabajo o los exámenes pueden constituir una amenaza menor, si no dejamos que nos afecten tanto.

Vomitar nunca es un castigo de la tripa. Más bien es un signo de que el cerebro y el intestino se sacrifican por nosotros hasta las últimas consecuencias. Nos protegen contra tóxicos que nos han pasado inadvertidos en los alimentos, son extremadamente cuidadosos en las alucinaciones ojos-oídos durante los viajes y suponen un ahorro energético para solucionar problemas. Las náuseas deben ser una brújula para nuestro futuro: ¿qué es bueno para nosotros? ¿Qué no lo es?

Si no sabemos exactamente cuál es el origen de las ganas de vomitar, un buen asesoramiento será confiar simplemente en nuestro cuerpo. Lo mismo sucede si hemos tomado algo incorrecto, aunque no es necesario devolver. En este caso no deberíamos forzarnos artificialmente, ya sea introduciendo los dedos en la boca, tomando agua con sal o haciendo un lavado de estómago. Si hemos ingerido sustancias químicas como ácidos o espumantes, incluso puede salirnos el tiro por la culata. A la espuma le gusta dirigirse a los pulmones, y el ácido tendría la oportunidad de abrasar el esófago por segunda vez. Por este motivo, desde finales de la década de 1990, el denominado «vómito forzado» se ha suprimido en gran medida en la Medicina de urgencias.

El origen de las verdaderas ganas de vomitar es un programa milenario capaz de quitarle las riendas a la conciencia. La consecuencia de este derrocamiento palpable es que nuestra conciencia se siente en ocasiones entre indignada y en estado de *shock*; en realidad, quería tomar tequila en alegre compañía y justo ¿ahora surge esto? Aunque una vez que nos han fastidiado, es mejor transigir. Sin embargo, si el vómito se produce por un exceso innecesario de prudencia, la conciencia puede volver a la mesa de negociaciones y enseñar su comodín contra el vómito.

Estreñimiento

El estreñimiento es como . Esperamos algo que sencillamente no . Para rematarlo, a menudo hay que hacer mucha fuerza. Y, como recompensa a todo este esfuerzo, a menudo solo recibimos unos pocos •••. O funciona, pero con poca

frecuencia.

Entre un 10 y un 20 % de la población alemana, por ejemplo, padece estreñimiento. Para formar parte de este grupo, se deben cumplir como mínimo dos de los siguientes requisitos: evacuar menos de tres veces por semana, que una cuarta parte de todas las deposiciones sean especialmente duras, a menudo en pequeñas porciones de puntitos (•••), que la expulsión requiera fuerza, que solo se logre evacuar con ayuda (remedios o trucos paliativos) o que la persona no se sienta totalmente vacía al salir del lavabo.

En caso de estreñimiento, los nervios y músculos del intestino ya no trabajan con tanta determinación por un objetivo común. Mayoritariamente, la digestión y el transporte aún funcionan a una velocidad normal, pero al final del intestino grueso no existe unanimidad sobre si la materia debe expulsarse o retenerse.

Un parámetro mucho más adecuado para determinar si existe estreñimiento no es *con qué frecuencia* se va al lavabo, sino *cuánto cuesta* ir al lavabo. En realidad, deberíamos pasar un rato estupendamente relajados en ese silencioso cuartito, que de no ser así, puede provocar un gran malestar. Existen diferentes niveles de estreñimiento: estreñimiento temporal al estar de viaje, enfermo o durante fases de estrés, pero también estreñimiento pertinaz con tendencia a convertirse en un problema permanente.

Prácticamente, una de cada dos personas conoce el estreñimiento durante los viajes. Sobre todo durante los primeros días no logramos defecar en condiciones. Los motivos pueden ser diversos, pero la mayoría de las veces se resume en uno: el intestino es un animal de costumbres. Los nervios intestinales registran qué nos gusta comer y a qué horas. Saben cuánto nos movemos y cuánta agua bebemos. Distinguen cuándo es de día y cuándo es de noche, y cuándo vamos al lavabo. Si todo va sobre ruedas, trabajan animadamente y activan los músculos del intestino para la digestión.

Cuando nos vamos de viaje, tenemos en mente muchas cosas: llevamos las llaves, apagamos el gas e incluimos un libro o música en nuestro equipaje para que nuestro cerebro esté de buen humor. Pero casi siempre olvidamos algo: nuestro pequeño animal de costumbres, el intestino, también se viene de viaje y, de repente, le dejamos en la estacada.

Durante todo el día comemos bocadillos envasados, comida extraña de avión o especias desconocidas. A la hora del almuerzo estamos en medio de un atasco o en el mostrador de facturación. No bebemos tanto como habitualmente por miedo a tener que ir demasiado al lavabo, y además el aire de los aviones nos reseca. Por si todo esto no fuera suficiente, tenemos el ciclo día/noche cambiado por culpa del desfase horario.

Los nervios del intestino perciben esta situación excepcional. Están irritados y se detienen hasta que reciben la señal de que pueden reanudar la marcha. Incluso aunque el intestino haya hecho su trabajo en una jornada tan desconcertante y avise con éxito de que quiere ir al baño, añadimos más leña al fuego y sencillamente lo reprimimos porque es mal momento. Si somos sinceros, a menudo es por el «síndrome de este no es mi baño». A las personas que lo padecen no les gusta confiar sus defecaciones a un lavabo extraño. Sin duda, lo peor son los baños públicos. A menudo solo los visitamos por alguna circunstancia adicional, construimos una laboriosa «escultura de sillón» hecha de papel de váter y mantenemos una delicada distancia de diez metros respecto de la taza. Si el «síndrome de este no es mi baño» es muy agudo, ni tan siquiera eso ayuda. No logramos relajarnos lo suficiente para completar el trabajo de nuestro animalillo de costumbres. Así las cosas, unas vacaciones o un viaje de negocios pueden ser bastante desagradables.

Con tres pequeños trucos, las personas con fases breves o leves de estreñimiento pueden volver a estimular su intestino para que pierda el miedo y se ponga nuevamente manos a la obra:

1. Hay algo de comer que da un pequeño toque a nuestra pared intestinal y la motiva a trabajar: las fibras alimentarias. Puesto que no se digieren en el intestino delgado, pueden golpear amablemente las paredes

del intestino grueso y avisar de que han llegado visitas que desean ser transportadas. Los mejores resultados se obtienen con las cáscaras de las semillas de *Plantago ovata* y con las ciruelas, que saben mejor. No solo contienen fibras alimentarias, sino también principios activos que atraen más líquido al intestino, con lo que todo el contenido adquiere una consistencia más blanda. Pueden pasar entre dos y tres días hasta que surtan pleno efecto. Así pues, se pueden empezar a tomar un día antes de emprender el viaje o en el primer día de vacaciones, dependiendo de lo que nos dé mayor seguridad. Si no tienes un compartimento apto para ciruelas en tu maleta, también se pueden adquirir fibras alimentarias en forma de comprimidos o en polvo en la farmacia o en las parafarmacias. Treinta gramos de fibra alimentaria no pesan mucho y, sin embargo, es una cantidad diaria más que suficiente.

Para los que tengan curiosidad, atención al dato siguiente: las fibras alimentarias que no se diluyen en agua estimulan movimientos más intensos, pero también provocan más frecuentemente dolor de barriga. Las fibras alimentarias solubles en agua no son tan eficaces para favorecer el movimiento, pero hacen que el bolo alimenticio sea más blando y son más digeribles. La Naturaleza ya nos lo presenta con gran habilidad: la cáscara de las plantas contiene a menudo grandes cantidades de fibras alimentarias no solubles en agua, mientras que la pulpa nos brinda una mayor proporción de fibras solubles en agua.

Las fibras alimentarias nos aportan poco si no bebemos suficiente: sin agua, son solo terrones sólidos.

Con agua, se hinchan como pelotas. Y, entonces, la aburrida musculatura intestinal finalmente tiene algo que hacer mientras el cerebro se entretiene viendo películas en la pantalla del avión.

2. Solo deben beber mucho aquellas personas que realmente necesiten agua. Si ya bebemos suficiente, no notaremos ninguna mejoría aunque bebamos más. Sin embargo, si en el cuerpo no hay líquido suficiente, la cosa cambia: en este caso el intestino extrae más agua del bolo alimenticio, lo que a su vez dificulta la evacuación. Los niños pequeños, cuando tienen fiebre, a menudo evaporan tal cantidad de agua corporal que su digestión se paraliza. Si permanecemos sentados durante mucho tiempo en el avión, también perdemos mucho líquido. No necesariamente tenemos que sudar, basta con un aire ambiental muy seco que va absorbiendo el agua de nuestro cuerpo de manera totalmente inadvertida. A veces lo notamos porque se nos reseca la nariz. En esos casos deberíamos procurar beber más de lo habitual para alcanzar el nivel normal.
3. No hay que forzarse. Si tenemos que ir al baño, hagámoslo. Sobre todo, si hemos acordado unos horarios claros con nuestro intestino. Si siempre vamos al baño por la mañana y estando de viaje se reprime la necesidad, estaremos rompiendo un acuerdo no escrito. El intestino solo quiere hacer su trabajo según lo previsto. Con tan solo hacer volver dos veces seguidas el bolo alimenticio a la cola de espera, ya estaremos entrenando a los nervios y músculos para que den marcha atrás. La consecuencia puede ser que cada vez resulte más difícil volver a cambiar de dirección. Además, en la cola

de espera, se tiene aún más tiempo para extraer agua, lo que puede dificultar cada vez más la futura evacuación. Reprimir las ganas de ir al baño puede provocar estreñimiento tras un par de días. Por lo tanto, si tienes por delante una semana de vacaciones en un camping, supera el miedo a la letrina antes de que sea demasiado tarde.

4. Probióticos y prebióticos: las bacterias sanas vivas y su comida preferida pueden insuflar nueva vida a un intestino cansado. Puedes preguntar en la farmacia u hojear este libro unas páginas más adelante.
5. ¿Paseos adicionales? No necesariamente surten efecto. Si de repente nos movemos menos de lo habitual, nuestro intestino puede volverse perezoso. Es así. Sin embargo, si nos movemos como siempre, un paseo de más o de menos no nos llevará al nirvana de la digestión. Los estudios demuestran que solo practicar deporte con un elevado nivel de exigencia tiene un impacto mensurable en el movimiento intestinal. Así pues, si nuestra intención no es dejarnos la piel practicando deporte, no tenemos por qué obligarnos a realizar un paseo diario: al menos en lo que se refiere a su influencia sobre una evacuación exitosa.

Quienes estén interesados en las técnicas poco convencionales pueden probar a balancearse mientras están en cuclillas; hay que sentarse en el retrete e inclinar el tronco hasta que este quede por delante de los muslos, y volver a moverlo hacia atrás hasta la postura sentada erguida. Hay que repetir esta operación un par de veces para obtener el resultado deseado. En el baño nadie nos ve y tenemos tiempo: las condiciones perfectas para un experimento tan poco convencional.

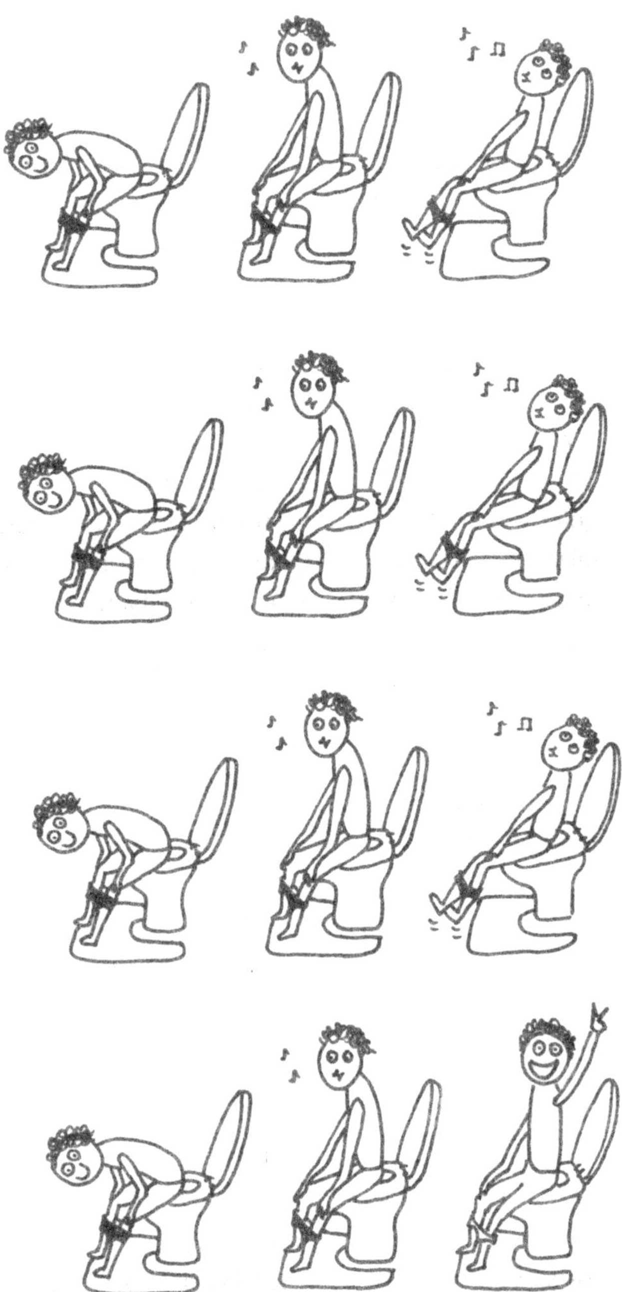

Si los consejos expuestos para el día a día y el balanceo no sirven:

En los casos de estreñimiento persistente, los nervios del intestino no solo están confundidos o enfadados, sino que también necesitan que les prestemos un poco más de apoyo. Si ya hemos probado todos los pequeños consejos pero no logramos ir al baño como una seda, podemos hurgar en otro cajón de trucos. Pero solo deben hacerlo aquellas personas que conozcan el motivo de su estreñimiento. Los que no conocen el origen exacto de este trastorno, no podrán hacer nada para ayudar a solucionarlo.

Siempre hemos de acudir al médico si el estreñimiento aparece de golpe o se prolonga durante un período inusualmente largo. Quizás la causa sea una diabetes no diagnosticada o un problema de la glándula tiroides, o quizás sencillamente nuestros transportadores sean lentos de nacimiento.

Laxantes

El objetivo de los laxantes es claro: lograr verdaderos y espléndidos montoncitos. Y no de cualquier tipo, sino aquellos que hagan salir de la reserva incluso al intestino más tímido. Existen diferentes clases de laxantes con distintos funcionamientos. Para viajeros estreñidos desesperados, para transportadores lentos, para objetores de los baños de los *campings* o para los que necesiten superar el obstáculo de las hemorroides. A continuación, abordaremos esta caja de Pandora.

Un espléndido montoncito por ósmosis

... está bien formado y no tiene una consistencia demasiado dura. La ósmosis es el sentido de la justicia del agua. Cuando un agua tiene más sal, azúcar o similares que otra agua, el agua más pobre fluye hacia el agua más enriquecida. De este modo, ambas tienen lo mismo y conviven pacíficamente. Ese mismo principio permite que la lechuga pocha vuelva a parecer fresca: simplemente hay que sumergirla durante media hora en una fuente con agua y obtendremos de nuevo una lechuga crujiente. El agua fluye hacia la lechuga, porque la lechuga contiene más sales, azúcares, etcétera que el agua pura de la fuente.

Los laxantes osmóticos hacen uso de esta justicia compensadora. Contienen determinadas sales, azúcares o diminutas cadenas moleculares que llegan hasta el intestino grueso. A lo largo de su camino, recogen todo tipo de agua, con lo que permiten que la evacuación sea lo más blanda posible. Si exageramos su consumo, se arrastra demasiada agua. Sin duda, la diarrea es una señal indiscutible de que se ha ingerido demasiada cantidad de laxante.

En el caso de los laxantes osmóticos, podemos decidir si como «medio de arrastre del agua» preferimos azúcares, sales o pequeñas cadenas moleculares. Las sales, como el sulfato de sodio, tienen un efecto más bien burdo en nuestro cuerpo. Su efecto se produce de manera muy repentina y, si las ingerimos a menudo, alteran el contenido de sal de nuestro organismo.

El azúcar más conocido para tratar el estreñimiento es la lactulosa, que posee un práctico efecto doble: además de reclutar agua, la lactulosa también alimenta a las bacterias intestinales. Estos pequeños seres pueden echar una mano, por ejemplo, produciendo sustancias con acción emoliente o motivando el movimiento de la pared intestinal. No obstante, como efecto secundario, precisamente eso puede resultar desagradable: las bacterias sobrealimentadas o malas pueden producir gases y provocar dolor de tripa y flatulencias.

La lactulosa se obtiene a partir de la lactosa (azúcar de la leche), por ejemplo, calentando mucho la leche. La leche pasteurizada se calienta brevemente y, por este motivo, contiene más lactulosa que la leche cruda. A su vez, la leche calentada a alta temperatura contiene más lactulosa que la leche pasteurizada, y así sucesivamente. Pero también existen azúcares para tratar el estreñimiento que no son lácteos, como el sorbitol. El sorbitol se encuentra en algunos tipos de frutas, como ciruelas, peras o manzanas. Este es uno de los motivos que sustenta la imagen del poder laxante de las ciruelas y también de la advertencia de que el exceso de zumo de manzana fresco provoca diarrea. Puesto que los seres humanos apenas absorbemos sorbitol, así como lactulosa, en la sangre a menudo se utiliza como sustituto del azúcar. En este caso adopta el nombre de E420 y podemos encontrarlo, por ejemplo, en los caramelos para la tos sin azúcar, donde es el responsable de la indicación: «Un consumo excesivo puede tener efectos laxantes». En algunos estudios, el sorbitol tiene el mismo efecto que la lactulosa, pero en general presenta menos efectos secundarios (no se producen flatulencias desagradables).

Las pequeñas cadenas moleculares son los laxantes mejor tolerados. Tienen ese tipo de nombres que gustan a las cadenas moleculares, como «polietilenglicol», abreviado «PEG». No alteran el contenido en sal tanto como las sales y apenas provocan flatulencias, como los azúcares. La longitud de la cadena a menudo viene indicada en el propio nombre: PEG 3350 tiene tantos átomos de longitud que posee un peso molecular de 3.350. Es mucho mejor que PEG 150, puesto que en este caso las cadenas son tan cortas que podríamos absorberlas sin querer en el intestino. No sería necesariamente peligroso, pero sí irritante para el intestino, puesto que el polietilenglicol definitivamente no forma parte de nuestra dieta.

Por este motivo, los laxantes no contienen cadenas cortas como PEG 150, aunque sí podemos encontrarlas en las cremas para la piel, donde ejercen una actividad profesional muy afín: ayudan a que la piel sea más suave. Es improbable que ocasionen daños, aunque esta cuestión no se ha debatido en profundidad. Los laxantes como el PEG contienen exclusivamente las cadenas no digeribles y, por lo tanto, se pueden tomar sin problemas durante períodos largos; según los estudios más recientes al respecto, no hay que temer ni dependencia ni daños permanentes. Algunas conclusiones de las investigaciones incluso apuntan a que mejoran la barrera protectora del intestino.

Los laxantes osmóticos no solo actúan por la humedad, sino también por la masa. Cuanta más humedad, bacterias de la flora intestinal bien alimentadas o cadenas moleculares puedan hallarse en un intestino, más se estimulará el movimiento del mismo. Es el principio del reflejo peristáltico.

Un espléndido montoncito por lubricantes

... suena a una maravillosa actividad de ocio: deslizamiento fecal, el parapente del intestino grueso. El inventor de la vaselina, Robert Chesebrough, juraba a diario por una cuchara de vaselina. Comer vaselina debería tener un efecto similar a la ingesta de otros lubricantes grasos. Con una sobredosis de grasa no digerible recubren la mercancía que hay que transportar y ayudan a facilitar su evacuación. Robert Chesebrough llegó a la edad de 96 años, lo que no deja de ser sorprendente, puesto que la ingesta diaria de lubricantes grasos provoca la pérdida de demasiadas vitaminas liposolubles, ya que estas también se recubren y transportan para su evacuación. Eso genera un déficit que provoca enfermedades, sobre todo, si se hace con demasiada frecuencia y de manera excesiva. La vaselina no forma parte de los lubricantes fecales oficiales (y realmente no debería ingerirse), aunque los lubricantes fecales conocidos por todos como el aceite de parafina tampoco constituyen una solución convincente a largo plazo. Puede resultar útil como solución transitoria, por ejemplo, en el caso de pequeñas heridas molestas o hemorroides en el ano. En estos casos, incluso puede tener sentido asegurarse de que las defecaciones sean blandas para evitar dolores o desgarros en el ano. Para ello también son adecuadas las fibras alimentarias gelificantes de venta en las farmacias, que son bastante más digeribles y menos peligrosas.

Un espléndido montoncito por hidragogos

... se produce mediante una estimulación masiva del intestino. Estos laxantes están destinados a personas estreñidas con nervios intestinales muy tímidos y de lenta reacción. Podemos saber si ese es nuestro caso a través de diferentes pruebas; una de ellas consiste en ingerir pequeñas bolitas para uso médico que un especialista fotografía con un aparato de rayos X durante su periplo por el intestino. Si pasado cierto tiempo la mayoría de las bolas aún están dispersas por todas partes y no se han reunido mansamente en el ano, estarán indicados los agentes hidragogos.

Los agentes hidragogos se instalan sobre un par de los receptores que el intestino arrastra inquisitivo por la región. Estos receptores envían señales al intestino: no soltar más agua del bolo alimenticio, recoger más agua de fuera, músculos, ¡ayudad! Por decirlo de algún modo, los transportadores de agua y las células nerviosas reciben órdenes de los agentes hidragogos, que poseen una estructura inteligente. Cuando los laxantes osmóticos no son lo bastante estimulantes y emolientes, un intestino con tal nivel de timidez requerirá un par de órdenes claras. Si lo ingerimos por la tarde, todo el contenido puede desplomarse durante la noche y, a la mañana siguiente, el intestino reaccionará en consecuencia. Si nos corre prisa, los comandos de los agentes hidragogos se pueden enviar directamente al intestino grueso a través de lanchas exprés en forma de supositorios. En tal caso, el mensaje se entregará en cuestión de una hora.

Las líneas de comandos no solo incluyen sustancias químicas, sino también plantas. El aloe vera o la hoja de sen funcionan de manera muy similar. Sin embargo, tienen efectos secundarios más emocionantes: si alguien quiere teñir de negro su intestino por dentro, le invito a probarlo. El tinte no es peligroso y desaparece.

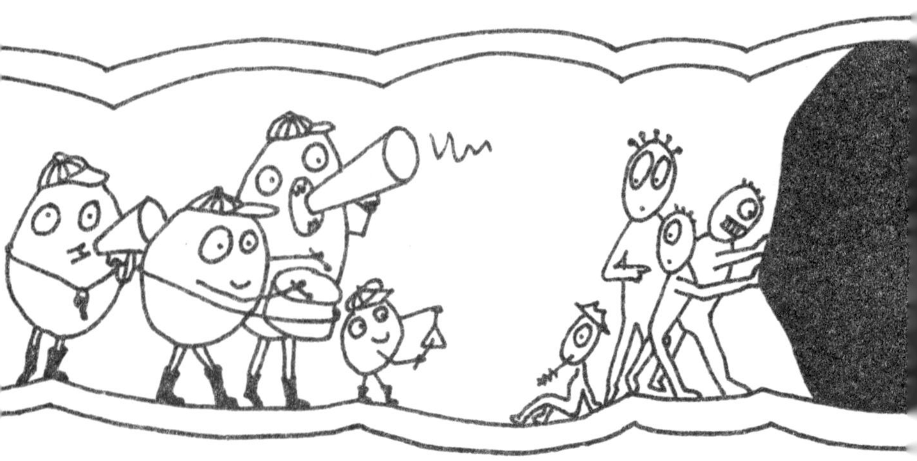

No obstante, algunos científicos también han descrito lesiones nerviosas por un consumo excesivo de hidragogos o aloe vera que resultarían menos divertidos si realmente ellos fueran los culpables. El motivo es que los nervios que reciben demasiadas órdenes se irritan en uno u otro momento. Entonces se repliegan como los caracoles, cuando les tocamos las antenas. Por ello, si persisten los problemas, no deben tomarse estos medicamentos con mayor frecuencia que cada dos o tres días.

Un espléndido montoncito por procinéticos

... es el último grito, por partida doble. Estos medicamentos solo refuerzan al intestino para que haga lo que haría de todos modos, y no pueden ordenar la ejecución de movimientos no deseados. Su principio funcional es el mismo que el de unos altavoces. Para muchos científicos resulta fascinante que estos medicamentos presten su ayuda de forma aislada. Algunos solo funcionan en un único receptor o ni tan siquiera se absorben en la circulación sanguínea. Sin embargo, la eficacia de muchas sustancias aún está en período de prueba o los medicamentos correspondientes se están empezando a comercializar. Por lo tanto, las personas que necesiten una solución, pero no quieran soluciones experimentales, es mejor que prueben medios convencionales.

La regla de los tres días

Muchos médicos prescriben laxantes sin explicar la regla de los tres días. Es una explicación muy rápida que ayuda a entender muchas cosas. El intestino grueso tiene tres

---

Figura: *Los hidragogos estimulan el transporte hacia delante en el intestino.*

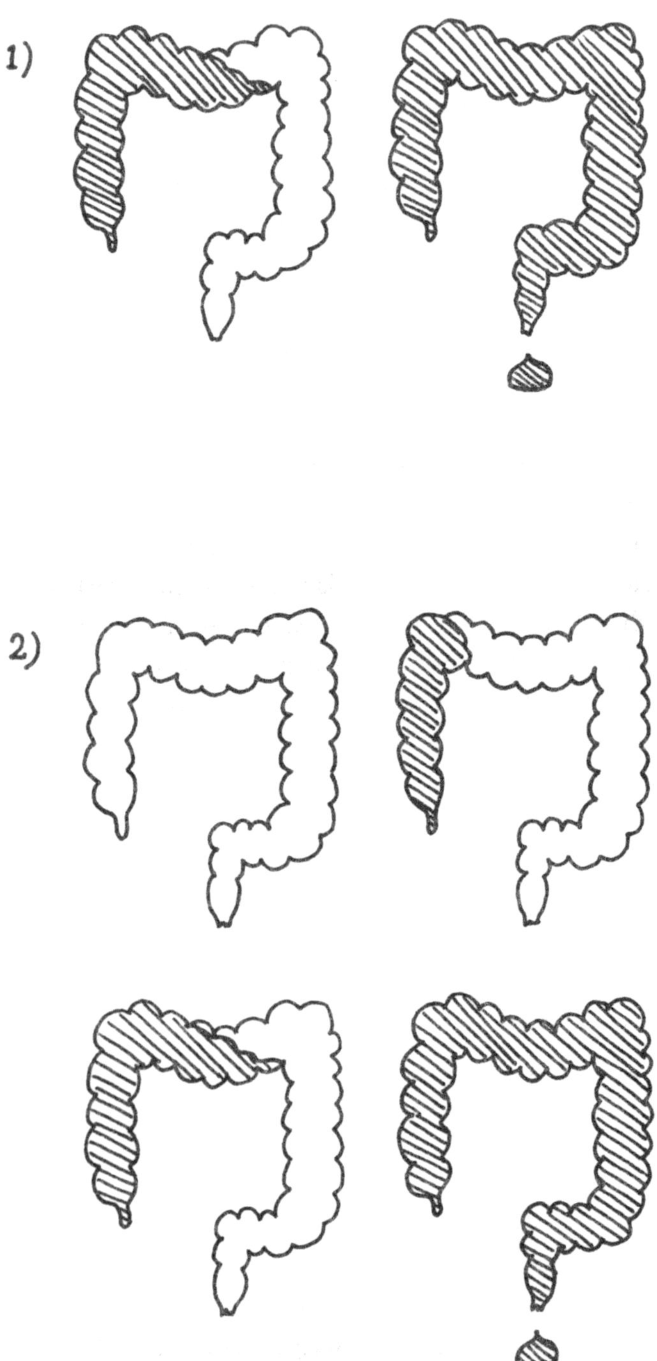
1)
2)

porciones: intestino grueso ascendente, transverso y descendente. Cuando vamos al baño, normalmente vaciamos la última porción. Esta porción no vuelve a llenarse hasta el día siguiente, y el ciclo comienza de nuevo. Si tomamos laxantes fuertes, quizás vaciemos todo el intestino grueso, es decir, sus tres porciones. Para que el intestino grueso vuelva a estar lo bastante lleno pueden pasar tranquilamente tres días.

Si no conocemos la regla de los tres días, nos pondremos nerviosos durante este período. ¿Aún no evacuo? ¿Ya van tres días? Y entonces, ¡zas!, nos llevamos a la boca otro comprimido o medicamento en polvo. Es un círculo vicioso innecesario. Después de tomar un laxante podemos darle un par de días de respiro al intestino. Solo volverá a contar el tiempo a partir del tercer día. Si estamos seguros de que somos un transportador lento, podemos prestarle una pequeña ayuda al cabo de dos días.

Figura: *1. Estado normal: un tercio del intestino grueso se vacía y se llena hasta el próximo día.*

2. Después de tomar laxantes: todo el intestino grueso se vacía y pueden pasar tres días hasta que vuelva a llenarse.

Cerebro e intestino

Esto es una ascidia.

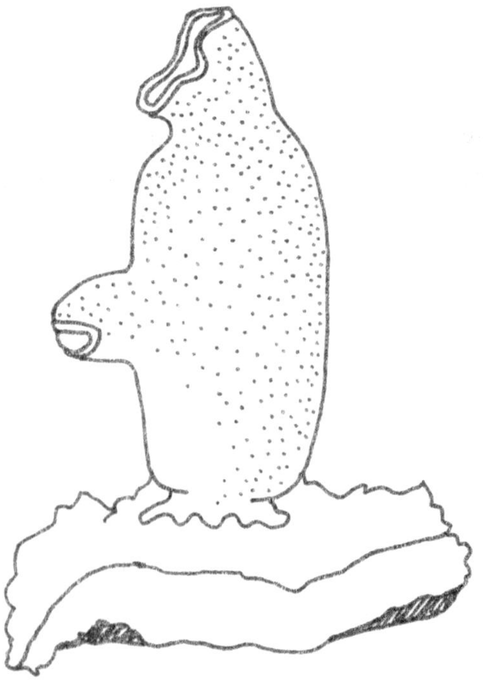

Puede explicarnos su punto de vista acerca de la necesidad de un cerebro. La ascidia, al igual que nosotros, los seres humanos, pertenece al filo de los cordados. Posee un poco de cerebro y una especie de médula espinal. A través de la médula espinal, el cerebro envía sus órdenes al resto del cuerpo y, a cambio, el cuerpo le proporciona información interesante sobre las novedades. En el caso de los seres humanos, por ejemplo, los ojos le envían la reproducción de una señal de tráfico, mientras que en el caso de la ascidia, los ojos le indican si un pez se cruza en su camino. En los seres humanos los sensores de la piel proporcionan información sobre la temperatura exterior, mientras que en la ascidia los sensores de la piel facilitan información sobre la temperatura del agua en las profundidades. En los seres humanos, el cerebro recibe información sobre si es recomendable comer ahora y, en la ascidia..., también.

Provista de toda esta información, la joven ascidia navega a través del gran océano. Busca un lugar que le guste especialmente. Se asienta en cuanto encuentra una roca que le parece segura, con una temperatura templada y un entorno nutritivo. Y es que la ascidia es un animal sésil, es decir, una vez se ha establecido, permanece en ese lugar pase lo que pase. Lo primero que hace la ascidia en su nuevo hogar es comerse todo su cerebro. ¿Por qué no? Se puede vivir y ser ascidia sin él.

Daniel Wolpert no es solo un ingeniero y médico galardonado en múltiples ocasiones, sino también un científico que considera que la actitud de la ascidia es muy significativa. Su tesis es la siguiente: el único motivo de poseer un cerebro es el movimiento. En un primer momento puede parecer una afirmación tan banal que nos entran ganas de gritar de pura indignación.

El movimiento es lo más extraordinario que los seres vivos hemos hecho jamás. No hay otro motivo para tener músculos, ni otro motivo para tener nervios en esos músculos, y presumiblemente tampoco otro motivo para tener un cerebro. Todo lo que ha cambiado la historia de la humanidad ha sido posible gracias a que podemos movernos. Y con movimiento no me refiero solo a andar o tirar una pelota; también es movimiento una expresión de la cara, la articulación de palabras o la puesta en marcha de planes. Nuestro cerebro coordina sus sentidos y crea experiencia para originar movimiento. Movimientos de la boca, de las manos, movimiento a lo largo de varios kilómetros o movimiento de unos pocos milímetros. En ocasiones también podemos influir en el mundo reprimiendo el movimiento. Sin embargo, si somos un árbol y no podemos elegir entre dos opciones, no hay necesidad de un cerebro.

La ascidia común deja de necesitar un cerebro cuando se asienta de forma permanente en un lugar. La época del movimiento ha llegado a su fin y, por consiguiente, el cerebro ya no es necesario. Pensar *sin* movimiento aporta menos que tener un orificio para plancton. Al menos este último influye a pequeña escala en el equilibrio del mundo.

Los seres humanos nos sentimos muy orgullosos de tener un cerebro especialmente complejo. Reflexionar sobre leyes fundamentales, filosofía, física o religión es una gran capacidad y puede desencadenar movimientos muy meditados. Resulta impresionante que nuestro cerebro sea capaz de hacer algo así. No obstante, con el tiempo, nuestra admiración se desborda. De repente, descargamos en la cabeza toda nuestra experiencia vital: la sensación de bienestar, la alegría o la satisfacción las pensamos en nuestro cerebro. Si experimentamos inseguridad, miedo o depresión, nos avergonzamos de tener un ordenador personal aparentemente maltrecho en la azotea. Filosofar o investigar a través de la física es y seguirá siendo una cuestión de la cabeza, pero nuestro «Yo» es más que eso.

Justamente el que nos enseña esta lección es el intestino: un órgano conocido por los pequeños montoncitos marrones que expulsa y por las ventosidades con diferentes tonos de trompeta. En la actualidad es precisamente este órgano el responsable de un cambio de mentalidad en la investigación: con prudencia se comienza a poner en tela de juicio el liderazgo absoluto del cerebro. El intestino no solo posee una cantidad increíble de nervios, sino que, en comparación con el resto del cuerpo, también dispone de nervios increíblemente diferentes. Posee un parque completo de vehículos con distintas sustancias transmisoras, materiales nerviosos aislantes y tipos de interconexión. Solo existe otro órgano que posea una diversidad tan vasta: el cerebro. Por este motivo, la red nerviosa del intestino también se denomina «cerebro intestinal», porque también es muy extensa y presenta una complejidad química similar. Si el intestino fuera responsable únicamente de transportar alimentos y de hacernos eructar de vez en cuando, un sistema nervioso tan ingenioso sería un singular derroche de energía; ningún organismo crearía este tipo de redes neuronales para funcionar como un simple tubo extractor. Sin duda, debe de haber algo más. Desde tiempos remotos los seres humanos conocemos lo que la investigación va descubriendo poco a poco: nuestros instintos viscerales influyen en gran medida en cómo nos va. Nos «entra el cague» o nos «cagamos en los pantalones» cuando tenemos miedo. Algo «nos produce un nudo en el estómago» cuando no conseguimos solucionarlo. Nos «tragamos la decepción», «digerimos» las derrotas y un comentario desagradable nos puede «amargar» el día. Si estamos enamorados, tenemos «mariposas en el estómago». Nuestro «Yo» está formado por la cabeza y el estómago, y cada vez más, no solo a nivel lingüístico, sino también en el laboratorio.

Cómo influye el intestino en el cerebro

Cuando los científicos investigan los sentimientos, lo primero que intentan hacer siempre es medir algo. Adjudican puntos en función de la tendencia al suicidio, miden los niveles hormonales cuando se trata del amor o prueban pastillas contra el miedo. Los profanos en la materia a menudo no lo consideran un enfoque especialmente romántico. En Fráncfort, por ejemplo, incluso se llevó a cabo un estudio en el que los investigadores realizaron costosos escáneres cerebrales mientras un estudiante en prácticas hacía cosquillas en los genitales con un cepillo de dientes a los voluntarios del estudio. Con experimentos de esta índole se puede detectar el área del cerebro en la que se reciben las señales de determinadas regiones del cuerpo, lo que ayuda a elaborar un mapa del cerebro.

De este modo, sabemos que las señales de los genitales se reciben en la parte superior central, justo debajo del hueso parietal. El miedo nace en el interior del cerebro, por decirlo de algún modo, entre ambas orejas. La formación de las palabras es responsabilidad de un área situada un poco por encima de la sien. Las consideraciones morales surgen detrás de la frente y así sucesivamente. Para comprender mejor la relación entre el intestino y el cerebro, deben recorrerse sus vías de comunicación, averiguar cómo llegan las señales del estómago a la cabeza y el impacto que pueden causar allí.

Las señales del intestino pueden llegar a diferentes áreas del cerebro, aunque no a todas. Por ejemplo, jamás alcanzan

---

Figura: *Regiones del cerebro activadas durante la visión, el miedo, la formación de palabras, las cuestiones morales y la estimulación de los genitales.*

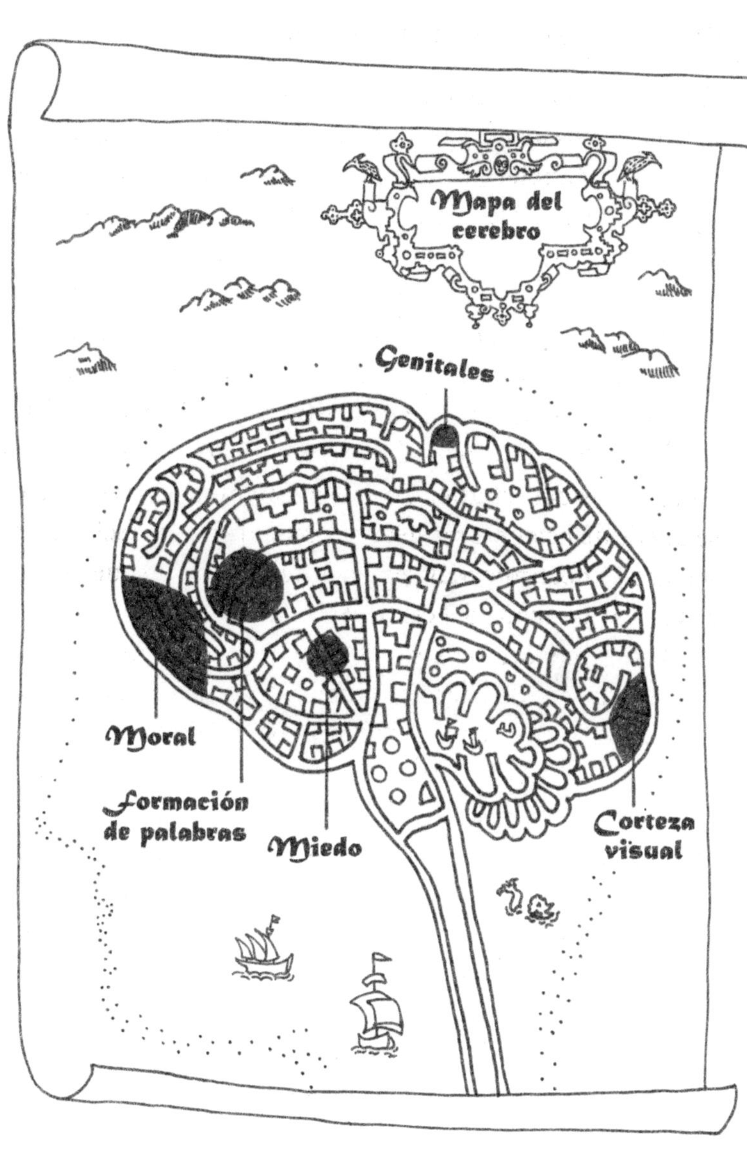
Mapa del cerebro
Genitales
Moral
Formación de palabras
Miedo
Corteza visual

el córtex visual en la región occipital. Si fuera así, veríamos imágenes o efectos de lo que sucede en el intestino. Sin embargo, las señales sí pueden llegar a la ínsula, el sistema límbico, el córtex prefrontal, la amígdala cerebral, el hipocampo o también el córtex del cíngulo anterior. Los neurocientíficos pondrán el grito en el cielo con absoluta indignación cuando lean mi siguiente resumen sobre las competencias de estas áreas: sentimiento del «Yo», procesamiento de sentimientos, moral, sensación de miedo, memoria y motivación. Esto no significa que nuestro intestino controle nuestros pensamientos morales, aunque se les concede la posibilidad de influir en ellos. En el laboratorio se avanza paso a paso, mediante ensayos que estudian con mayor profundidad estas posibilidades.

El experimento del *ratón nadador* es uno de los más reveladores en el campo de la investigación sobre la motivación y la depresión. Se coloca un ratón en un pequeño recipiente de agua. Al no tocar el fondo con las patas, empieza a nadar de un lado a otro porque quiere llegar a tierra firme. La pregunta es: ¿durante cuánto tiempo nadará el ratón para alcanzar su objetivo? Realmente es una situación que ya se plantearon nuestros remotos antepasados. ¿Hasta qué punto buscamos algo que, en nuestra opinión, debería estar ahí? Puede tratarse de algo concreto como tierra bajo los pies, un título académico o también algo abstracto como la satisfacción y la alegría.

Los ratones con características depresivas no nadan durante largo tiempo. Una y otra vez permanecen inmóviles. En sus cerebros las señales inhibidoras al parecer se comunican mucho mejor que los impulsos de motivación e incitación. Además, desarrollan una reacción más acentuada al estrés. Normalmente, los antidepresivos nuevos se estudian en este tipo de ratones: si tras su ingesta nadan durante más tiempo, esto es un indicio interesante de que la sustancia investigada podría ser eficaz.

Los componentes del equipo del investigador irlandés John Cryan fueron más allá. Alimentaron a la mitad de los ratones con una bacteria que se sabe que cuida el intestino, *Lactobacillus rhamnosus JB-1*. Este enfoque de modificar el comportamiento de los ratones a través del estómago aún era muy innovador en 2011. Realmente los ratones con el intestino «tuneado» por esta bacteria no solo nadaron durante más tiempo y más confiados, sino que en su sangre también se registraron menos hormonas del estrés. Adicionalmente, en las pruebas de memoria y aprendizaje obtuvieron resultados considerablemente mejores que sus congéneres. Sin embargo, si los científicos cortaban el denominado «nervio vago», desaparecían las diferencias entre los grupos de ratones.

Este nervio es el camino más importante y rápido del intestino al cerebro. Discurre por el diafragma, entre el pulmón y el corazón, ascendiendo paralelamente al esófago, a lo largo del cuello hasta el cerebro. En un experimento con seres humanos se constató que los voluntarios del estudio de forma alternada sentían bienestar o tenían miedo cuando este nervio se estimulaba con determinadas frecuencias. Desde 2010 está autorizado en Europa incluso un tratamiento para la depresión que se basa en estimular el nervio vago para que los pacientes se sientan mejor. Así pues, este nervio tiene un funcionamiento similar al de una línea telefónica con su central en el cerebro, a través de la cual un colaborador del servicio externo comunica sus impresiones.

El cerebro necesita esa información para poder formarse una imagen de lo que está llegando al cuerpo, dado que es el órgano más aislado y protegido de todos. Se encuentra dentro de un cráneo de hueso, está envuelto en un grueso manto y filtra de nuevo cada gota de sangre antes de que circule por las diferentes áreas del cerebro. En cambio, el intestino está situado en medio del tumulto. Conoce todas las moléculas de nuestra última comida, intercepta inquisitivamente las hormonas que pululan en la sangre, les pregunta a las células inmunitarias cómo les va el día o escucha atentamente el zumbido de las bacterias intestinales. Le cuenta al cerebro cosas sobre nosotros que, de lo contrario, nunca llegaría a saber.

El intestino no solo reúne toda esta información con la ayuda de un impresionante sistema nervioso, sino también teniendo a su disposición una enorme superficie. Eso lo convierte en el mayor órgano sensorial del cuerpo. Ojos, oídos, nariz o piel no son nada a su lado. La información que se deriva de ellos llega a la conciencia y se utiliza para poder reaccionar al entorno. Son algo así como sistemas de ayuda para aparcar cuando se trata de nuestra vida. En cambio, el intestino es una matriz enorme: percibe nuestra vida interior y trabaja en el subconsciente.

El intestino y el cerebro colaboran desde una etapa muy temprana de la vida. Ambos conciben una gran parte de nuestro primer mundo emocional como lactantes: el placer por la saciedad que nos hace sentir bien, el desasosiego cuando tenemos hambre y cuando debemos aguantar los gases que nos dan la lata. Unas personas de confianza se encargan de alimentarnos, cambiarnos los pañales y ayudarnos a expulsar los eructos. De bebés, nuestro «Yo» consta de manera muy palpable de intestino y cerebro. Cuando nos hacemos mayores, aprendemos a experimentar cada vez más el mundo con todos los sentidos. Ya no lloramos a voz en grito si la comida del restaurante no nos gusta. No significa que la conexión entre el intestino y el cerebro desaparezca súbitamente, sino que se refina de modo ostensible. Un intestino que no se siente bien ahora podría deprimirnos, mientras que un intestino sano y bien alimentado mejoraría discretamente nuestro estado de ánimo.

El primer estudio sobre los efectos del cuidado del intestino en un cerebro humano sano se publicó en 2013, dos años después del estudio en ratones. Los investigadores partieron de la base de que en los seres humanos no se produciría un efecto perceptible. Los resultados no solo les sorprendieron a ellos mismos, sino también al resto de la comunidad investigadora. Tras la ingesta durante cuatro semanas de una mezcla de determinadas bacterias, algunas áreas del cerebro presentaban cambios sustanciales, en especial las encargadas del procesamiento de los sentimientos y del dolor.

Sobre intestinos irritados, estrés y depresiones

No todos los guisantes sin masticar pueden inmiscuirse en el cerebro. El intestino sano no transmite al cerebro las señales digestivas pequeñas e irrelevantes a través del nervio vago, sino que las procesa con su propio cerebro (intestinal), que para eso tiene uno. No obstante, si le sucede algo importante, quizás considere necesario involucrar al cerebro.

El cerebro tampoco comunica inmediatamente toda la información a la conciencia. Si el nervio vago quiere trasladar información a los lugares más importantes de la cabeza, por decirlo de algún modo, debe pasar por el portero del cerebro. Y ese no es otro que el tálamo. Si los ojos le notifican por vigésima vez que en el cuarto de estar aún siguen colgando las mismas cortinas, el tálamo descarta esta información, ya que no es realmente importante para la conciencia. Sí se permitiría el paso, por ejemplo, a un aviso sobre *nuevas* cortinas. No en todos los tálamos, pero sí en la mayoría.

Un guisante sin masticar no logra pasar el umbral del intestino y del cerebro. En el caso de otros estímulos, la cosa es distinta. Por ejemplo, las alertas de la tripa pueden llegar hasta la cabeza e informar al «centro del vómito» sobre un grado alcohólico inusitadamente alto, notificar al «centro del dolor» la existencia de fuertes flatulencias o comunicar al encargado del «malestar» la aparición de patógenos perturbadores. Estos estímulos sí que pasan, ya que el umbral del intestino y el portero del cerebro consideran que son importantes. Y eso no es solo aplicable a informaciones molestas.

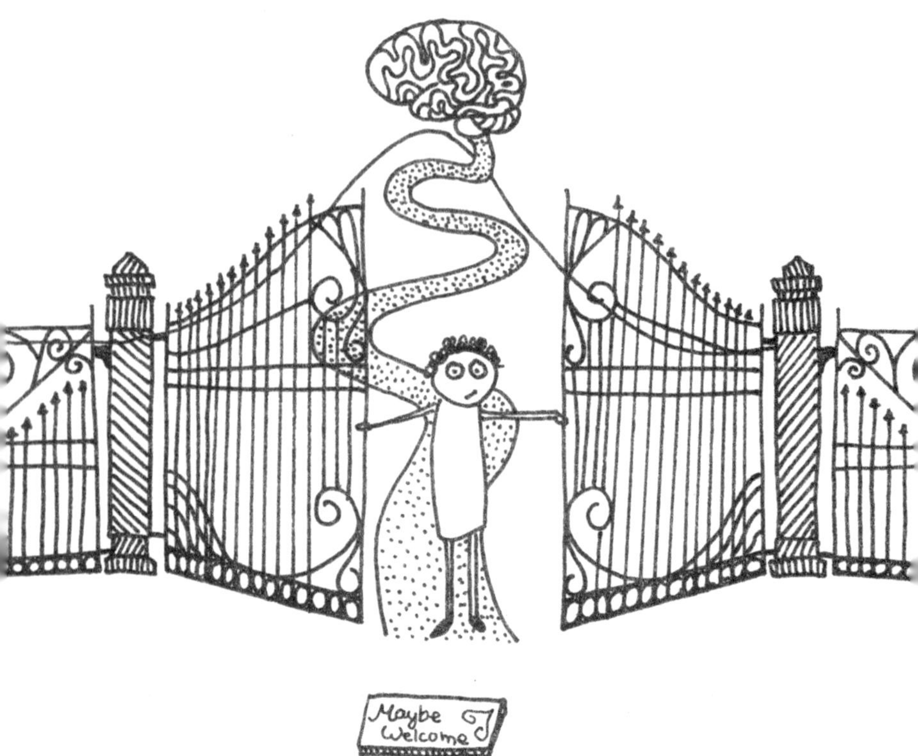

Algunas señales también pueden hacer que en Nochebuena nos quedemos dormidos, saciados y contentos en el sofá. Podemos afirmar con plena conciencia que algunas de estas señales provienen del estómago, mientras que otras se procesan en el área inconsciente del cerebro y, por consiguiente, no se pueden asignar.

En las personas con un intestino irritado, la conexión entre el intestino y el cerebro puede ser muy extenuante, algo que puede verse en los escáneres cerebrales. En un experimento, a los voluntarios del estudio se les hinchó un pequeño globo dentro del intestino al mismo tiempo que se obtenían imágenes sobre la actividad cerebral. En los voluntarios del estudio que no tenían molestias se obtuvo una imagen cerebral normal sin componentes que llamaran la atención a nivel de los sentimientos. Por el contrario, en los pacientes con intestino irritable la expansión del globo provocó una actividad destacable en un área cerebral emocional, donde normalmente se procesan sentimientos desagradables. Es decir, el mismo estímulo logró superar ambos umbrales en estos voluntarios del estudio. Los pacientes se sentían mal, aunque no habían hecho nada malo.

En el caso del síndrome del intestino irritable, a menudo se percibe una presión desagradable o un borboteo en la tripa, y los pacientes tienen tendencia a sufrir diarrea o estreñimiento. Los afectados padecen ansiedad o depresiones con una frecuencia superior a la media. Los experimentos como el estudio con el globo demuestran que el malestar y los sentimientos negativos podrían generarse en el eje intestino-cerebro, cuando la barrera del umbral del intestino está bajada o el cerebro quiere acceder a toda costa a la información.

Los posibles motivos de una situación así pueden ser minúsculas inflamaciones (denominadas «microinflamaciones») que se prolongan durante un largo período de tiempo, una flora intestinal inadecuada o intolerancias alimentarias no diagnosticadas. No obstante, a pesar de los actuales resultados de las investigaciones, algunos médicos siguen considerando que los pacientes con intestino irritable son «hipocondríacos» o simulan su estado, dado que los exámenes que se les practican no revelan daños visibles en el intestino.

Eso es diferente con otras dolencias intestinales. Durante las fases agudas realmente puede constatarse en las personas que sufren una inflamación crónica en la tripa, como la enfermedad de Crohn o colitis ulcerosa, la presencia de verdaderas heridas. El problema de estos pacientes no radica en que incluso los estímulos más pequeños del intestino llegan al cerebro; en este caso, los umbrales todavía son capaces de impedir el paso a esos estímulos. La responsable de las molestias es la mucosa intestinal enferma. Sin embargo, de forma similar a lo que ocurre con los pacientes que tienen intestino irritable, entre estos afectados también se registran porcentajes superiores de depresiones y ansiedad.

Actualmente existen pocos, pero muy buenos, equipos de investigadores que estudien los mecanismos que fortalecen el umbral del intestino y del cerebro. Se trata de una información que no solo es relevante para los pacientes con problemas intestinales, sino para todas las personas. Presumiblemente, el estrés es uno de los estímulos más importantes sobre el que discuten el cerebro y el intestino. Cuando nuestro cerebro percibe un gran problema (como premura de tiempo o enojo), quiere solucionar ese problema, y para ello precisa energía, que toma prestada primordialmente del intestino. A través de las denominadas «fibras nerviosas simpáticas», el intestino recibe la notificación de que reina una situación de emergencia y que, excepcionalmente, debe obedecer. De forma solidaria ahorra energía durante la digestión, produce menos mucina y reduce su propio riego sanguíneo.

Sin embargo, ese sistema no está diseñado para un uso constante. Si el cerebro notifica permanentemente situaciones excepcionales, se aprovecha de la bondad del intestino. Llegados a ese punto, el intestino también debe remitir señales desagradables al cerebro; de lo contrario, esta situación se prolongaría de forma indefinida. En tal caso, es posible que nos sintamos rendidos o que tengamos falta de apetito, malestar o diarrea. Al igual que con el vómito emocional en una situación excitante, en este caso el intestino también suelta alimentos para afrontar la retirada de energía a través del cerebro. Con la diferencia de que las verdaderas fases de estrés pueden alargarse mucho más. Si el intestino tiene que aguantar demasiado tiempo, la situación se convierte en poco saludable para él. Las paredes intestinales se debilitan con un riego sanguíneo insuficiente y un manto protector de mucina más delgado. A continuación las células inmunitarias allí instaladas liberan bastante cantidad de sustancias transmisoras que van incrementando el nivel de sensibilización del cerebro intestinal y, de este modo, logran bajar la barrera del primer umbral. Las fases de estrés comportan energía prestada y nunca debemos contraer deudas en exceso, sino procurar llevar la economía doméstica lo más equilibrada posible.

Además, una teoría de los investigadores sobre las bacterias es que el estrés no es higiénico. Con la alteración de las condiciones de vida en el intestino, sobreviven distintas bacterias a las que lo hacen en épocas relajadas. Por decirlo de algún modo, el estrés modifica el clima de la tripa. Los tipos rudos que sobreviven divinamente a las turbulencias se multiplican con especial ahínco, aunque no necesariamente irradian el mejor de los ambientes después del trabajo. Por consiguiente, según esta teoría, no solo seríamos víctimas de nuestras bacterias intestinales y de su impacto en nuestro estado de ánimo, sino que prácticamente seríamos los propios jardineros del mundo de la tripa. Esto supondría además que nuestro intestino es capaz, pasada la fase de estrés agudo, de dejarnos percibir el mal ambiente.

Los sentimientos que vienen de abajo, y sobre todo los que tienen un regusto desagradable, hacen que la próxima vez el cerebro reflexione seriamente acerca de si es acertado pronunciar un discurso ante un público que come guindillas demasiado picantes a pesar de las advertencias. Esa podría ser también la función del intestino en las «decisiones de tripa»: en una situación similar sus sentimientos se almacenan y, en caso necesario, se consultan. Si las lecciones positivas pudiesen reforzarse de este modo, realmente el amor pasaría por el estómago e iría directamente hacia el intestino.

Una interesante hipótesis en cuya fundamentación trabajan varios científicos es que nuestra tripa pudiese meter baza no solo en relación con los sentimientos o determinadas decisiones (de tripa), sino que posiblemente también influya en nuestro comportamiento. El equipo de Stephen Collins llegó muy lejos con un experimento. Los voluntarios del estudio eran ratones de dos razas diferentes, cuyo comportamiento está muy estudiado. Los animales de la raza BALB/c son más miedosos y tienen un comportamiento más tímido que sus congéneres de la raza NIH-SWISS, que son más aventureros y valientes. Los científicos administraron a los animales una mezcla de tres antibióticos diferentes, que solo actúan en el intestino, exterminando la población bacteriana que pudiese haber allí. A continuación,

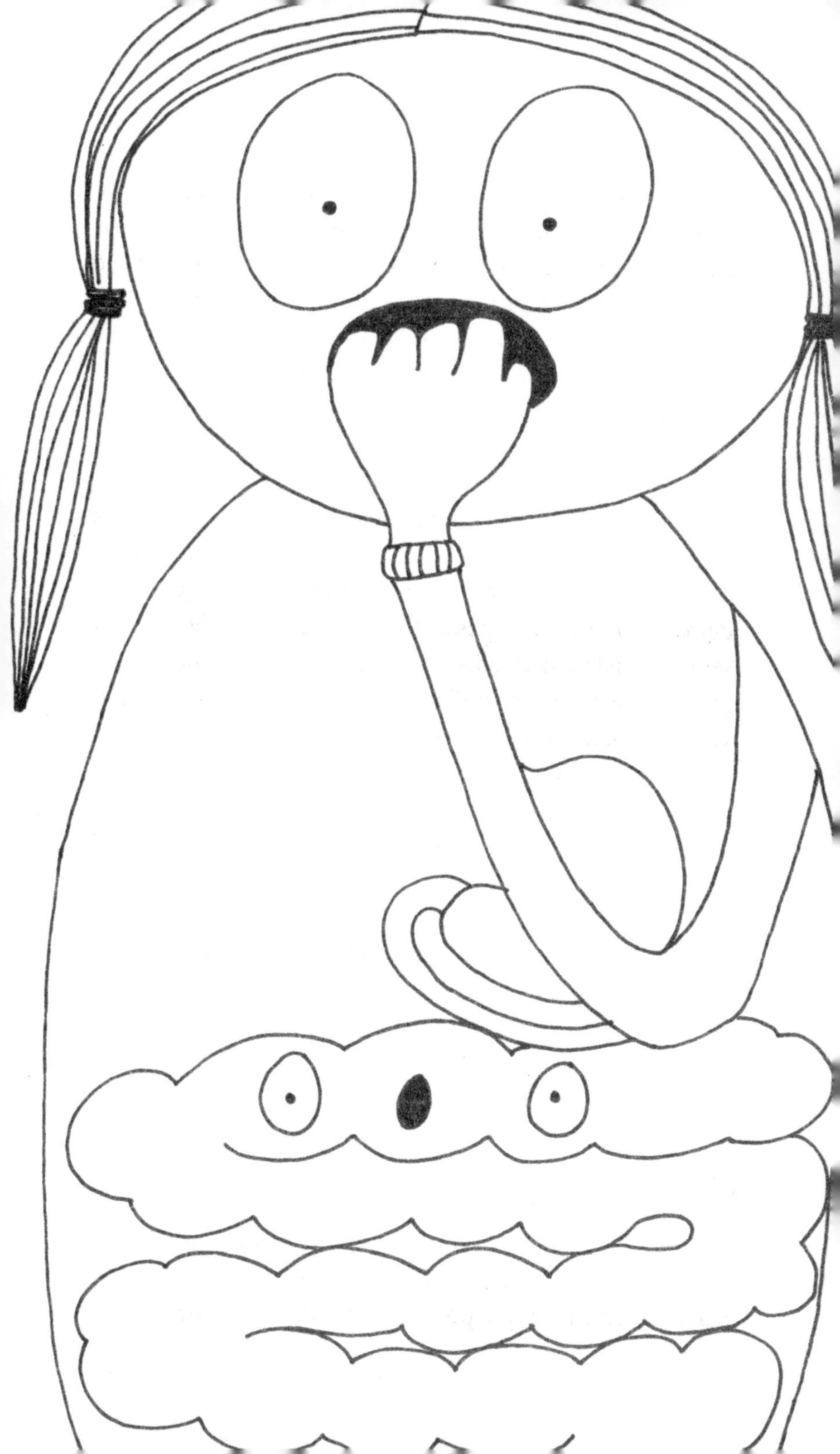

administraron a los animales las bacterias intestinales típicas de la otra raza. De repente, en las pruebas de comportamiento, los roles se habían invertido: los ratones BALB/c eran más valientes y los ratones NIH-SWISS, más miedosos. Una demostración de que el intestino al menos puede influir en el comportamiento de los ratones. No obstante, no es extrapolable a los seres humanos. Para ello aún nos faltan muchos conocimientos sobre las diferentes bacterias, el cerebro intestinal y el eje intestino-cerebro.

Hasta ahí podemos utilizar los conocimientos que ya hemos atesorado, que comienzan por cosas pequeñas, como nuestras comidas diarias, pero que también incluyen, por ejemplo, liberar la tensión y no tener prisa durante las comidas. Estas deben ser espacios sin estrés, sin reñir, sin frases como «Te quedarás sentado hasta que te lo hayas terminado todo», sin zapear continuamente en la televisión. Esto rige sobre todo para niños pequeños, en los que el cerebro intestinal se desarrolla en paralelo al cerebro de la cabeza, aunque también es aplicable a los adultos: cuanto antes empecemos, mejor. Cualquier tipo de estrés activa nervios que obstaculizan nuestra digestión, con lo que no solo absorbemos menos energía de los alimentos, sino que además necesitamos más tiempo para procesarlos y cargamos más a nuestro intestino.

Podemos jugar y experimentar con estos conocimientos. Existen chicles para los viajes y remedios contra las náuseas que alivian los nervios del intestino. Entonces, a menudo la ansiedad desaparece al mismo tiempo que las náuseas. Pero, si el mal humor o el miedo inexplicables realmente proviniesen también (sin náuseas) del intestino, ¿podríamos deshacernos igualmente de ellos con esos remedios? Es decir, ¿anestesiando durante un breve período de tiempo a un intestino preocupado? El primer destino del alcohol no son los nervios de la cabeza, sino los del intestino. ¿Qué porcentaje de la relajación, gracias a la «copa de vino» de la noche anterior, proviene del cerebro tranquilizado del estómago? ¿Qué bacterias se encuentran en las diferentes clases de yogures vendidos en nuestro supermercado? ¿Me sienta mejor un *Lactobacillus reuteri* o un *Bifidobacterium animalis*? Entretanto, un equipo de investigadores de China ha demostrado en el laboratorio que el *Lactobacillus reuteri* es capaz de inhibir los sensores del dolor situados en el intestino.

Actualmente, el *Lactobacillus plantarum* y el *Bifidobacterium infantis* ya se pueden recomendar para el tratamiento del dolor en el caso del síndrome del intestino irritable. Las personas que hoy en día sufren un umbral del dolor bajo del intestino a menudo toman remedios contra la diarrea o contra el estreñimiento o antiespasmódicos. Con ello atenúan los factores desencadenantes, pero no solucionan el verdadero problema. Las personas que no experimentan una mejoría después de dejar de ingerir alimentos potencialmente incompatibles o regenerando la flora intestinal deben agarrar el malestar por los cuernos: los umbrales de los nervios. Hasta la fecha pocas medidas han demostrado su eficacia en los estudios, entre ellas la hipnoterapia.

Para nuestros nervios, las psicoterapias realmente buenas funcionan como la fisioterapia. Aflojan las tensiones y nos aportan alternativas de movimiento sanas a nivel neuronal. Puesto que los nervios cerebrales son unos tipos más complicados que los músculos, como entrenador deben dominar ejercicios excepcionales. Los hipnoterapeutas trabajan a menudo con viajes por los pensamientos o la imaginación, lo que mitiga las señales de dolor y transforma la percepción de determinados estímulos. Al igual que cuando entrenamos los músculos, también podemos fortalecer determinados nervios usándolos con mayor frecuencia. No es que nos hipnoticen como en la televisión. Eso incluso iría contra las normas, puesto que en este tipo de terapia el paciente ha de conservar el control. No obstante, cuando elijamos a un terapeuta debemos asegurarnos de elegir a un profesional.

La hipnoterapia ha ofrecido buenos resultados en pacientes con intestino irritable. Muchos necesitan bastantes menos medicamentos, algunos incluso han renunciado totalmente a ellos. Sobre todo en los niños afectados, esta modalidad de terapia obtiene resultados mucho más satisfactorios que los medicamentos, puesto que logran reducir los dolores en cerca del 90 % de los casos, mientras que los medicamentos solo lo logran por término medio en el 40 %. Hay hospitales que incluso ofrecen programas específicos relativos a la barriga.

A las personas que, además de una dolencia intestinal, sufren un elevado grado de ansiedad y depresión, a menudo su médico les recomienda que tomen antidepresivos, aunque pocas veces les explican el porqué. El motivo es sencillo: ningún médico ni científico lo sabe. Hasta que no se demostró en estudios que estos medicamentos mejoran el estado de ánimo, no se empezaron a buscar los mecanismos que provocan este efecto. Y hasta la fecha no hemos obtenido una respuesta clara. Durante décadas se presumió que el efecto se producía por el refuerzo de la «hormona de la felicidad», la serotonina. Las investigaciones más recientes sobre la depresión también examinan con lupa otras observaciones: nuestros nervios podrían recuperar su plasticidad ingiriendo estas sustancias.

En los nervios la plasticidad significa la capacidad de cambiar. Para un cerebro en crecimiento la pubertad resulta tan desconcertante debido a que los nervios son increíblemente plásticos: no existe nada muy establecido, todo puede ser, nada debe ser, existen muchas chispas saltando en todas direcciones. Este proceso concluye más o menos al cumplir veinticinco años. Entonces determinados nervios reaccionan siguiendo patrones ensayados. Los que han demostrado su valía se quedan; los que han resultado ser más bien una decepción se van. De este modo, no solo desaparecen los ataques inexplicables de rabia o risa, sino también los pósteres colgados en la pared de la habitación. Llegados a este punto es más difícil cambiar bruscamente, aunque somos estables de manera más positiva. No obstante, también pueden arraigarse pautas mentales negativas como «No valgo nada» o «Todo lo que hago me sale mal»; la radiación nerviosa de un intestino preocupado también podría anclarse en la cabeza de forma permanente. Si los antidepresivos aumentan la plasticidad, esos patrones podrían volver a distenderse. Todo esto tiene sobre todo sentido si se acompaña de una buena psicoterapia. De este modo se puede disminuir el riesgo de caer de nuevo en la vieja rutina.

Los efectos secundarios de los antidepresivos habituales en el mercado, como Prozac, nos explican además algo fundamental sobre la «hormona de la felicidad», la serotonina. Una de cada cuatro personas padece efectos secundarios típicos como náuseas, diarreas pasajeras y, tras un largo período de tratamiento, estreñimiento. Esto se debe a que nuestro cerebro intestinal posee exactamente los mismos receptores nerviosos que el cerebro de la cabeza, por lo que los antidepresivos siempre tratan automáticamente a ambos. El investigador estadounidense Dr. Michael Gershon va incluso un paso más allá. Se pregunta si en algunas personas también podrían surtir efecto los antidepresivos que solo inciden en el intestino y ni tan siquiera llegan al cerebro.

No es una idea totalmente descabellada; al fin y al cabo, el 95 % de la serotonina que hay en nuestro organismo se produce en las células intestinales, donde permite en gran medida que los nervios realicen el trabajo de mover los músculos, además de ser una importante molécula transmisora de señales. Por lo tanto, si cambiáramos los efectos a este nivel, también se podrían enviar avisos totalmente distintos al cerebro, lo que podría ser sobre todo interesante en personas atacadas repentinamente por fuertes depresiones, aunque aparentemente su vida parezca estar bien. ¿Quizás solo su barriga deba someterse a tratamiento y su cabeza no tenga ninguna culpa?

Todas las personas que padecen ansiedad o depresión han de tener presente que una barriga maltrecha también puede desencadenar sentimientos desagradables. A veces, con toda la razón del mundo, tanto después de una fase de mucho estrés como por una intolerancia alimentaria no diagnosticada. No deberíamos achacar la culpa únicamente a nuestro cerebro o a acontecimientos de nuestra vida, ya que somos mucho más que eso.

Dónde nace el «Yo»

El mal humor, la alegría, la inseguridad, el bienestar o la preocupación no nacen solo de forma aislada en el cráneo. Somos personas con brazos y piernas, órganos sexuales, corazón, pulmones e intestino. Durante mucho tiempo la cabeza ha acaparado la atención de la ciencia y hemos estado ciegos ante el hecho de que nuestro «Yo» es más que el cerebro. En los últimos tiempos la investigación sobre el intestino ha contribuido en cierta medida a cuestionarse con prudencia el lema filosófico «Pienso, luego existo».

Una de las áreas más interesantes del cerebro adonde puede llegar información procedente del intestino es la ínsula o corteza insular. La ínsula es el campo de investigación de una de las cabezas más brillantes de nuestra época: Bud Craig. Durante más de veinte años, con una paciencia prácticamente inhumana, se ha dedicado a teñir nervios y seguir sus trazados hasta el cerebro. Un buen día salió de su laboratorio y pronunció una conferencia de una hora sobre la hipótesis siguiente: la ínsula es el lugar donde nace nuestro «Yo».

A continuación exponemos la primera parte: la ínsula recibe información sobre sentimientos de todo el cuerpo. Cada dato es como un píxel, y a partir de muchos píxeles la ínsula compone una imagen. Esta imagen es importante, ya que proporciona un mapa de los sentimientos. Pongamos por caso que estamos sentados en una silla, notamos que la piel de nuestro trasero está aplastada y quizás constatamos que tenemos frío o hambre. El resultado de toda esa información junta es una persona hambrienta y helada, sentada en una silla dura. La visión de conjunto de estos sentimientos quizás no sea fabulosa, pero tampoco es horrorosa, digamos que ni lo uno ni lo otro.

Segunda parte: según Daniel Wolpert, la misión de nuestro cerebro es el movimiento; no importa si somos una ascidia buscando una bonita roca debajo del agua o un ser humano que aspira a tener la mejor vida posible. La finalidad de los movimientos es conseguir algo. Con la ayuda del mapa de la ínsula, el cerebro puede planificar los movimientos adecuados. Si el Yo está sentado muerto de frío y hambriento, sin duda, es una buena motivación para que otras áreas del cerebro intenten cambiar la situación. Podemos empezar a tiritar o levantarnos y dirigirnos al frigorífico. Uno de los objetivos supremos de nuestros movimientos es movernos siempre para alcanzar un equilibrio saludable, ya sea de frío a caliente, de infeliz a feliz o de cansado a despierto.

Tercera parte: también el cerebro es solo un órgano. Por lo tanto, cuando la ínsula crea una imagen de nuestro cuerpo también incluye en ella a nuestro sobreático, donde encontramos un par de dispositivos dignos de mención, como las áreas responsables de la empatía social, la moral y la lógica. A las áreas sociales del cerebro posiblemente no les guste cuando nos peleamos con la pareja; las áreas lógicas se desesperan con un acertijo complicado. Para que la imagen del «Yo» que crea la ínsula tenga pleno sentido, presumiblemente también integra percepciones del entorno o experiencias del pasado. En tal caso, no solo notamos que tenemos frío, sino que al mismo tiempo podemos contextualizarlo y afirmar: «Es curioso que tenga frío. Estoy en una habitación con calefacción. Mmm. ¿Quizás me estoy enfermando?». O también: «Vale, quizás con esta temperatura no debería pasear desnudo por el invernadero». Esto nos permite reaccionar a la sensación primaria de «frío» con una complejidad mucho mayor que otros animales.

Cuantas más informaciones asociamos, más inteligentes pueden ser nuestros movimientos. Aparentemente, en este sentido también existe una jerarquía de los órganos. Aquello que reviste una especial importancia para nuestro equilibrio saludable goza de mayor derecho de participación en la ínsula. Por sus múltiples cualificaciones, tanto el cerebro como el intestino ocuparían sendas posiciones privilegiadas, por no decir las mejores.

Así pues, la ínsula crea una pequeña imagen de todas las sensaciones que se producen en nuestro cuerpo. Posteriormente, podemos enriquecer esa imagen con nuestro complejo cerebro. Según Bud Craig, cada cuarenta segundos se genera una imagen de estas características. Una detrás de otra, las imágenes crean más o menos una película: la película de nuestro «Yo», nuestra vida.

Ciertamente la contribución del cerebro es sustancial, pero no única. No sería mala idea completar un poco la frase de René Descartes: «Siento, luego pienso, luego existo».

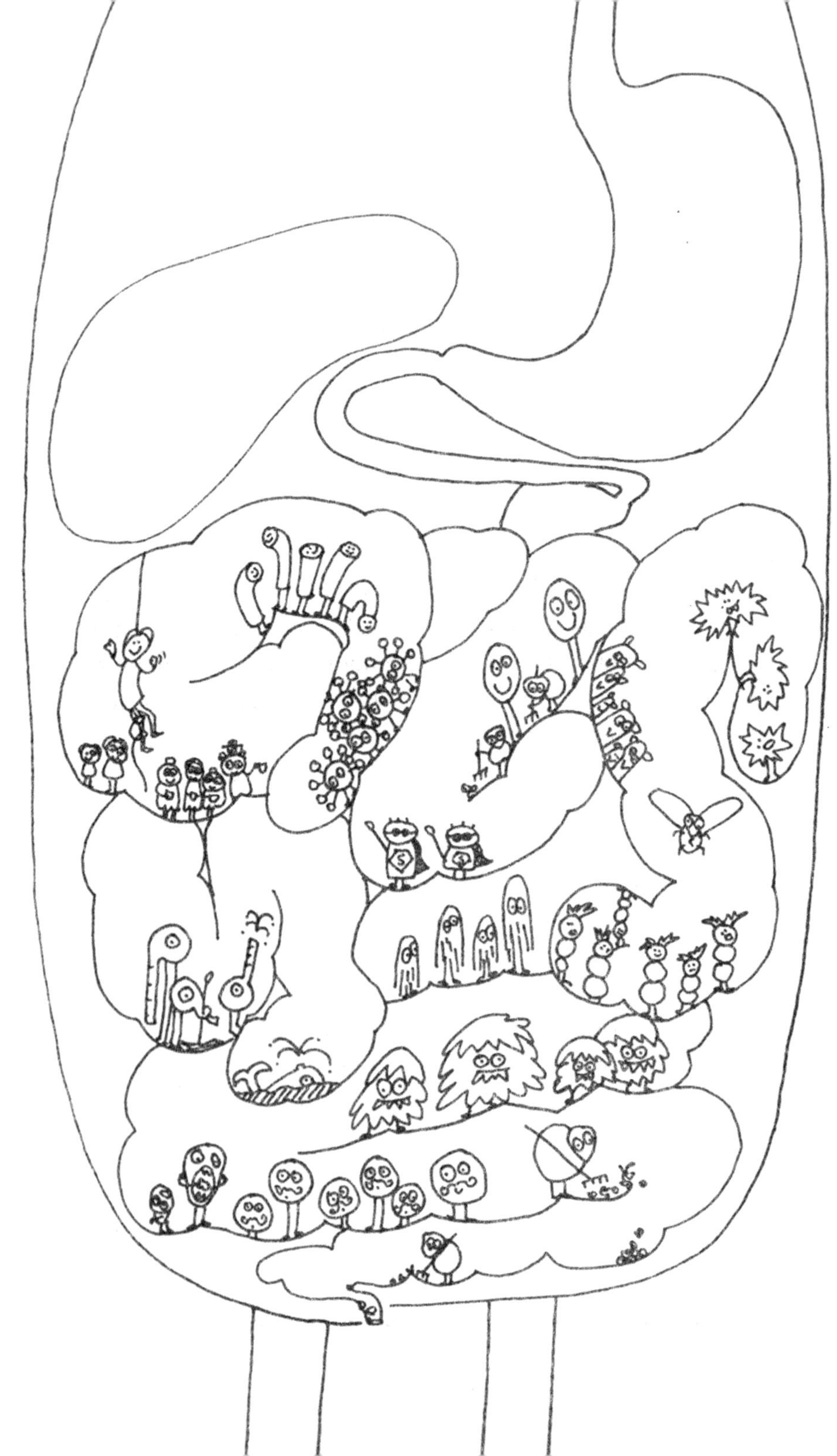

3

EL MUNDO DE LOS MICROBIOS

Si observamos la Tierra desde el universo no podemos vernos a nosotros, los seres humanos. La Tierra se puede distinguir: es un punto redondo y luminoso junto a otros puntos luminosos sobre un fondo oscuro. Si nos acercamos más, veremos que los seres humanos vivimos en lugares muy distintos de la Tierra. Por la noche nuestras ciudades resplandecen como pequeños puntos luminosos. Algunas poblaciones viven en regiones con grandes ciudades, mientras otras están distribuidas por todo el territorio. Vivimos en la fría campiña nórdica, pero también en la selva tropical o en los límites de los desiertos. Estamos por todas partes, aunque no se nos pueda ver desde el espacio.

Si observamos a los seres humanos más de cerca, constataremos que cada uno de nosotros es un mundo en sí mismo. La frente es un pequeño prado bien ventilado, el codo es un terreno baldío, los ojos son lagos salados y el intestino es el bosque más inmenso y alucinante con las criaturas más increíbles. Igual que los seres humanos habitamos el planeta, también estamos habitados. Bajo el microscopio se pueden distinguir perfectamente nuestros habitantes: las bacterias. Parecen pequeños puntos luminosos ante un fondo oscuro.

Durante siglos nos hemos ocupado del gran mundo. Lo hemos medido, hemos investigado sus plantas y animales, y hemos filosofado acerca de la vida. Hemos construido máquinas gigantescas y hemos ido a la Luna. Quienes hoy en día quieran descubrir nuevos continentes y pueblos deben explorar el pequeño mundo que se encuentra dentro de nosotros mismos. Y, sin duda alguna, nuestro intestino es el continente más fascinante. En ningún otro lugar viven tantas especies y familias como en él. La investigación sobre el intestino no ha hecho más que empezar. Se está produciendo una especie de nueva «burbuja» (comparable a la descodificación del genoma humano) con muchas esperanzas y nuevos conocimientos. Esa burbuja podría estallar o ser una señal de que aún hay más.

Hasta 2007 no se empezó a trabajar en un mapa de las bacterias. Para ello se frotan todos los rincones imaginables de muchísimas personas con bastoncillos de algodón: en tres puntos de la boca, debajo de las axilas, en la frente... Se analizan heces y se evalúan frotis genitales. Lugares que hasta la fecha se consideraban asépticos, de repente resultan estar poblados, como, por ejemplo, los pulmones. En la materia «atlas bacteriano», sin duda, el intestino es la disciplina reina. En el intestino encontramos un 99 % de la microbiota o microflora, es decir, el conjunto de todos los microorganismos que pululan por nuestro cuerpo. Y no es porque escaseen en otros lugares, sino porque la concentración de los mismos en el intestino es sencillamente increíble.

El ser humano como ecosistema

Las bacterias son pequeños seres vivos compuestos por una sola célula. Algunas viven en fuentes de agua hirviendo en Islandia y otras en el hocico húmedo de un perro. Algunas necesitan oxígeno para generar energía y «respiran» de forma similar a las personas, mientras que otras se mueren al entrar en contacto con el aire fresco, ya que no obtienen su energía del oxígeno, sino de átomos metálicos o ácidos, lo que suele desprender un olor interesante. Desde el agradable olor de la piel de una persona querida hasta el aliento del descarado perro del vecino, todo ello es producto del infatigable mundo microbiano.

Nos gusta observar a los deportistas mientras hacen surf, pero cuando estornudamos ni por un segundo pensamos en el increíble espectáculo de surf en vivo que se está produciendo en nuestra flora nasal. Al practicar deporte sudamos mucho, pero nadie se da cuenta de la alegría que inunda a las bacterias por el cambio climático estival que hay en nuestras zapatillas deportivas. Nos comemos a escondidas un pequeño trozo de tarta y creemos que nadie nos ha visto, mientras en nuestra tripa proliferan los gritos de «¡TAAAAARTAAAAA!». Para dar debida cuenta de todas las novedades que se producen a nivel microbiano en una única persona, precisaríamos un colosal servicio de noticias internacional. Cuando nos aburrimos durante el día no sabemos hacer otra cosa que eso, aburrirnos, mientras que a nuestro alrededor y en nuestro interior se suceden los acontecimientos más emocionantes que podamos imaginar.

Lentamente se está tomando conciencia de que la inmensa mayoría de las bacterias son inofensivas e incluso útiles. Desde un punto de vista científico, ya se han constatado un par de hechos cruciales. Nuestra microbiota intestinal llega a pesar dos kilos y alberga unos cien billones de bacterias. Un gramo de heces contiene más bacterias que seres humanos hay en la Tierra. También sabemos que la comunidad microbiana se encarga de triturar la comida no digerible por nosotros, que aporta energía al intestino, fabrica vitaminas, descompone sustancias tóxicas o medicamentos y entrena a nuestro sistema inmunitario. Diferentes bacterias producen distintas sustancias: ácidos, gases, grasas; las bacterias son pequeños productores industriales. Sabemos que nuestro grupo sanguíneo viene determinado por las bacterias intestinales o que las bacterias malas provocan diarrea.

Lo que no sabemos es qué significado tiene todo esto para el individuo. Notamos con relativa rapidez si hemos capturado bacterias de las que provocan diarrea. Pero ¿percibimos algo más acerca del trabajo diario de los millones, miles de millones, billones de otros seres diminutos que hay en nuestro organismo? ¿Puede tener alguna importancia quién nos habita exactamente? En caso de sobrepeso, malnutrición, enfermedades nerviosas, depresiones o problemas intestinales crónicos existe una alteración de las condiciones de las bacterias en el intestino. En otras palabras: si nuestros microbios tienen algún problema, es posible que también lo tengamos nosotros.

Figura: *La densidad de bacterias en diferentes secciones del intestino.*

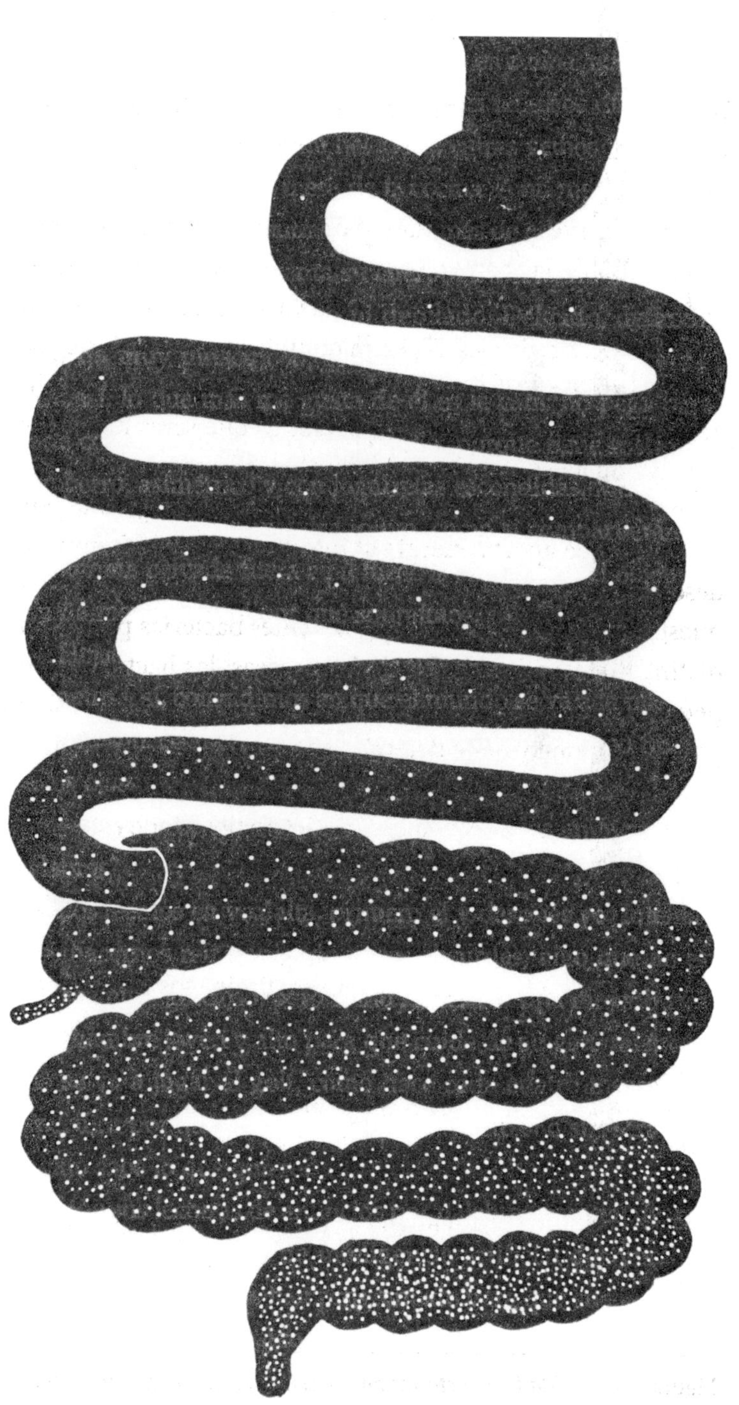

Quizás una persona tenga mejores nervios porque posee unas reservas considerables de bacterias que producen vitamina B. Otra persona puede asimilar mejor el pan con moho que ha mordisqueado sin querer o quizás engorde con mucha más rapidez debido a «bacterias tragonas» que ingieren alimentos con cierto exceso de alegría. La investigación empieza a entender a las personas como un ecosistema. Pero la investigación sobre la microbiota todavía va a la escuela primaria y le falta un diente.

Cuando aún no se conocían bien las bacterias, se consideraban plantas: de ahí el término «flora intestinal». En realidad, el término «flora» no es del todo correcto, aunque sí resulta muy gráfico. De forma similar a las plantas, las bacterias poseen propiedades diferentes en lo que a su lugar de residencia, alimentación o grado de toxicidad se refiere. El término científico correcto para referirse al conjunto de microbios y sus genes es «microbiota» (= vida pequeña) o también «microbioma».

A grandes rasgos podemos afirmar que en las secciones superiores del tracto digestivo hay menos bacterias, mientras que en las secciones inferiores como el intestino grueso y el recto encontramos muchísimas bacterias. Algunas prefieren el intestino delgado y otras viven exclusivamente en el intestino grueso. Hay grandes seguidores del ciego, bacterias locas por la membrana mucosa y otras un poco más caraduras que se acomodan muy cerca de nuestras células intestinales.

No siempre resulta sencillo conocer a los microbios intestinales a título individual. No dejan que los saquemos de su mundo tan fácilmente. Si los trasladamos a un medio de cultivo en el laboratorio a fin de observarlos, simplemente no colaboran. Los gérmenes de la piel ingieren con avidez la comida del laboratorio y se convierten en pequeñas montañas de bacterias. Más de la mitad de las bacterias de nuestro tracto digestivo, sencillamente, están demasiado acostumbradas a nosotros como para poder sobrevivir fuera de nuestro organismo. Nuestro intestino es su mundo. Allí están a resguardo del oxígeno, les gustan las paredes húmedas y saben apreciar la comida predigerida.

Hace unos diez años, muchos científicos posiblemente aún habrían afirmado que existe una reserva fija de bacterias intestinales que más o menos es igual en todas las personas. Por ejemplo, cuando extendían heces en un medio de cultivo, siempre hallaban bacterias *E. coli*. Así de sencillo. Hoy en día existen aparatos con los que podemos analizar molecularmente un gramo de heces, lo que nos permite encontrar restos genéticos de varios miles de millones de bacterias. Actualmente, sabemos que *E. coli* supone menos del 1 % de las sustancias del intestino. Nuestros intestinos poseen más de mil especies diferentes de bacterias, a lo que hay que sumar minorías del reino de los virus y las levaduras, además de hongos y diversos organismos unicelulares.

Nuestro sistema inmunitario sería la primera instancia que debería emprender acciones contra esta colonización masiva. Al fin y al cabo, uno de los primeros puntos de su orden del día es defender al organismo frente a organismos extraños. A veces, nuestro sistema inmunitario combate pequeñas partículas de polen que se han colado por error en nuestra nariz. Las personas alérgicas reaccionan con secreción nasal y ojos rojos. ¿Cómo es posible que, al mismo tiempo, se festeje un «Woodstock» bacteriano en nuestras entrañas?

El sistema inmunitario y nuestras bacterias

Podríamos morir varias veces al día. Nos diagnostican un cáncer, empezamos a criar moho, somos roídos por bacterias o infectados por virus. Cada día salvamos la vida varias veces. Se matan células que crecen de forma extraña, se eliminan esporas de hongos, se agujerean bacterias y se rompen virus. Este eficiente servicio nos lo presta nuestro sistema inmunitario con la ayuda de múltiples células pequeñas. Cuenta con expertos para detectar organismos extraños, con sicarios, sombrereros locos y mediadores de conflictos. Todos van de la mano y trabajan con una profesionalidad destacable.

La mayor parte de nuestro sistema inmunitario (aproximadamente el 80 %) se encuentra en el intestino. Y por buenas razones, ya que allí encontramos el escenario principal de ese «Woodstock» bacteriano, y es un espectáculo que el sistema inmunitario no desea perderse. Las bacterias están situadas en un depósito delimitado, la mucosa intestinal, y no se acercan amenazantes a nuestras células. El sistema inmunitario puede jugar con ellas allí sin que resulten peligrosas para el organismo. De este modo, nuestras células de defensa pueden conocer muchas especies nuevas.

Si en un momento posterior una célula inmunitaria coincide fuera del intestino con una bacteria conocida, podrá reaccionar con mayor rapidez. El sistema inmunitario debe estar muy alerta en el intestino: debe reprimir continuamente su instinto de defensa para dejar vivir a las múltiples bacterias que se encuentran allí. Al mismo tiempo, debe detectar los seres peligrosos entre la masa y separarlos. Si saludáramos a cada una de nuestras bacterias intestinales con un «Hola», a lo largo del año alcanzaríamos los tres millones de saludos. Y nuestro sistema inmunitario no dice solo «Hola», sino también «Tú estás aprobado» o «A ti te prefiero muerto».

Además, y de entrada puede sonar un tanto insólito, tiene que diferenciar entre las células bacterianas y las propias células humanas. Se trata de una tarea que no siempre es sencilla. En la superficie de algunas bacterias encontramos estructuras que se parecen a las de nuestras pequeñas células corporales. Por este motivo, en el caso de las bacterias que provocan escarlatina no deberíamos esperar demasiado a tomar antibióticos. Si la enfermedad no se combate a tiempo, el sistema inmunitario confundido puede atacar por error articulaciones u otros órganos presa de la desconfianza. Por ejemplo, cree que nuestra rodilla es un miserable causante de dolor de garganta que se ha escondido ahí abajo. Eso solo sucede en contadas ocasiones, pero puede ocurrir.

Los científicos han observado un efecto similar en la diabetes que a menudo se manifiesta en la juventud. En este caso, el sistema inmunitario destruye las propias células que fabrican insulina. Un posible motivo podría ser un problema de comunicación con nuestras bacterias intestinales. Quizás se desarrollan de forma errónea o sencillamente el sistema inmunitario las entiende mal.

En realidad, el organismo ha creado un sistema muy riguroso contra este tipo de problemas de comunicación y accidentes por confusión. Antes de que una célula inmunitaria pueda pasar a la sangre, debe aprobar un campamento de entrenamiento muy duro especial para células. Entre otros ejercicios, debe recorrer un largo camino donde se le presentan permanentemente estructuras del propio organismo. Si la célula inmunitaria no está del todo segura de si lo que se le presenta es propio del cuerpo o ajeno, se detiene y lo pincha ligeramente con el dedo. Y esa es una decisión equivocada que resulta fatal. Esa célula inmunitaria nunca llegará a la sangre.

Así pues, las células inmunitarias ya sufren una selección en el campamento de entrenamiento si atacan tejidos propios. En su campo de entrenamiento en el intestino aprenden a ser tolerantes con lo ajeno y a estar mejor preparadas para enfrentarse a los organismos ajenos. Este sistema funciona bastante bien, y normalmente no se producen incidentes.

Sin embargo, existe un ejercicio bastante complicado: ¿qué hacer si el sistema inmunitario confunde las cosas *ajenas* con bacterias aunque no sean bacterias? Por ejemplo, los glóbulos rojos transportan sobre su superficie proteínas similares a las bacterias. En realidad, nuestro sistema inmunitario atacaría nuestra sangre si no hubiese aprendido en el campamento de entrenamiento que no se debe atacar a nuestra propia sangre. Si nuestros glóbulos sanguíneos tienen la característica del grupo sanguíneo A sobre la superficie, también toleramos la sangre de personas ajenas del grupo A. En el caso de un accidente de moto o un parto con mucha pérdida de sangre, puede ser necesario realizar transfusiones de sangre directas a las propias venas.

Figura: *Si los anticuerpos encajan en los glóbulos sanguíneos ajenos, se aglomeran.*
El grupo sanguíneo B posee anticuerpos contra el grupo sanguíneo A.

Glóbulos rojos

Anticuerpos

Grupo sanguíneo

A A

B B

A B

No podemos recibir sangre de alguien que tenga otras características de grupo sanguíneo en la superficie. Nuestro sistema inmunitario recordaría de inmediato las bacterias y, puesto que estas no pintan nada en nuestra sangre, aglomeraría los glóbulos sanguíneos ajenos sin piedad alguna. Sin este espíritu combatiente, inculcado por nuestras bacterias intestinales, no tendríamos «grupos sanguíneos» y podríamos donar alegremente nuestra sangre a cualquiera. En los niños recién nacidos con muy pocos gérmenes intestinales esto aún es así. En teoría se les podría realizar una transfusión de cualquier grupo sanguíneo sin que se produjera una reacción (puesto que los anticuerpos de la madre llegan a la sangre del niño, en los hospitales se utiliza el grupo sanguíneo de la madre por motivos de seguridad). En cuanto el sistema inmunitario y la flora intestinal se han desarrollado por completo, solo podemos recibir transfusiones de sangre de nuestro mismo grupo sanguíneo.

La formación del grupo sanguíneo es solo uno de los múltiples fenómenos inmunológicos provocados por las bacterias. Probablemente aún desconozcamos la mayoría. Mucho de lo que hacen las bacterias se enmarca en la línea de «operaciones de ajuste». Cada tipo de bacteria provoca efectos totalmente diferentes en el sistema inmunitario. En algunos tipos se ha podido constatar que hacen que nuestro sistema inmunitario sea más tolerante. Se encargan, por ejemplo, de que se formen más células inmunitarias con función de mediación y pacificación, o de comprobar qué efecto tienen, por ejemplo, la cortisona y otros medicamentos antiinflamatorios sobre nuestras células. De este modo, el sistema inmunitario se vuelve más indulgente y menos combativo. Probablemente se trate de una jugada maestra de estos microorganismos, puesto que así aumentan la probabilidad de ser tolerados en el intestino.

El hecho de que precisamente en el intestino delgado de los animales vertebrados jóvenes (incluidos nosotros, los seres humanos) podamos encontrar bacterias que excitan al sistema inmunitario deja margen para la especulación. ¿Podrían contribuir estos incitadores a que la densidad de bacterias del intestino delgado se mantuviera a un nivel bajo? En tal caso, el intestino delgado sería una región con reducida tolerancia a las bacterias y gozaría de tranquilidad durante la digestión. Los propios incitadores no se encuentran a gusto en la membrana mucosa, sino que se agarran a las vellosidades del intestino delgado. Una predilección similar presentan los patógenos, como algunas versiones peligrosas de *E. coli*. Cuando intentan asentarse en el intestino delgado y se encuentran con que sus puestos ya están ocupados por los incitadores, deben irse por las buenas o por las malas.

Este efecto se denomina «protección contra la colonización». La mayoría de nuestros microbios intestinales nos protegen por el simple hecho de no dejar espacio a las bacterias malintencionadas. Por cierto, los incitadores del intestino delgado pertenecen a ese tipo de candidatos que aún no hemos podido cultivar fuera del intestino. ¿Podemos excluir que quizás incluso nos perjudiquen? No. Quizás perjudiquen a algunas personas sobreexcitando el sistema inmunitario. Quedan muchas cuestiones abiertas.

Las primeras respuestas nos las ofrecen los ratones sin gérmenes de laboratorios de Nueva York. Son los seres vivos más limpios del mundo. Partos por cesárea sin gérmenes, cercados construidos únicamente con materiales desinfectantes y alimentación esterilizada al vapor. En la naturaleza no existen animales desinfectados como estos. Las personas que deseen trabajar con los ratones deben proceder con sumo cuidado, puesto que los gérmenes pueden pulular incluso en el aire sin filtrar. Gracias a estos ratones, los investigadores han podido observar qué sucede si un sistema inmunitario no tiene nada de trabajo. ¿Qué ocurre en un intestino sin microbios? ¿Cómo reacciona el sistema inmunitario no entrenado a los patógenos? ¿Dónde puede percibirse la diferencia a simple vista?

Cualquiera que haya tenido que trabajar en alguna ocasión con esos animales coincidiría en que los ratones sin gérmenes son curiosos. A menudo presentan hiperactividad y se comportan de manera sorprendentemente imprudente para un ratón. Comen más que sus colegas con una población bacteriana normal y necesitan más tiempo para la digestión. Poseen ciegos enormes, tubos intestinales atrofiados sin vellosidades y escasos vasos sanguíneos y menos células inmunitarias. Los patógenos relativamente inocuos pueden derribarlos fácilmente.

Si se les administran cócteles con bacterias intestinales de otros ratones, podemos observar algo asombroso. Si reciben bacterias de diabéticos de tipo 2, al poco tiempo aparecen los primeros problemas con el metabolismo de la glucosa. Si los ratones sin gérmenes reciben bacterias intestinales de personas con sobrepeso, también ellos presentan más sobrepeso que si reciben la población de gérmenes de alguien con peso normal. Pero también se les pueden administrar bacterias individuales y observar qué sucede. Algunas bacterias pueden anular ellas solas la mayor parte de los efectos de la ausencia de gérmenes: excitan el sistema inmunitario, encogen el ciego a su tamaño habitual y normalizan el comportamiento alimentario. Otras no hacen nada, mientras que otras, a su vez, solo actúan en colaboración con colegas de otras familias de bacterias.

Los estudios con estos ratones nos han permitido avanzar enormemente. Mientras tanto podemos suponer que, al igual que el gran mundo en el que vivimos nos influye, también lo hace el pequeño mundo que habita en nosotros. Y el hecho de que varíe tanto entre las diferentes personas lo hace aún más emocionante.

El desarrollo de la flora intestinal

De bebés en la matriz normalmente no tenemos ningún tipo de germen. Durante nueve meses no nos toca nadie excepto nuestra madre. Nuestra alimentación se predigiere; nuestro oxígeno se respira previamente. De este modo, los pulmones e intestino maternos lo filtran todo antes de que nos llegue. Comemos y respiramos a través de su sangre, que gracias a su sistema inmunitario se mantiene libre de gérmenes. Estamos envueltos en la bolsa amniótica y rodeados por una matriz musculosa que, a su vez, está cerrada por un grueso tapón como si de un jarrón de barro se tratara. De este modo, ningún parásito, ningún virus, ninguna bacteria, ningún hongo y, ni siquiera, ningún otro ser humano puede entrar en contacto con nosotros. Estamos más limpios que una mesa de operaciones tras su desinfección.

Se trata de una situación extraordinaria. Nunca más en nuestra vida volveremos a estar tan protegidos y tan solos. Si estuviéramos hechos para estar libres de gérmenes fuera de la matriz, estaríamos diseñados de otro modo. Sin embargo, cada ser vivo mayor tiene como mínimo otro ser vivo que le ayuda y que, como contraprestación, le deja vivir en él. Por ese motivo tenemos células cuya superficie resulta muy adecuada para el acoplamiento de bacterias, y bacterias que han evolucionado con nosotros a lo largo de milenios.

En cuanto la bolsa amniótica protectora se rompe por algún punto, empieza la colonización. Si hasta hace un instante

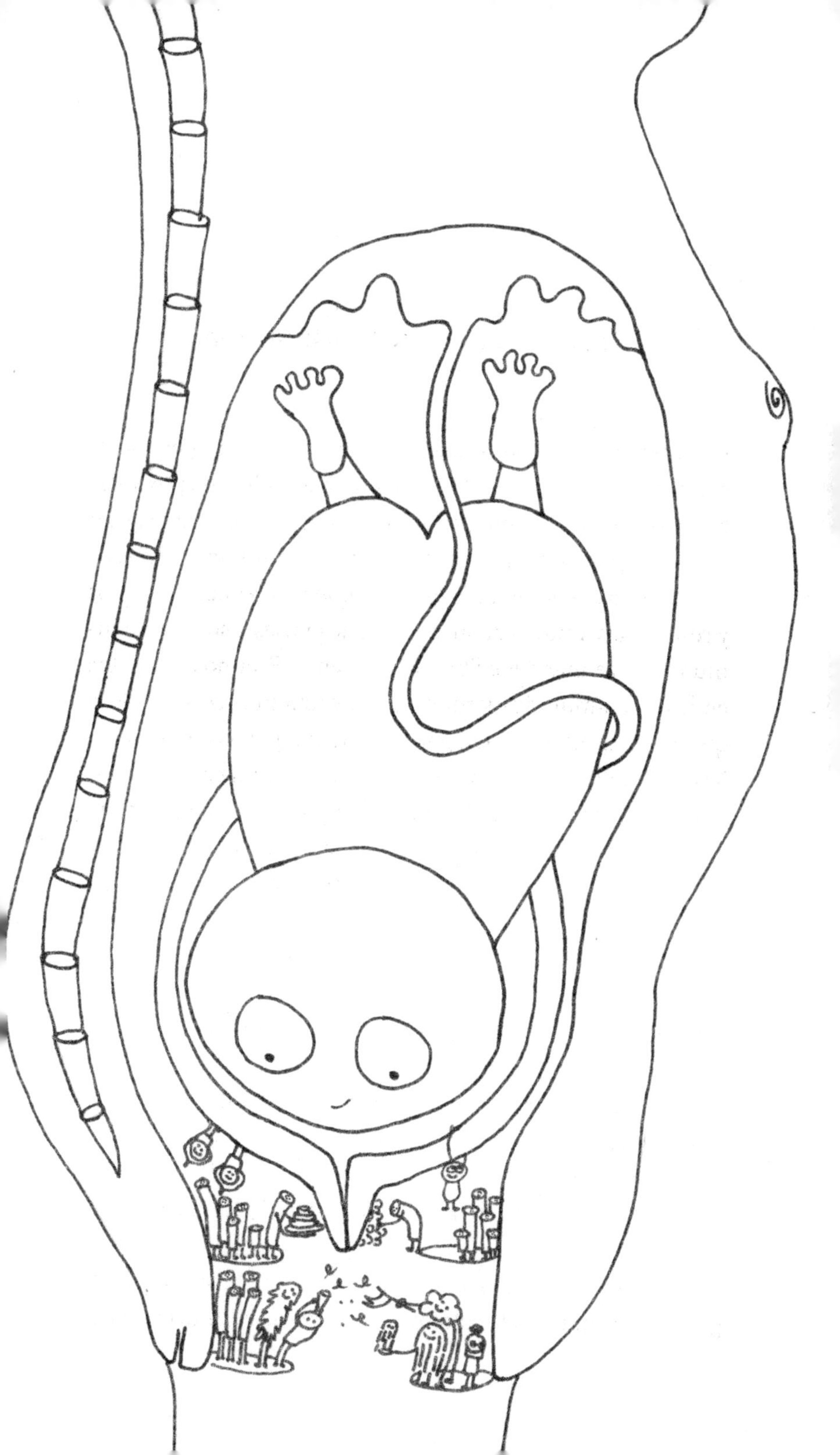

aún éramos seres compuestos al 100 % por células humanas, pronto nos colonizarán tantos microorganismos que, a nivel celular, solo tendremos el 10 % de ser humano y el 90 % de microbio. Lo que sucede es que, como nuestras células humanas son considerablemente más grandes que las de nuestros nuevos habitantes, esa composición desigual no se nota. Antes de mirar por primera vez a los ojos a nuestra madre, los habitantes de sus cavidades ya han contemplado nuestros ojos. De bebés, primero conocemos la flora protectora vaginal: una colonia cuyo objetivo es defender una región muy importante comportándose como un verdadero ejército. Para ello produce, por ejemplo, ácidos que ahuyentan a otras bacterias, conservando el camino hacia la matriz más limpio a cada centímetro.

Mientras la flora de las fosas nasales presenta unos 900 tipos diferentes de bacterias, en el canal de alumbramiento se produce una estricta selección. Queda solo el útil manto de bacterias que se acurruca protector alrededor del cuerpo limpio del bebé. En la composición de la mitad de estas bacterias solo interviene un tipo, los lactobacilos, a los que les gusta producir especialmente ácido láctico. Es lógico, pues, que aquí solo puedan vivir los organismos que superan los ácidos controles de seguridad.

Si todo va bien, cuando nacemos solo debemos decidir hacia dónde queremos orientar la cabeza. Tenemos dos atractivas posibilidades a nuestra disposición: en dirección al trasero o distanciados del mismo. A continuación, se producen toda clase de contactos con la piel hasta que, normalmente, una persona extraña con guantes de goma nos agarra y nos envuelve en algo.

En ese momento los padres fundadores de nuestra primera colonización microbiana están dentro y sobre nosotros;

principalmente, flora vaginal e intestinal de la madre, también gérmenes cutáneos y, opcionalmente, lo que el propio hospital tenga en su repertorio. La mezcla no está nada mal para ser el principio. El ejército de ácidos nos protege contra intrusos malos, mientras otros ya empiezan el entrenamiento del sistema inmunitario, y los gérmenes diligentes desintegran los primeros componentes no digeribles de la leche materna para que nos alimentemos.

Algunas de estas bacterias apenas precisan veinte minutos para crear la siguiente generación. Aquello para lo que los seres humanos necesitamos más de veinte años, aquí tiene lugar en una fracción de tiempo: fracción tan diminuta como sus propios habitantes. Mientras nuestra primera bacteria ve pasar nadando por delante de ella a su tataranieto, nosotros no llevamos ni dos horas en brazos de nuestros padres.

A pesar de este tremendo desarrollo demográfico, aún deberán pasar unos tres años hasta que en la campiña intestinal se haya estabilizado una flora adecuada. Hasta entonces nuestra tripa es el escenario de dramáticos cambios de poder y grandes batallas entre bacterias. Algunas colonias que logran llegar a la boca se propagan a una velocidad trepidante en nuestra barriga y vuelven a desaparecer con la misma celeridad. Otras nos acompañarán a lo largo de toda nuestra vida. Las que se establecen dependen en parte de nosotros: ahora chupamos a nuestra madre, después mordemos la pata de una silla y entremedias damos cálidos besitos vaporosos a la ventanilla del coche o al perro de los vecinos. Todo lo que desembarca en nuestra boca de este modo podría erigir poco tiempo después su imperio en nuestro mundo intestinal. Pero no se sabe si logrará imponerse. Tampoco si sus intenciones son buenas o malas. Por decirlo de algún modo, escribimos nuestro destino con la boca y un posterior análisis de heces nos mostrará lo que sale luego por detrás. Es un juego con muchas incógnitas.

Hay un par de cosas que nos ayudan. Especialmente, nuestra madre. No importa cuántos besitos vaporosos distribuyamos por las ventanillas del coche; si nuestra madre nos besuquea a menudo, sus microbios nos protegerán. A través de la lactancia también se fomenta la proliferación de unos gérmenes muy concretos en la flora intestinal, como las bifidobacterias que adoran la leche materna. Estas bacterias, con su colonización temprana, ayudan a organizar posteriores funciones fisiológicas, como el sistema inmunitario o el metabolismo. Si durante su primer año de vida un niño no tiene una cantidad suficiente de bifidobacterias en el intestino, más tarde la probabilidad de padecer sobrepeso será mayor que si tiene muchas.

Entre los múltiples tipos diferentes de bacterias, las hay buenas y menos buenas. Con la lactancia materna se puede restablecer el equilibrio hacia los tipos buenos y, de este modo, reducir, por ejemplo, el riesgo de intolerancia al gluten. Las primeras bacterias intestinales de los bebés preparan al intestino para sus bacterias «más adultas», eliminando el oxígeno y los electrones del intestino. En cuanto el aire está libre de oxígeno, se pueden establecer allí los microbios más típicos.

La leche materna puede hacer tanto que, como madres razonablemente bien alimentadas, podemos relajarnos en lo que a una alimentación infantil sana se refiere. Si medimos los nutrientes que contiene y los comparamos con los valores de consumo necesario para niños, la leche materna es, sin duda, la empollona de los complementos alimenticios. Lo tiene todo, lo sabe todo, lo puede todo. Y, por si el aporte nutricional no fuera suficiente, obtiene una estrellita adicional porque además aporta al niño parte del sistema inmunitario de la madre. La secreción de la leche materna contiene anticuerpos que pueden atrapar nocivos bacterianos conocidos (por ejemplo, por lamer animales domésticos).

Finalizada la lactancia materna, el mundo bacteriano del bebé experimenta una primera revolución, puesto que de repente cambia toda la composición de alimentos. Haciendo gala de una gran inteligencia, la naturaleza ha dotado a los primeros colonos típicos, los gérmenes, de forma que aquellos a los que les gusta la leche materna también llevan en su equipaje los genes para los hidratos de carbono simples, como el arroz. Sin embargo, si ahora servimos al lactante organismos vegetales complejos como los guisantes, la flora del bebé no logra procesarlos por sí sola. Se requieren urgentemente nuevos tipos de bacterias para digerir. En función de la alimentación, esas bacterias también pueden ganar o perder capacidades. Los niños africanos tienen bacterias que pueden fabricar todo tipo de herramientas para descomponer los alimentos vegetales más fibrosos. Los microbios de los niños europeos prefieren renunciar a este duro trabajo, y pueden hacerlo con la conciencia tranquila, ya que se alimentan sobre todo de papillas trituradas y un poco de carne.

No obstante, las bacterias no solo pueden producir determinadas herramientas cuando surge la necesidad, sino que en ocasiones también las toman prestadas: en la población (intestinal) japonesa se intercambiaron bacterias intestinales por bacterias marinas. Tomaron prestado de sus colegas marinos un gen que les ayuda a descomponer las algas marinas que, por ejemplo, se utilizan para enrollar el sushi. Así pues, la composición de nuestra población intestinal también puede depender en gran medida de las herramientas necesarias para desintegrar nuestros alimentos.

Incluso podemos transmitir las bacterias intestinales útiles a lo largo de varias generaciones. Si como europeo padece estreñimiento tras un bufé libre a base de sushi, comprenderá la utilidad de que, en algún momento en su familia, hubieran hecho acto de presencia bacterias japonesas procesadoras de algas. Pero no es tan sencillo conseguir para uno mismo y para nuestros hijos un par de ayudantes para digerir el sushi. A las bacterias también les debe de gustar vivir allí donde les toca trabajar.

Cuando un microorganismo encaja especialmente bien con nuestro intestino, significa que le gusta la arquitectura de las células intestinales, que se adapta bien a las condiciones climáticas, que la comida es de su agrado. Estos tres factores difieren entre las personas. Nuestros genes contribuyen al diseño de nuestro cuerpo, pero no son los arquitectos-jefe del establecimiento de los microbios. Aunque algunos gemelos tienen los mismos genes, no poseen una composición bacteriana idéntica. Ni tan siquiera tienen más puntos en común entre sí que otros pares de hermanos. Nuestro estilo de vida, las relaciones esporádicas con otras personas, las enfermedades o las aficiones contribuyen a determinar el aspecto del pequeño mundo que se oculta en nuestra propia barriga.

Durante nuestro tercer año de vida, cuando la flora intestinal emprende su camino hacia una relativa maduración, nos llevamos todo tipo de objetos a la boca: algunos pueden sernos realmente útiles y son adecuados para nosotros. De este modo adquirimos cada vez más microorganismos hasta que pasamos lentamente de unos pocos cientos de especies diferentes de bacterias a más de varios cientos de clases de habitantes en el intestino. Para un zoo sería una oferta muy interesante, que nosotros nos sacamos de la manga como quien no quiere la cosa.

En la actualidad está reconocido ampliamente que nuestras primeras colonias intestinales son elementos básicos fundamentales para el futuro de todo nuestro cuerpo. En este sentido los estudios existentes demuestran sobre todo la importancia, para el sistema inmunitario, de nuestras primeras semanas de vida, en las que recolectamos bacterias. Tan solo tres semanas después de nacer, y según los metabolitos de nuestras bacterias intestinales, se puede predecir si presentamos un riesgo mayor de alergias, asma o neurodermitis. ¿Cómo es posible que, tan pronto, acumulemos bacterias que nos resultan más perjudiciales que beneficiosas?

Más de un tercio de los niños que viven en naciones industrializadas occidentales vienen al mundo por cesárea. Nada de apretujones en el canal de alumbramiento, nada de desagradables efectos secundarios como el «desgarro perineal» o la «placenta»; todo es como más refinado. Los niños que vienen al mundo por cesárea tienen un mayor riesgo de infectarse con gérmenes hospitalarios y padecen alergias con mayor frecuencia a lo largo de su vida. Los estudios mostraron que su flora intestinal cambia de forma significativa y, por este motivo, rápidamente se sospechó que esto era una posible causa de algunas patologías.

Afortunadamente, gracias a estudios más precisos, ahora sabemos que los niños nacidos por cesárea adquieren bacterias intestinales normales de la madre por otras vías. Al cabo de unos pocos días, ya han acumulado una cantidad similar de gérmenes primordiales maternos que los bebés que nacieron por vía vaginal.

En este contexto, ahora es necesario encontrar nuevas causas para las bacterias intestinales dañinas. Otras cosas no solo pueden generar composiciones iniciales inadecuadas en el intestino, sino que también pueden tener parte de culpa por una mala alimentación, la administración innecesaria de antibióticos, un exceso de limpieza o demasiados encuentros con patógenos malos. A pesar de todo esto, no deberíamos permitir que eso nos preocupe. Nosotros los humanos somos seres vivos tan grandes que no podemos controlar todos los pequeños organismos microbianos.

Los habitantes del intestino de un adulto

En términos de microbiota se nos considera adultos cuando alcanzamos una edad cercana a los tres años. A nivel de intestino, ser adulto significa saber cómo funciona y qué nos gusta. A partir de ese momento determinados microbios inician una expedición de proporciones gigantescas a través de nuestra vida. La ruta la trazamos nosotros dependiendo de lo que comemos, de si tenemos estrés, al entrar en la pubertad y de si enfermamos o envejecemos.

Cuando colgamos en Facebook las fotos de nuestra fantástica cena y nos sorprendemos de que nuestros amigos no las comenten, esto significa sencillamente que no hemos atinado con el público adecuado. Si existiera un Facebook de microbios, un público de millones de espectadores aplaudiría o se estremecería con entusiasmo al observar la imagen. Tenemos a nuestro alcance una oferta de opciones que cambian a diario: ahora prácticos organismos para digerir la leche en el bocadillo de queso, ahora un montón de salmonela en el delicioso tiramisú. A veces cambiamos nuestra flora intestinal, y a veces es ella quien nos cambia a nosotros. Somos sus condiciones meteorológicas y sus estaciones del año. Pueden cuidarnos o intoxicarnos.

En los adultos apenas sabemos todo lo que puede llegar a mover la comunidad de bacterias de nuestra tripa. En las abejas está más estudiado. Las abejas con bacterias intestinales más variadas se han impuesto evolutivamente. Solo pudieron desarrollarse a partir de sus antepasados, las avispas carnívoras, gracias a que acumularon nuevos microbios intestinales que obtenían la energía del polen de las plantas. Fue así como estos animales se convirtieron en vegetarianos. Cuando hay escasez de alimentos, las bacterias buenas son las encargadas de aportar seguridad: en situaciones de emergencia, una abeja también puede digerir néctar extraño de zonas muy alejadas. En cambio, los sujetos desequilibrados no llegan ni mucho menos tan lejos. En situaciones de crisis se demuestra quién cuenta con un imponente ejército de microbios. Las abejas con una flora intestinal bien pertrechada se enfrentan mejor que otras a algunas plagas de parásitos. Cuando se trata de sobrevivir, sin duda, las bacterias intestinales son un factor de una gran relevancia.

Por desgracia, no es tan fácil extrapolar estos resultados a los seres humanos. Los humanos somos vertebrados y tenemos Facebook. En este caso debemos empezar desde cero. Los científicos que se ocupan de nuestras bacterias intestinales deben entender a un nuevo mundo prácticamente desconocido y relacionarlo con el gran mundo exterior. Deben saber quién y cómo habita nuestro intestino.

Así pues, una vez más y de manera más exacta: ¿¿¿quiénes son???

A la biología le gusta categorizar. Tanto nuestro propio escritorio como nuestra Tierra se rigen por el mismo principio funcional. Primero se coloca todo en dos grandes cajones: los seres vivos en uno y los seres no vivos en otro. A continuación, se continúa subclasificando. Todos los seres vivos se distribuyen en tres dominios: eucariotas, arqueas y bacterias; los tres tienen representación en el intestino. No corro el riesgo de incumplir una promesa al afirmar que cada uno de ellos tiene su encanto.

Los eucariotas están formados por las células más grandes y complejas. Pueden ser multicelulares y alcanzar un tamaño bastante considerable. Una ballena es eucariota. Los seres humanos son eucariotas. Incluso las hormigas, aunque son mucho más pequeñas. Según la biología moderna, los eucariotas se pueden dividir en seis subgrupos: seres que se arrastran con movimientos ameboides, seres con «patas aparentes» (es decir, sin patas reales), vegetales, unicelulares con citostoma (o boca celular), algas y opistocontos.

Por si el término «opistocontos» (nombre procedente del griego que significa que el flagelo ocupa una posición posterior) no te resulta familiar, se trata de todos los animales, incluidos los seres humanos, pero también los hongos. Por lo tanto, si coincidimos con una hormiga en la calle, desde un punto de vista biológicamente correcto, podemos saludar a nuestra colega opistoconta. Los eucariotas que más abundan en el intestino son las levaduras, que, por cierto, también pertenecen a los opistocontos. Los conocemos, por ejemplo, de la masa de levadura, pero existen muchas otras levaduras.

Las arqueas son algo así como una cosa intermedia. No son verdaderas eucariotas, pero tampoco bacterias. Sus células son pequeñas y complejas. Para reparar un poco su imagen un tanto desdibujada podríamos afirmar que las arqueas son extremas. Las encontramos en los extremos de la vida. Existen hipertermófilos (que se sienten a gusto a más de 100 ºC y que a menudo se descuelgan de los volcanes), acidófilos (que navegan por ácidos altamente concentrados), barófilos (a quienes les gusta sentir una gran presión sobre sus paredes celulares, como en el fondo marino) y halófilos (que donde mejor se las apañan es en aguas muy saladas, y mar Muerto es un paraíso para ellos). Los pocos que pueden vivir en un laboratorio menos extremo suelen ser las arqueas, que adoran el frío. Les encantan los congeladores a –80 ºC. En nuestro intestino encontramos a menudo un tipo de arquea que vive de los residuos de otras bacterias intestinales y puede resplandecer.

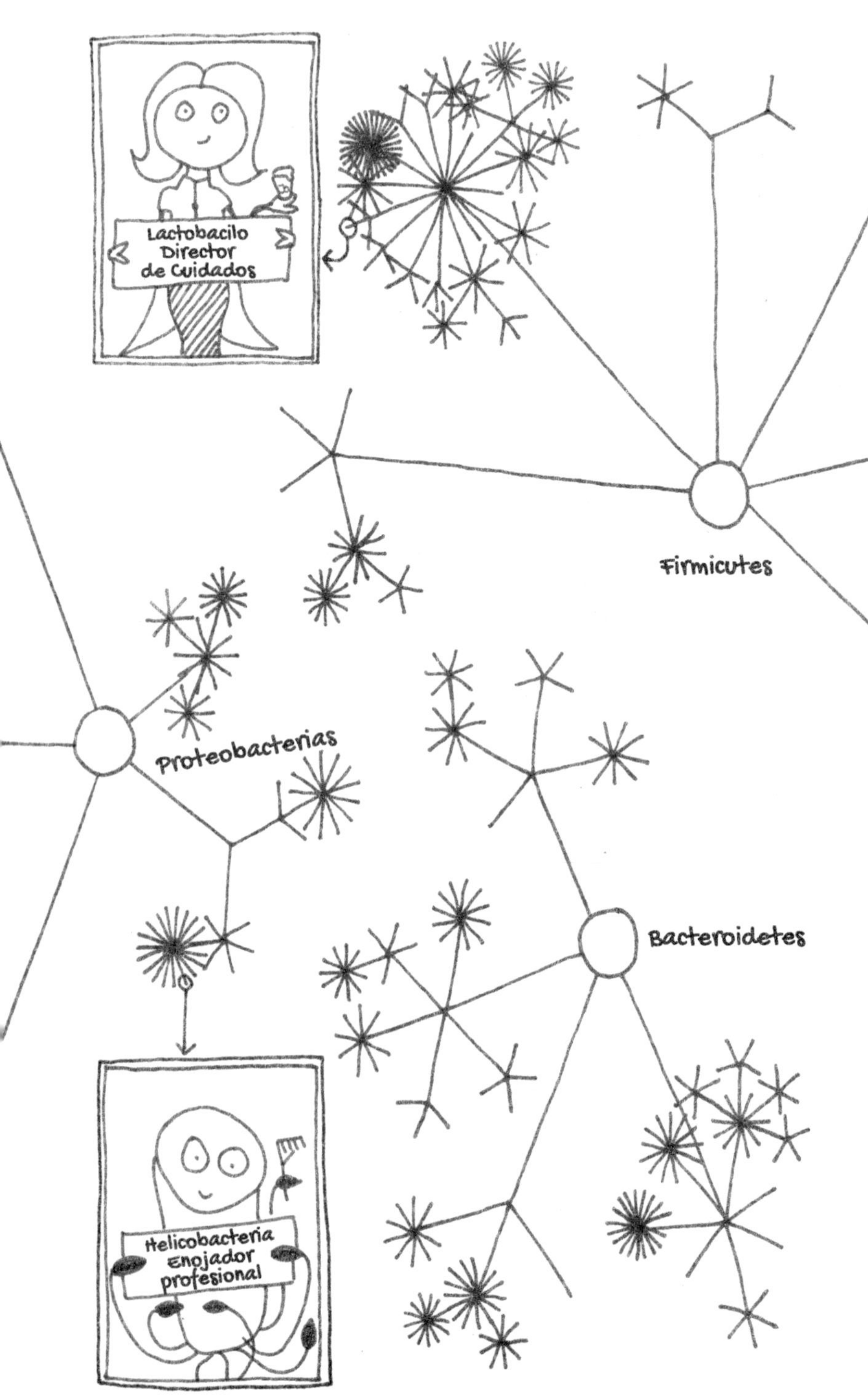
Lactobacilo
Director
de Cuidados
Firmicutes
Proteobacterias
Bacteroidetes
Helicobacteria
Enojador
profesional

Y ha llegado el momento de retomar nuestro tema principal. Las bacterias suponen más del 90 % de los organismos de nuestro intestino. Si clasificamos las bacterias, las podemos dividir en más de veinte filos. A veces, estos grupos tienen tantas características en común como un ser humano y un organismo unicelular con citostoma. O sea, pocas. La mayor parte de los habitantes del intestino proviene de cinco filos: sobre todo bacteroidetes y firmicutes, adicionalmente proteobacterias y verrucomicrobios. Dentro de estos filos existen diferentes divisiones de nivel superior e inferior hasta llegar, en algún momento, a una familia de bacterias. Dentro de esa familia, sus integrantes se parecen bastante. Comen lo mismo, tienen un aspecto similar, tienen amistades y habilidades parecidas. Los diferentes miembros de la familia poseen nombres tan impactantes como *Bacteroides uniformis*, *Lactobacillus acidophilus* o *Helicobacter pylori*. El reino de las bacterias es gigantesco.

Cuando se buscan determinadas bacterias en los seres humanos siempre se descubren nuevos tipos totalmente desconocidos. O también tipos conocidos en lugares inesperados. En el año 2011 algunos investigadores de Estados Unidos analizaron por diversión la flora del ombligo. En el ombligo de uno de los voluntarios del estudio encontraron bacterias que hasta entonces solo se habían encontrado en el mar delante de las costas de Japón. Y la persona en cuestión ni tan siquiera había pisado Asia en su vida. La globalización no sucede únicamente cuando el bar de la esquina se

---

Figura: *Representación a grandes rasgos de los tres principales filos de bacterias y sus subgrupos. Por ejemplo, los lactobacilos pertenecen a los firmicutes.*

convierte en un McDonald's, sino que penetra hasta nuestros ombligos. A diario, miles y miles de millones de microorganismos extranjeros viajan por el mundo sin tener que pagar un céntimo.

Cada persona posee su propia colección única de bacterias. Incluso nos podrían hacer una huella bacteriana. Si tomáramos muestras a un perro y analizáramos sus genes bacterianos, con gran seguridad podríamos encontrar a su amo. Funciona exactamente igual con los teclados de ordenador. Todo aquello que tocamos a menudo lleva nuestra firma microbiana. Cada cual tiene alguna pieza de colección especial que prácticamente nadie más posee.

¡Tal es el carácter singular de nuestros intestinos! ¿Cómo van a saber los médicos qué es bueno o qué es malo? Para la investigación estas singularidades resultan problemáticas. Cuando nos planteamos la pregunta «¿Cómo influyen las bacterias intestinales en la salud?» no queremos escuchar la respuesta: «A ver, el Sr. Mayer presenta un organismo asiático excepcional y muchos tipos extraños». Queremos identificar patrones y extraer conocimientos de estos.

Por lo tanto, cuando los científicos observan más de mil familias diferentes de bacterias intestinales, se les plantea la pregunta: ¿basta con definir filos a grandes rasgos o es necesario que, en última instancia, observemos cada bacteroide uniformado? Por ejemplo, *E. coli* y su pérfida gemela EHEC pertenecen a la misma familia. Las diferencias son minúsculas, pero perceptibles: *E. coli* es un habitante inocuo del intestino, mientras que EHEC provoca hemorragias graves y fuertes diarreas. No siempre tiene sentido investigar filos o familias si lo que queremos saber es qué daños pueden causar las bacterias a nivel individual.

Los genes de nuestras bacterias

Los genes son posibilidades. Los genes son informaciones. Los genes pueden imponernos algo por la fuerza u ofrecernos una habilidad. Ante todo, los genes son planes. No pueden hacer nada hasta que no se les lee y utiliza. Algunos de estos planes son inevitables: deciden sobre si seremos un ser humano o una bacteria. Otros se pueden demorar en el tiempo (como las manchas por la edad), y otros quizás los tenemos pero no se hacen realidad. Por ejemplo, unos pechos grandes: para unos será bueno y, para otros, una desgracia.

Todas las bacterias de nuestro intestino juntas poseen ciento cincuenta veces más genes que un ser humano. Esta descomunal acumulación de genes se denomina «microbioma». Si pudiéramos elegir a ciento cincuenta seres vivos distintos cuyos planos genéticos nos gustaría tener, ¿qué escogeríamos? Algunos pensarían en la fuerza del león, las alas de los pájaros, la capacidad auditiva de los murciélagos o las prácticas tiendas de campaña de los caracoles.

No solo existen motivos estéticos por los que resulta más práctico apropiarse de genes bacterianos. Se pueden absorber cómodamente a través de la boca, despliegan sus habilidades en el intestino y, además, se adaptan a nuestra vida. Nadie necesita continuamente la tienda de campaña de un caracol ni nadie necesita para siempre ayuda para digerir la leche materna; esto último desaparece lentamente una vez finalizada la lactancia. No es posible mirar a la vez todos los genes bacterianos del intestino, aunque se pueden buscar algunos, si se conocen. Podemos demostrar que los bebés poseen más genes activos para digerir la leche materna que los adultos. También que en el intestino de personas con sobrepeso hallamos más genes bacterianos para la descomposición de los hidratos de carbono; las personas de edad avanzada presentan menos genes bacterianos contra el estrés; en Tokio las bacterias pueden desintegrar algas marinas y en Alemania, por ejemplo, no. Nuestras bacterias intestinales nos proporcionan una información burda sobre quiénes somos: una persona joven, rechoncha o asiática.

Los genes de nuestras bacterias intestinales también aportan información sobre qué podemos hacer. El analgésico paracetamol puede ser más tóxico para algunas personas que para otras; algunas bacterias intestinales producen una sustancia que influye en el hígado al desintoxicar el comprimido contra el dolor. Cuando nos duele la cabeza se decide, entre otros lugares, en la tripa si podemos tragar o no un comprimido sin vacilar.

Hay que ser igual de prudente con los consejos generales sobre alimentación: actualmente está demostrado el efecto protector de la soja contra el cáncer de próstata, las enfermedades vasculares o los problemas de huesos. Más del 50 % de los asiáticos se beneficia de ello. Entre la población occidental, la eficacia se mueve entre el 25 y el 30 %. Las diferencias genéticas no lo explican. Ciertas bacterias son las que marcan la diferencia: están más presentes en los intestinos asiáticos y extraen del tofu y demás las esencias más saludables.

Para la ciencia es magnífico descubrir genes bacterianos concretos que son responsables de este efecto protector. En estos casos han respondido a la pregunta: «¿Cómo influyen las bacterias intestinales en la salud?». Pero queremos más: queremos entender el todo. Si observamos el conjunto de todos los genes bacterianos conocidos hasta la fecha, aparecen en segundo plano grupitos de genes individuales que procesan los analgésicos o los productos de la soja. Al final prevalecen las características comunes: cada microbioma contiene muchos genes para descomponer los hidratos de carbono y las proteínas o para producir las vitaminas.

Por lo general, una bacteria posee un par de miles de genes, y cada intestino agrupa hasta cien millones de bacterias. Las primeras evaluaciones de nuestras colecciones de genes bacterianos no se pueden representar en diagramas de barras o gráficas circulares: los primeros diagramas de los investigadores del microbioma se asemejan más a obras de arte moderno.

La ciencia tiene un problema con el microbioma que es el mismo que la generación Google tiene actualmente. Formulamos una pregunta y seis millones de fuentes nos responden al mismo tiempo. No podemos decir: «Muy bien, pero respondan otra vez uno por uno». Debemos crear paquetes inteligentes, clasificar de manera sustancial y detectar patrones importantes. Un primer paso en esa dirección fue el descubrimiento de tres enterotipos en el año 2011.

En aquel entonces unos investigadores de Heidelberg estudiaban el paisaje bacteriano con la técnica más moderna. Esperaban obtener la imagen habitual: mezclas caóticas de todas las bacterias imaginables y un montón de especies desconocidas. El resultado fue sorprendente. A pesar de la diversidad podía distinguirse un orden. Una de las tres familias bacterianas constituía mayoría en el reino de las bacterias. Y, de este modo, el enorme caos de más de mil familias mostraba de repente un aspecto más ordenado.

Tres tipos de intestino

El género de bacterias que conforma la mayor parte de la población nos dirá a cuál de los tres tipos de intestino pertenecemos. Tenemos a nuestra disposición géneros con bellos nombres como *Bacteroides*, *Prevotella* o *Ruminococcus*. Los investigadores detectaron estos enterotipos en personas asiáticas, americanas y europeas, tanto viejas como jóvenes, hombres o mujeres. Por la pertenencia a un tipo de intestino quizás en el futuro se puedan deducir diversas características, como el aprovechamiento de la soja, los nervios de acero o el riesgo de padecer determinadas enfermedades.

En aquel entonces representantes de la medicina tradicional china visitaron el instituto de Heidelberg donde se había producido el hallazgo. Vieron la posibilidad de vincular sus conocimientos ancestrales a la medicina moderna. Desde tiempos inmemoriales, en la medicina tradicional china se divide al ser humano en tres grupos en función de su reacción a determinadas plantas medicinales, como el jengibre. Los géneros de bacterias de nuestro organismo presentan propiedades diferentes. Descomponen los alimentos de manera distinta, producen sustancias distintas y desintoxican determinados tóxicos. Además, podrían influir en la flora intestinal para estimular o combatir otras bacterias.

Bacteroides

Los *Bacteroides* son el género intestinal más conocido y, a menudo, constituyen la fracción más amplia. Son los maestros de la descomposición de los hidratos de carbono y poseen una colección inmensa de planos genéticos con los que, si es necesario, pueden fabricar cualquier enzima para ayudar en la desintegración. Tanto si comemos un bistec, una generosa ensalada o masticamos un mantelito de rafia obnubilados por la embriaguez, los *Bacteroides* comprueban de inmediato qué enzimas necesitamos. No importa lo que les llegue; están preparados para obtener energía de eso.

Debido a su capacidad para sacar el máximo provecho de todo y transmitírnoslo, están bajo sospecha de añadirnos peso más fácilmente que otros tipos. Efectivamente, parece que a los *Bacteroides* les gusta la carne y los ácidos grasos saturados. En los intestinos de las personas que comen muchas salchichas y similares, su concentración es mayor. ¿Nos hacen engordar o se las apañan bien con la grasa? Esta pregunta aún sigue sin respuesta. Las personas que alojan *Bacteroides* probablemente también sientan inclinación por sus colegas: los *Parabacteroides*, que son especialmente hábiles para pasarnos el máximo de calorías.

Este enterotipo también llama la atención porque puede producir bastante cantidad de biotina. Otros nombres para la biotina son vitamina B7 o vitamina H. Se bautizó como vitamina H en la década de 1930, porque puede curar una enfermedad de la piel generada por un consumo excesivo de clara de huevo cruda. «H», del inglés *heal*, quizás no sea un nombre especialmente creativo, pero de alguna manera es fácil de recordar.

La vitamina H neutraliza una sustancia tóxica presente en los huevos crudos: la avidina. La enfermedad de la piel solo se produce porque hay escasez de vitamina H en el organismo. Y hay escasez de vitamina H porque está ocupada en neutralizar la avidina. Por lo tanto, el consumo de clara de huevo cruda provoca déficit de vitamina H, que, a su vez, puede ser el causante de una enfermedad de la piel.

No sé quién pudo consumir tantos huevos crudos en aquel entonces para que se pudiera identificar esta relación. Sin embargo, sí que podemos responder a quién podría comer tanta avidina en el futuro como para tener carencia de vitamina H: unos cerdos que, por desgracia, hayan acabado por equivocación en un campo sembrado de maíz genéticamente modificado. Para lograr que el maíz sea menos vulnerable a las plagas, se ha modificado con genes que ayudan a producir avidina. Si los parásitos, o los ingenuos cerdos, consumen el maíz, se intoxican. No obstante, si se cuece, ese maíz es tan comestible, en lo que a la avidina se refiere, como los huevos del desayuno pasados por agua.

Sabemos que nuestros microbios intestinales pueden producir algo de vitamina H porque algunas personas eliminan más cantidad de la que han absorbido. Puesto que ninguna célula humana puede producirla, solo tenemos a nuestras queridas bacterias como fabricantes clandestinos. No la necesitamos únicamente para «tener una piel bonita, un cabello brillante y unas uñas resistentes», tal como sugieren los envases de algunos productos que se venden en parafarmacias, sino que la biotina está implicada en procesos metabólicos de una importancia fundamental: con ella fabricamos hidratos de carbono y grasas para nuestro cuerpo, y descomponemos proteínas.

Un déficit de biotina, además de alteraciones en la piel, el cabello y las uñas, también puede provocar, por ejemplo, episodios depresivos, somnolencia, predisposición a contraer infecciones, trastornos nerviosos y niveles de colesterol elevados. Llegados a este punto, conviene hacer una llamada de ATENCIÓN en mayúsculas: la lista de síntomas en caso de carencia de vitaminas es impactante en cualquier vitamina. Resulta bastante fácil darse por aludido. Lo importante es tener claro que podemos tener un resfriado y pasar por una fase un tanto letárgica sin que ello deba significar que padecemos un déficit de biotina. Y no debemos perder de vista que nuestro nivel de colesterol será más alto tras consumir una buena porción de beicon que tras ingerir un huevo para desayunar un tanto gelatinoso con avidina.

No obstante, si pertenecemos a un grupo de riesgo, debemos pensar en el déficit de biotina. Esto incluye a las personas que hayan tomado antibióticos durante un largo período de tiempo, las que beban demasiado alcohol, aquellas a quienes les hayan extirpado un trozo de intestino delgado, las que deban someterse a diálisis o aquellas que deban tomar determinados medicamentos. Todas estas personas precisan más biotina de la que pueden absorber a través de la alimentación. Un grupo de riesgo «sano» son las embarazadas: los bebés consumen tanta biotina como electricidad un frigorífico viejo.

No obstante, aún no existe un estudio que haya analizado detalladamente en qué medida nuestras bacterias intestinales nos proporcionan la biotina. Sabemos que la producen y que las sustancias que combaten las bacterias, como los antibióticos, pueden provocar un déficit de la misma. Un proyecto de investigación bastante interesante sería determinar si alguien con el enterotipo *Prevotella* tiene más tendencia a sufrir carencia de biotina que alguien poblado por *Bacteroides*. Sin embargo, puesto que no conocimos la existencia de los enterotipos hasta 2011, está claro que antes deberán contestarse otras preguntas.

Los *Bacteroides* no solo son tan exitosos por su buen «rendimiento», sino que también colaboran estrechamente con otros. Existen especies que logran subsistir en el intestino, simplemente, recogiendo la basura de los *Bacteroides*.

Los *Bacteroides* rinden mejor en un entorno ordenado, y los organismos de recogida de basura tienen una fuente de ingresos segura. Los compostadores van un nivel más allá: no solo reutilizan la basura, sino que con ella fabrican además productos que pueden reutilizar los *Bacteroides*. Pero en algunas vías metabólicas los propios *Bacteroides* adoptan la función de compostadores: si necesitan un átomo de carbono para transformar algo, simplemente recurren al aire del intestino y lo agarran. Siempre encuentran lo que buscan, puesto que en nuestro metabolismo el carbono se produce como desecho.

Prevotella

El género *Prevotella* suele ser todo lo contrario de los *Bacteroides*. Según algunos estudios, es más frecuente entre personas vegetarianas, pero también en personas que no exageran el consumo de carne o incluso en amantes acérrimos de la carne. Nuestra alimentación no es el único factor que juega un papel en la colonización de nuestro intestino. En seguida veremos más datos al respecto.

Los *Prevotella* también tienen colegas bacterianos con los que trabajan a gusto: los *Desulfovibrionales*, los cuales poseen a menudo flagelos propulsores con los que pueden desplazarse y que, al igual que los *Prevotella*, son buenos escudriñando nuestra membrana mucosa en busca de proteínas aprovechables. Pueden comerse esas proteínas o construir quién sabe qué con ellas. Durante el trabajo de los *Prevotella* se producen compuestos de azufre. Reconocemos su olor por los huevos cocidos. Si los *Desulfovibrionales* no pulularan por ahí y recogieran con diligencia lo que se va produciendo, los *Prevotella* estarían pronto rodeados de su propia ciénaga de azufre. En realidad, no es que ese gas sea insano. Pero, por precaución, a nuestra nariz no le gusta, porque a una concentración mil veces superior poco a poco empezaría a ser peligroso...

La vitamina típica de este enterotipo también contiene azufre y va acompañada de un olor interesante: es la tiamina, o vitamina B1, una de las vitaminas más conocidas e importantes. Nuestro cerebro la necesita no solo para alimentar bien a las células nerviosas, sino también para envolverlas por fuera con un manto lipídico con aislamiento eléctrico. Por este motivo, la carencia de tiamina es una de las posibles causas de los músculos temblorosos y la falta de memoria.

Las personas con una deficiencia muy grave de vitamina B1 padecen una enfermedad llamada «beriberi», que se describió en la zona asiática hacia el año 500 a. C. Traducido, beriberi significa «no puedo, no puedo». Significa que los afectados, debido a los nervios dañados y la atrofia muscular, ni tan siquiera pueden andar. Actualmente, se sabe que el arroz descascarillado carece de vitamina B1; en el caso de una alimentación incompleta, la deficiencia de vitamina B1 puede manifestar sus primeros síntomas en pocas semanas.

Además de los trastornos nerviosos y de la memoria, en el caso de una carencia menos grave, los individuos pueden estar algo irritados, padecer frecuentes dolores de cabeza o presentar problemas de concentración; en casos avanzados, puede haber una tendencia a desarrollar edemas e insuficiencia cardíaca. Pero, llegados a este punto, hay que recordar que estos problemas pueden provenir de otras causas. Hay que preocuparse si se producen con mucha frecuencia o intensidad, y raras veces se deben solo a una carencia vitamínica.

Los síntomas de deficiencia más bien nos ayudan a comprender en qué procesos están implicadas las vitaminas en general. Si nuestra alimentación no se compone únicamente de arroz descascarillado o alcohol, en la mayoría de los casos estaremos bien provistos. El hecho de que nuestras bacterias intestinales nos puedan ayudar en nuestro aprovisionamiento, las convierte en mucho más que un simple montón de calderas de azufre pululantes. Y precisamente eso es lo más fascinante.

Ruminococcus

Este género provoca divergencias entre las mentes; como mínimo entre las de los científicos. Algunos de los que han comprobado la existencia de los enterotipos solo han podido hallar *Prevotella* y *Bacteroides*, pero no el grupo *Ruminococcus*. Otros apuestan por la existencia de este tercer género, mientras que otros opinan que también existe un cuarto o quinto grupo, o incluso más, de otros géneros de bacterias. Estas discusiones pueden estropearle a más de uno la pausa para el café en un congreso.

Algunos estamos de acuerdo: podría ser que este grupo existiera. Comida favorita propuesta: pared celular vegetal. Eventuales colegas: bacterias *Akkermansia*, que descomponen la mucosidad y absorben el azúcar con bastante rapidez. La sustancia que produce *Ruminococcus* es el hemo, necesario, por ejemplo, para que el cuerpo fabrique sangre.

Alguien que presuntamente tuvo problemas con la fabricación de hemo fue el conde Drácula. En su Rumania natal hay un conocido defecto genético de las siguientes características: intolerancia al ajo y a la luz solar, además de producción de orina roja. La orina roja se debe a que la producción de sangre no funciona y la orina del afectado contiene productos intermedios inacabados. No obstante, la conclusión de entonces fue otra: si alguien micciona orina de color rojo, significa que antes ha bebido sangre. Hoy en día, las personas que padecen esta enfermedad reciben un tratamiento adecuado en lugar de convertirse en protagonistas de una historia de miedo.

Incluso aunque no existiera el grupo *Ruminococcus*, estas bacterias estarían presentes en nuestros intestinos. Por eso no hace ningún daño que sepamos algo más sobre ellas, Drácula y los matices de la orina. Por ejemplo, los ratones sin bacterias intestinales presentan problemas en la producción de hemo. Por lo tanto, no es baladí afirmar que las bacterias son importantes para ello.

Ya conocemos un poco mejor el pequeño mundo de los microbios intestinales. Sus genes constituyen una inmensa reserva de habilidades prestadas. Contribuyen a la digestión y producen vitaminas y otras sustancias útiles. El principio es formar conjuntos de enterotipos y buscar patrones. Y lo hacemos por un motivo: en nuestra tripa se asientan cien billones de pequeños seres vivos y es obvio que su paso deja huella. Avancemos un paso más hasta lograr efectos visibles y examinemos con más detenimiento la forma en que esas bacterias intestinales inciden en nuestro metabolismo, lo beneficiosas que nos resultan y cuáles de ellas causan estragos.

El papel de la flora intestinal

A veces contamos a nuestros hijos grandes mentiras porque son muy entrañables, como la del hombre con barba que una vez al año reparte regalos a todos los niños y surca los cielos con su veloz carro tirado por renos, o la del conejo de Pascua que esconde huevos en el jardín. A veces ni tan siquiera nos damos cuenta de que no les estamos diciendo la verdad. Como con el típico ritual para dar de comer: «Una cucharada para mamá, una cucharada para papá. Una para el abuelo, una para la abuela...». Si quisiéramos entretener a nuestro bebé mientras le damos de comer, para ser científicamente correctos deberíamos decirle: «Una cucharada para ti, bebé. Una pequeña porción de la siguiente cucharada para tus bacterias *Bacteroides*. Una porción igualmente pequeña para tus bacterias *Prevotella*. Y una porción diminuta para otros microorganismos que ahora mismo tienes en tu tripa y están esperando su comida». Incluso podríamos mandar un saludo caluroso a los microcolegas de la tripa, porque los *Bacteroides* y compañía ayudan con diligencia a alimentar a nuestro bebé. Y no solo durante el período de la lactancia. La persona adulta también es retroalimentada a bocados por sus bacterias intestinales. Estas procesan alimentos que, de lo contrario, no podríamos descomponer y se reparten los restos con nosotros.

La verdad es que la hipótesis de que las bacterias intestinales influyen en el conjunto de nuestro metabolismo y, por lo tanto, también regulan nuestro peso apenas tiene un par de años. Consideremos primero el concepto básico: cuando las bacterias comparten con nosotros la comida, no significa que nos estén robando nada. Apenas hay bacterias intestinales en esas zonas del intestino delgado donde nosotros mismos descomponemos y absorbemos los alimentos. Las mayores concentraciones de bacterias se hallan allí donde la digestión prácticamente ya ha finalizado y solo se transporta lo no digerido. Cuanto más nos aproximamos desde el intestino delgado al ano, más bacterias encontramos por centímetro cuadrado en la mucosa intestinal. Esta distribución debe permanecer así; de eso se encarga nuestro intestino. Si el equilibrio se ve perturbado y las bacterias avanzan traviesas y en gran cantidad hacia el intestino delgado, hablamos de *bacterial overgrowth* o «sobrecrecimiento bacteriano». Los síntomas y las consecuencias de este cuadro clínico relativamente inexplorado son intensas flatulencias, dolores de tripa, dolores articulares, inflamaciones intestinales o también carencia de nutrientes y anemia.

En el caso de los rumiantes, como las vacas, la organización es justo al revés: estos animales de gran tamaño aguantan bastante bien para alimentarse únicamente de hierba y otras plantas. Ningún otro animal se atrevería a hacerles chistes sobre veganos. ¿Su secreto? Las bacterias de las vacas están asentadas muy arriba de su tracto digestivo. Las vacas ni tan siquiera intentan digerir por sí solas, sino que directamente pasan los complicados hidratos de carbono vegetales a los *Bacteroides* y demás, los cuales les preparan un banquete mucho más digerible.

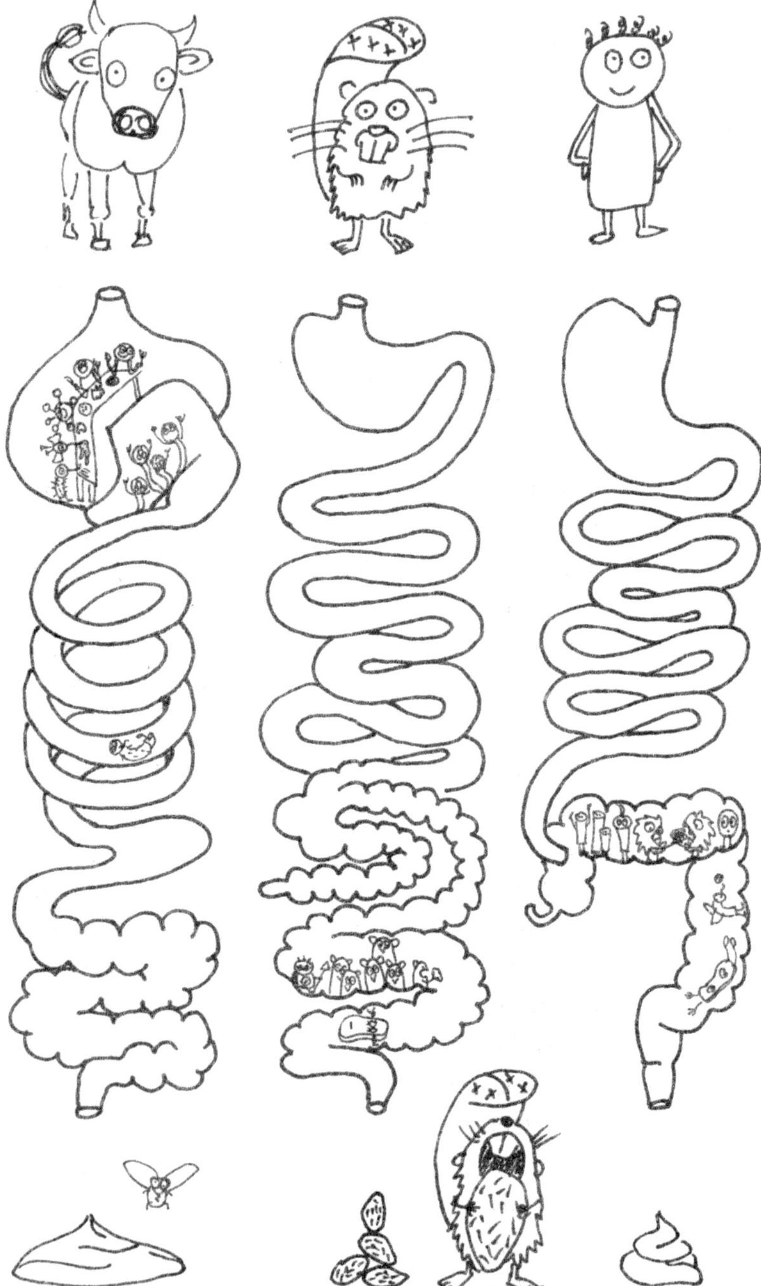

El hecho de que las bacterias estén asentadas tan arriba del tubo digestivo resulta muy práctico. Las bacterias son ricas en proteínas, es decir, desde el punto de vista de la técnica culinaria, son pequeños bistecs. Cuando ya no sirven en el estómago de la vaca, se deslizan hacia arriba y se digieren allí. De este modo, la vaca obtiene una magnífica fuente de proteínas: diminutos bistecs de microbios de cosecha propia. Las bacterias intestinales de los humanos están situadas demasiado alejadas en el intestino para poder proporcionarnos este práctico servicio de bistecs a la carta y las eliminamos sin digerir.

Los roedores también transportan a sus microbios tan atrás como nosotros, pero no les gusta que se les escapen las proteínas de las bacterias. Para evitarlo, simplemente se comen sus heces. Nosotros no lo hacemos y, en su lugar, acudimos al supermercado y compramos carne o tofu para compensar que no podemos aprovechar las bacterias ricas en proteínas que alojamos en el intestino grueso. Sin embargo, sí que nos beneficiamos de su trabajo, aunque no las digerimos: las bacterias producen nutrientes de un tamaño tan pequeño que los podemos absorber a través de nuestras células intestinales.

Es algo que también pueden hacer fuera del intestino. El yogur no es otra cosa que leche digerida por bacterias. El azúcar de la leche (la lactosa) se descompone en gran parte y se transforma en ácido láctico (lactato) y moléculas de azúcar más pequeñas. Todo esto hace que el yogur, en su conjunto, sea más ácido y dulce que la leche. El ácido de nueva creación posee otro efecto: gracias a él cuaja la proteína láctea, con lo que la leche se vuelve más sólida. Por este motivo el yogur tiene una consistencia diferente. La leche predigerida (el yogur) ahorra trabajo a nuestro cuerpo, ya que solo debemos continuar la digestión.

En este sentido, dejar que se predigieran aquellas bacterias que fabrican productos finales especialmente sanos constituye una maniobra inteligente. Por este motivo, los fabricantes de yogures que están mínimamente atentos utilizan bacterias que producen más ácido láctico «dextrógiro» (que gira a la derecha) que ácido láctico «levógiro» (que gira a la izquierda). El ácido láctico levógiro es una molécula que está exactamente invertida lateralmente respecto de la molécula del ácido láctico dextrógiro. Para nuestras enzimas digestivas humanas eso es como si un diestro experimentado tuviera que utilizar unas tijeras para zurdos: difícil de digerir. Por eso en el supermercado deberíamos preferir los yogures en cuya lista de ingredientes conste algo así como: «... contiene principalmente ácido láctico dextrógiro».

Las bacterias no solo descomponen nuestra comida, sino que además, durante ese proceso, producen sustancias totalmente nuevas. Un repollo, por ejemplo, contiene menos vitaminas que la col fermentada, en la que posteriormente se convierte, y las bacterias son las encargadas de fabricar esas vitaminas adicionales. En el queso las bacterias y los hongos son los responsables del sabor, la cremosidad y los agujeros del queso. A los embutidos de carne aderezada o al salami a menudo se les agregan los denominados «cultivos iniciadores» o «fermentos». «Cultivos iniciadores» es el término para decir: «Casi no nos atrevemos a expresarlo en voz alta, pero son las bacterias (sobre todo, los estafilococos) las que hacen que esto sea exquisito». En el vino o el vodka apreciamos un producto metabólico final de levaduras denominado «alcohol». Sin embargo, el trabajo de los microorganismos no finaliza ni mucho menos en la barrica de vino. Prácticamente todo lo que explican los catadores sobre los vinos no tiene lugar en la botella de vino. Los sabores que percibimos a posteriori, como el «retrogusto del vino», aparecen con retraso porque las bacterias necesitan tiempo para realizar su trabajo. Están situadas en la parte trasera de nuestra lengua, donde transforman la comida y la bebida. Las sustancias que liberan allí aportan el regusto. Cada experto catador de vinos notará un sabor un tanto distinto dependiendo de las bacterias concretas de su lengua. No obstante, es todo un detalle que nos hable tan abiertamente de sus microbios. ¿Qué otro lo haría con tanto orgullo?

En nuestra boca habita aproximadamente una diezmilésima parte de las bacterias que se hallan en el intestino y, aun así, podemos saborear su trabajo. Nuestro tracto digestivo puede estar muy orgulloso de contar con una multitud tan amplia con unas habilidades tan diversas. Aunque la glucosa simple o la fructosa todavía se digieren bien, muchos intestinos ya quedan agotados con la lactosa, es decir, el azúcar de la leche, y sus dueños padecen entonces intolerancia a la lactosa. En el caso de los hidratos de carbono vegetales complejos, un intestino estaría totalmente perdido si tuviera que disponer de la enzima de descomposición que corresponde a cada uno de ellos. Nuestros microbios son expertos en estas sustancias. Nosotros les proporcionamos alojamiento y restos de comida, y ellos se ocupan de las cosas que a nosotros nos resultan demasiado complicadas.

La alimentación occidental está compuesta en un 90 % de los alimentos que ingerimos y en un 10 % de lo que nuestras bacterias nos aportan a diario. Dicho de otro modo: después de nueve almuerzos el siguiente plato principal corre por cuenta de la casa. La alimentación de los adultos constituye la actividad principal para algunas de nuestras bacterias. En este sentido no es baladí lo que comemos, como tampoco lo son las bacterias que nos alimentan. Dicho de otro modo:

cuando hablamos del tema del peso, no solo deberíamos pensar en las calorías grasientas, sino también en el mundo bacteriano que siempre está sentado también a la mesa.

¿Cómo pueden hacernos engordar las bacterias? Tres hipótesis

1.

La flora intestinal contiene demasiadas «bacterias tragonas», que son bacterias que descomponen los hidratos de carbono de forma eficiente. Si las bacterias tragonas proliferan excesivamente, tenemos un problema. Los ratones delgados expulsan una determinada cantidad de calorías no digeribles, mientras que sus colegas rechonchos eliminan menos. Su flora intestinal «tragona» aprovecha hasta el último pedazo de la misma comida y alimenta jovial al señor Ratón o a la señora Ratona. Extrapolado a los seres humanos, esto significa que algunas personas crean un odioso colchón de grasa aunque no coman más que otras personas, ya que su flora intestinal posiblemente saque más provecho de la comida.

¿Cómo es posible? A partir de los hidratos de carbono no digeribles, las bacterias pueden producir diferentes ácidos grasos: las bacterias que sienten predilección por las hortalizas más bien fabrican ácidos grasos para el intestino y el hígado, mientras que otras bacterias producen ácidos grasos que se encargan de alimentar al resto de nuestro cuerpo. Por este motivo, un plátano puede engordar menos que media chocolatina, aportando el mismo número de calorías: los hidratos de carbono vegetales llaman antes la atención de los proveedores locales que la de los encargados de alimentar a todo el cuerpo.

En estudios con personas con sobrepeso se ha demostrado que, en conjunto, impera en su flora intestinal una diversidad menor y que predominan determinados grupos de bacterias que, sobre todo, metabolizan hidratos de carbono. No obstante, para padecer sobrepeso de verdad deben darse más factores. En experimentos con ratones de laboratorio algunos pesaban un 60 % más que al principio. Algo así no pueden lograrlo los «alimentadores» por sí solos. Por este motivo, se estableció otro marcador para el sobrepeso severo: la inflamación.

2.

Cuando existen problemas metabólicos como sobrepeso, diabetes o concentraciones elevadas de grasa en la sangre, la mayoría de las veces se detecta una ligera elevación de marcadores de inflamación en sangre. Los valores no son tan altos como para requerir tratamiento, como sería el caso de una herida grande o una septicemia. Por este motivo, el fenómeno recibe el nombre de inflamación subclínica. Si hay alguien que entienda de inflamaciones, esas son las bacterias. En su superficie se halla una sustancia transmisora que dice al cuerpo: «¡Inflámate!».

Sin duda, este mecanismo resulta útil en el caso de las heridas: con la inflamación se despiden y combaten las bacterias. Mientras las bacterias permanezcan dentro de su membrana mucosa en el intestino, la sustancia transmisora no interesa a nadie. En el caso de combinaciones de bacterias malas y una alimentación muy grasa, llega demasiada cantidad de esa sustancia transmisora a la sangre. Y nuestro cuerpo entra en modo de ligera inflamación. Unas cuantas reservas de grasa por si vienen malos tiempos no hacen daño.

Las sustancias transmisoras de las bacterias también pueden acoplarse a otros órganos e influir en el metabolismo: en los roedores y seres humanos se unen al hígado o al propio tejido adiposo y fomentan allí el almacenamiento de grasa. También resulta interesante su efecto en la glándula tiroides: los agentes inflamatorios bacterianos dificultan su trabajo, haciendo que se generen menos hormonas tiroideas y la combustión de grasas sea más lenta.

A diferencia de las infecciones graves que martirizan al cuerpo y provocan que adelgace, la inflamación subclínica nos hace engordar. Y, para acabarlo de rematar, no solo las bacterias provocan inflamación subclínica, sino que también se han observado otras causas posibles, como el desequilibrio hormonal, un exceso de estrógenos, la deficiencia de vitamina D o incluso una alimentación con demasiado gluten.

3.

Atención: ¡alucinante! Una hipótesis postulada en 2013 afirma que las bacterias intestinales pueden influir en el apetito de sus dueños. A grandes rasgos, los ataques de hambre canina a las diez de la noche de bombas de caramelo recubiertas de chocolate, amén de un paquete de galletitas saladas, no siempre se inician en ese órgano que se encarga de calcular las declaraciones de impuestos. No es en el cerebro, sino en nuestra tripa donde reside un grupo de bacterias que ansían zamparse una hamburguesa cuando en los últimos tres días han sido devastadas por una dieta. De algún modo se comportan con un encanto especial, pues apenas podemos negarnos a cumplir sus deseos.

Para comprender esta hipótesis hay que ponerse en el lugar de la materia «comida». Cuando elegimos entre diferentes platos, normalmente nos decantamos por lo que nos apetece. La cantidad que ingerimos a continuación depende de la sensación de saciedad. En teoría, las bacterias poseen medios para influir en ambas cosas: las ganas y la saciedad. Como hemos dicho, de momento solo existe la sospecha de algún comentario sobre nuestro apetito, aunque no sería ninguna estupidez, puesto que lo que comemos y la cantidad que comemos puede significar la vida o la muerte en su mundo. En tres millones de años de coevolución, las bacterias simples han dispuesto de tiempo suficiente para adaptarse de forma óptima al mundo humano.

Para despertar las ganas de comer algo hay que ir al cerebro. Y eso es complicado. El cerebro está envuelto en una sólida meninge. Y más densas aún que esta membrana son las capas que hay dispuestas alrededor de los vasos que atraviesan el cerebro. Los únicos que logran atravesar esta maraña son el azúcar puro y los minerales, además de todo lo que sea tan pequeño y liposoluble como un neurotransmisor. La nicotina, por ejemplo, tiene permitida la entrada y desencadena allí sensaciones de recompensa o un distendido estado de alerta.

Las bacterias pueden fabricar sustancias tan pequeñas que, a pesar del manto de vasos sanguíneos, logran llegar al cerebro, como es el caso de la tirosina y el triptófano. En las células del cerebro estos dos aminoácidos se transforman en dopamina y serotonina. ¿Dopamina? Bueno, pues hola, si no aparece la palabra clave «centro de recompensa». ¿Serotonina? Seguro que también nos suena de algo. Su carencia está vinculada a la depresión. Puede hacernos sentir satisfechos o amodorrados. Y ahora, por favor, pensemos en el último banquete de Navidad. ¿Alguien se quedó dormido en el sofá satisfecho, perezoso y amodorrado?

La teoría, pues, reza así: nuestras bacterias nos recompensan cuando les proporcionamos una buena carga de alimentos. Es una sensación agradable y nos dan ganas de ingerir determinadas comidas. Estrictamente no solo por sus alimentos, sino porque también estimulan nuestros propios transmisores. Y este mismo principio es aplicable a la saciedad.

Varios estudios han demostrado que nuestros propios transmisores de la saciedad aumentan significativamente cuando comemos de manera adecuada para nuestras bacterias. Esto significa ingerir alimentos que llegan sin digerir al intestino grueso, donde las bacterias los pueden devorar. Sorprendentemente, la pasta y el pan tostado no forman parte de este selecto grupo (más información en la página 291, apartado *Prebióticos*).

Por lo general, la saciedad se señaliza desde dos lugares: uno es el cerebro y el otro, el resto del cuerpo. En este proceso se pueden torcer muchas cosas: los genes de la saciedad pueden ser erróneos en las personas con sobrepeso; sencillamente no logran crear una sensación de saciedad. Según la teoría del «cerebro egoísta», el cerebro no recibe suficientes alimentos y por eso decide que no está saciado. Aunque no solo los tejidos del organismo y la mente humana dependen de nuestra comida, sino que también nuestros microbios quieren que los alimentemos. Proporcionalmente, su efecto es pequeño e insignificante: dos kilos de bacterias en un intestino. ¿Qué derecho tienen a decir nada?

Dadas las múltiples funciones que ejerce nuestra flora intestinal, es evidente que también tiene derecho a expresar sus deseos. Al fin y al cabo, sus bacterias son los entrenadores más importantes del sistema inmunitario, ayudan a la digestión, fabrican vitaminas y son maestros de la desintoxicación de pan con moho o medicamentos. Evidentemente, la lista es mucho más extensa, pero el mensaje ya debería estar claro: sin duda, tienen derecho a participar en asuntos de saciedad.

Lo que aún no está claro es si determinadas bacterias expresan apetitos diferentes. Si durante un largo período de tiempo no comemos dulces, en algún momento ya no los echaremos tanto de menos. ¿Podríamos matar de hambre al *lobby* de las chocolatinas y las gominolas? En este punto, pisamos el terreno de las especulaciones.

Sobre todo no debemos imaginarnos el cuerpo como una estructura bidimensional de efecto-reacción. El cerebro, el resto del cuerpo, las bacterias y los elementos nutricionales interactúan en cuatro dimensiones. Es evidente que comprender mejor todos los ejes nos permite avanzar más. Sin embargo, trajinamos mejor con las bacterias que con nuestro cerebro o nuestros genes, y eso es precisamente lo que las hace tan fascinantes. Lo que las bacterias nos dan de comer no solo es interesante para los michelines de la tripa y las cartucheras, sino que, por ejemplo, también entran en juego cuando se trata de las concentraciones de grasa en la sangre, como el colesterol y compañía. Este conocimiento entraña cierta fuerza explosiva, puesto que el sobrepeso y una concentración alta de colesterol están vinculados a los grandes problemas de salud de nuestra época: hipertensión, arteriosclerosis y diabetes.

Colesterol y bacterias intestinales

La relación entre las bacterias y el colesterol se descubrió por primera vez en la década de 1970. Investigadores estadounidenses habían examinado a guerreros masái de África y se habían sorprendido de sus bajos niveles de colesterol, puesto que esos guerreros prácticamente no comían otra cosa que carne y bebían leche como si fuera agua. No obstante, ese consumo de grasa animal no suponía unos niveles elevados de grasa en la sangre. Los científicos sospecharon de la existencia de una misteriosa sustancia láctea que podía mantener baja la concentración de colesterol.

Posteriormente, hicieron todo lo posible por encontrar esa sustancia láctea. Además de la leche de vaca también se analizaron las de camello y rata. A veces lograban disminuir el nivel de colesterol y otras no. Los científicos no podían hacer nada con esos resultados. En otro experimento, en lugar de leche se administró a los masáis un sucedáneo vegetal (Coffeemate) muy enriquecido con colesterol y, a pesar de ello, no aumentó la concentración de colesterol en los voluntarios del estudio. Los científicos consideraron que esto refutaba sus hipótesis sobre la leche.

Habían tomado buena nota de que los masáis a menudo bebían la leche «cuajada». Pero nadie pensó en que son necesarias determinadas bacterias para que la leche cuaje. También habría sido una explicación lógica al experimento con el Coffeemate; al fin y al cabo, las bacterias establecidas anteriormente continúan viviendo en el intestino aunque nos cambiemos a un sucedáneo vegetal de la leche enriquecido con colesterol. Aunque los masáis reducían su nivel de colesterol en el 18 % cuando bebían leche «cuajada» en lugar de leche normal, los investigadores seguían buscando la misteriosa sustancia láctea. Mucho trabajo para nada.

Estos estudios con los masáis no satisfarían las exigencias actuales. Los grupos experimentales eran muy pequeños. Los masáis andan a diario unas trece horas y, cada año, viven unos meses en ayunas: sencillamente no podemos compararlos con los europeos que comen carne. Sin embargo, décadas después, unos investigadores conocedores del mundo bacteriano desempolvaron los resultados de este estudio. ¿Bacterias que reducen el colesterol? ¿Por qué no probarlo en el laboratorio? Cogemos un matraz con bolo alimenticio, a una temperatura agradable de 37 ºC, añadimos colesterol y bacterias y... *voilà!* La bacteria empleada fue *Lactobacillus fermentus*, y el colesterol añadido... desapareció, al menos en gran parte.

Los experimentos pueden arrojar resultados muy diferentes, dependiendo de si los realizamos en un matraz de vidrio o en un opistoconto. Mi vida se convierte en una montaña rusa emocional cuando leo frases como la siguiente en artículos científicos: «La bacteria *L. plantarum* Lp91 puede reducir considerablemente los niveles altos de colesterol y otros niveles de grasa en la sangre, hace aumentar el HDL bueno y tiene como resultado tasas de arteriosclerosis claramente disminuidas, *tal como se ha podido demostrar con éxito en ciento doce hámsteres dorados de Siria*». Nunca me había sentido tan decepcionada con los hámsteres dorados de Siria. Los ensayos con animales son el primer paso para realizar experimentos en sistemas vivos. Si pusiera «tal como se ha podido demostrar en ciento veintidós estadounidenses con sobrepeso», la cosa resultaría mucho más impresionante.

No obstante, ese resultado tiene mucho valor. Algunos estudios realizados en ratones, ratas y cerdos arrojaron tan buenos resultados con algunos tipos de bacterias que se creyó oportuno llevarlos a cabo también en seres humanos. A los voluntarios se les administraron periódicamente bacterias y, al cabo de un tiempo determinado, se les midió el nivel de colesterol. Las clases de bacterias empleadas, las dosis, la duración o también el tipo de administración fueron a menudo totalmente diferentes. En unas ocasiones los estudios fueron satisfactorios y en otras, no. Además, nadie sabía de hecho si una cantidad suficiente de las bacterias administradas sobrevivía al ácido gástrico e influía en los niveles de colesterol.

Los estudios realmente interesantes han empezado a surgir hace apenas unos años. En 2011, ciento catorce canadienses participaron en un estudio en el que debían ingerir dos veces al día un yogur de fabricación especial. La bacteria añadida era *Lactobacillus reuteri*, en una forma particularmente resistente a la digestión. En cuestión de seis semanas el LDL-colesterol malo disminuyó una media del 8,91 %, lo que equivale aproximadamente a la mitad del efecto obtenido con la administración de un medicamento suave contra el colesterol y sin efectos secundarios. En otros estudios con otras cepas bacterianas se han logrado reducir los niveles de colesterol incluso del 11 al 30 %. Ahora han de realizarse estudios de seguimiento para confirmar los efectos positivos.

Existen varios cientos de candidatos bacterianos que se podrían probar en el futuro. Para seleccionarlos debemos preguntarnos: ¿qué habilidades debe tener la bacteria o, mejor aún, qué genes? Actualmente, el candidato principal son los genes BSH, que es la sigla de «Bile Salt Hydroxylase» (hidroxilasa de sales biliares). Esto significa que las bacterias con estos genes pueden transformar las sales biliares. ¿Qué tienen que ver las sales biliares con el colesterol? La respuesta radica en la etimología del nombre «colesterol», que procede del griego *kolé* («bilis») y *stereos* («sólido»). Cuando se descubrió el colesterol por primera vez se halló en los cálculos biliares. En nuestro cuerpo la bilis es el medio de transporte de las grasas y del colesterol. Con la BSH las bacterias pueden modificar la bilis para que funcione peor. De este modo el colesterol liberado y la grasa de la bilis ya no se absorben durante la digestión y acaban, sin más, en el retrete. Para las bacterias este mecanismo resulta útil, ya que les permite debilitar la bilis, que puede atacar a su membrana celular, y se pueden proteger hasta que finalmente llegan al intestino grueso. Pero existen muchos otros mecanismos a través de los cuales las bacterias manejan el colesterol: lo pueden absorber directamente e incorporarlo a sus propias paredes celulares; lo pueden transformar en una sustancia nueva o manipular los órganos que fabrican el colesterol. La mayor parte del colesterol se produce en el hígado y el intestino, donde los pequeños mensajeros químicos de las bacterias contribuyen a regular el trabajo.

Llegados a este punto, debemos ser prudentes y preguntarnos si realmente el cuerpo siempre quiere deshacerse de su colesterol. Se encarga de fabricar entre el 70 y el 95 % de nuestro colesterol, y esto ¡supone mucho trabajo! Gracias a su cobertura mediática imparcial podríamos pensar que el colesterol es malo de por sí. Y esa es una afirmación bastante errónea. *Demasiado* colesterol no es aconsejable, pero *demasiado poco* tampoco lo es. Sin colesterol no tendríamos hormonas sexuales ni vitamina D, y nuestras células serían inestables. La grasa y el colesterol no son un tema que ataña únicamente a las personas a quienes tanto les gusta comer pasteles y salchichas. Nos afecta a todos. En los estudios realizados, la escasez de colesterol se asocia a problemas de memoria, depresión y comportamiento agresivo.

El colesterol es esa formidable materia prima básica con la que se pueden construir cosas importantes. Efectivamente, su exceso es perjudicial; se trata, pues, de encontrar el justo equilibrio. Y nuestras bacterias no serían nuestras si no nos ayudaran a lograrlo. Algunas de ellas producen más propionato, una sustancia que inhibe la formación de colesterol, y otras fabrican más acetato, que estimula la formación de colesterol.

¿Quién habría dicho que un capítulo que empezaba hablando de los pequeños y luminosos puntos que conforman las bacterias podría acabar con las palabras «ganas y saciedad» o «colesterol»? Voy a resumirlo: las bacterias contribuyen a nuestra alimentación, hacen que las sustancias sean más digeribles y fabrican algunas otras sustancias. Actualmente, algunos científicos defienden la teoría de que la microbiota de nuestro intestino puede considerarse un órgano. Al igual que los otros órganos de nuestro cuerpo, tiene un origen, se desarrolla con nosotros, está compuesto de un montón de células y se comunica constantemente con sus colegas, los demás órganos.

Malhechores: bacterias dañinas y parásitos

El bien y el mal conviven en el mundo, también en el de nuestros microbios. El mal suele tener algo en común: en realidad solo quiere lo mejor... para sí mismo.

Salmonelas con sombreros

Al cascar un huevo, al valiente pionero de la cocina a veces le invade una especie de miedo ancestral ante una amenaza cruda: ¡la salmonela! Todos conocemos a una o dos personas a quienes esa pechuga de pollo medio cruda o la gula por probar una pizca de masa de pastel cruda le ha colmado de ríos de diarrea y vómitos.

La salmonela puede llegar por caminos insospechados a nuestra comida. Algunas comparecen, por ejemplo, a través de la globalización de la carne de pollo y los huevos. Funciona así: los cereales forrajeros para las gallinas difícilmente se pueden obtener más baratos que en África. Así que los importamos. Pero en África existen más tortugas y lagartos en libertad que en cualquier país de Europa. Por lo tanto, las salmonelas viajan junto con los cereales hasta llegar a nosotros. ¿Por qué? Estas bacterias son componentes habituales de la flora intestinal de los reptiles. Mientras la tortuga deposita relajadamente sus heces en los cereales exportados a un país europeo, el agricultor africano se prepara para iniciar la cosecha. Tras un relajado viaje en barco pasando por el continente europeo, los cereales, junto con las bacterias de las deposiciones del reptil, llegan a las explotaciones agrícolas alemanas y acaban en el buche de una hambrienta gallina. La salmonela no es un componente de la flora intestinal natural de las gallinas, sino, a menudo, un patógeno.

Es así como las salmonelas llegan al intestino de los animales, donde pueden multiplicarse, y después la gallina las elimina. Puesto que las gallinas cuentan con un único orificio por donde desfilan todos los artículos de exportación que salen de su cuerpo, el huevo entra inevitablemente en contacto con las salmonelas de las heces de la gallina. Por este motivo, de entrada, las salmonelas solo están presentes en la cáscara de los huevos; solo logran penetrar en el interior del huevo cuando la cáscara está rota por algún sitio.

Pero ¿cómo llegan las salmonelas del intestino a la carne de pollo? Es un asunto desagradable. Los pollos alimentados con forrajes baratos normalmente son conducidos a grandes mataderos, donde tras sacrificarlos y decapitarlos pasan por grandes depósitos de agua. Por decirlo de algún modo, esos depósitos son una zona de *wellness* para las salmonelas, incluida la entrada al intestino de la gallina. En un matadero donde se sacrifiquen a diario doscientos mil pollos, bastará un lote de pollos alimentados con forrajes baratos para obsequiar al resto de sus compañeros con una abundante cantidad de salmonela. Esos pollos acaban posteriormente como congelados baratos en supermercados de descuento. Si los asamos o cocinamos a altas temperaturas, acabaremos con todas las salmonelas y ya no deberán preocuparnos.

La carne bien asada no suele ser el motivo de una infección por salmonela. Los problemas empiezan cuando dejamos descongelar el pollo despreocupadamente en el fregadero o en el escurridor para la ensalada. Las bacterias se pueden congelar y volver a descongelar a la perfección. El gigantesco archivo de bacterias de nuestro laboratorio está compuesto por una colección de curiosos gérmenes de pacientes que han soportado tranquilamente temperaturas de –80 °C y que siguen vivitos y coleando tras descongelarlos. Solo se estropean con el calor: bastan diez minutos a 75 °C para acabar con todas las salmonelas. Por eso nuestra perdición no será ese pollo cuidadosamente asado, sino la lechuga que hemos depositado un momento en el mismo fregadero donde se ha descongelado el pollo.

Así pues, no somos conscientes de que regularmente entramos en contacto con la flora intestinal de los animales de granja hasta que nos invaden bacterias totalmente extrañas que nos provocan diarrea. Todo lo demás es, por así decirlo, rutina diaria: en algún sitio tenemos que adquirir nuestras bacterias. Si apostamos formalmente por los huevos ecológicos de campo alimentados con forraje de cultivo propio, en general aumentará nuestro umbral de seguridad contra bacterias peligrosas, a menos que al propio agricultor le guste consumir pollo comprado en supermercados de descuento.

Si la preparación del pollo no ha acabado de funcionar, además de las células musculares del animal, también degustaremos un par de células de salmonela. Se precisan entre diez mil y un millón de estos organismos unicelulares para dejarnos fuera de combate. Un millón de estas bacterias tienen un tamaño parecido a una quinta parte de un grano de sal. ¿Cómo logra este diminuto ejército que un enorme coloso con un volumen aproximado de seiscientos millones de granos de sal acabe encerrado en el retrete? Es como si un único pelo de Obama gobernara a todos los estadounidenses.

La salmonela se duplica con mucha más rapidez que los pelos: este es el primer punto que hay que tener en cuenta.

En cuanto reinan temperaturas superiores a 10 °C, la salmonela despierta de su hibernación y crece con diligencia. Tiene varios delicados brazos para nadar, con los que avanza hasta que se acopla a la piel del intestino, donde permanece enganchada. Desde allí penetra en nuestras células, que se inflaman y segregan gran cantidad de líquido al intestino a fin de librarse de estos patógenos a la mayor brevedad posible.

Desde la ingesta casual hasta la expulsión de agua abundante transcurren entre pocas horas y un par de días. Si no somos demasiado pequeños, demasiado viejos o estamos demasiado débiles, este tipo de autolavado funciona bien, y los antibióticos provocarían más daños que beneficios. No obstante, debemos prestar ayuda a nuestro intestino y hacer todo lo posible para excluir vilmente a la salmonela. Al ir al baño o llenar de vómito una bolsa de plástico no debemos cogerla de la mano ni tener la tentación de mostrarle cómo es la vida ahí fuera. No. Debemos lavarla con agua caliente y jabón, y dejarle claro que no es por su culpa, sino por la nuestra, y que sencillamente no soportamos su cariño.

Las salmonelas son los malhechores más frecuentes que nos llegan a través de la comida. No se hallan solo en los productos de pollo, sino que les gusta bastante corretear por ahí. Existen diferentes clases de salmonela. Cuando en el laboratorio recibimos muestras de heces de pacientes, las podemos examinar con diferentes anticuerpos. Si un anticuerpo se liga a las salmonelas, se apelmazan formando grandes bloques. El fenómeno puede verse a simple vista.

Cuando eso sucede, incluso podemos afirmar que el anticuerpo contra la salmonela que provoca vómitos monstruosos tiene una reacción muy intensa, por lo que efectivamente se trata de la salmonela que provoca vómitos monstruosos. Es el mismo mecanismo que se produce en nuestro cuerpo.

Nuestro sistema inmunitario conoce a un par de salmonelas nuevas y se dice a sí mismo: «Mmm, quizás en algún sitio tengo un sombrero que les quede bien». Entonces pone en marcha la maquinaria y busca en sus armarios roperos el sombrero adecuado, lo arregla un poco y encarga al sombrerero que fabrique sombreros iguales para un millón de salmonelas. Cuando todas las salmonelas llevan puesto ese sombrero ya no parecen tan peligrosas, más bien tienen un aspecto ridículo. Son demasiado pesadas para nadar ágilmente y, además, no ven bien para atacar un objetivo concreto. Por así decirlo, los anticuerpos del laboratorio son una pequeña selección de diferentes sombreros. Cuando uno se ajusta, las bacterias ataviadas con ese pesado sombrero se van a pique en bloque y, en

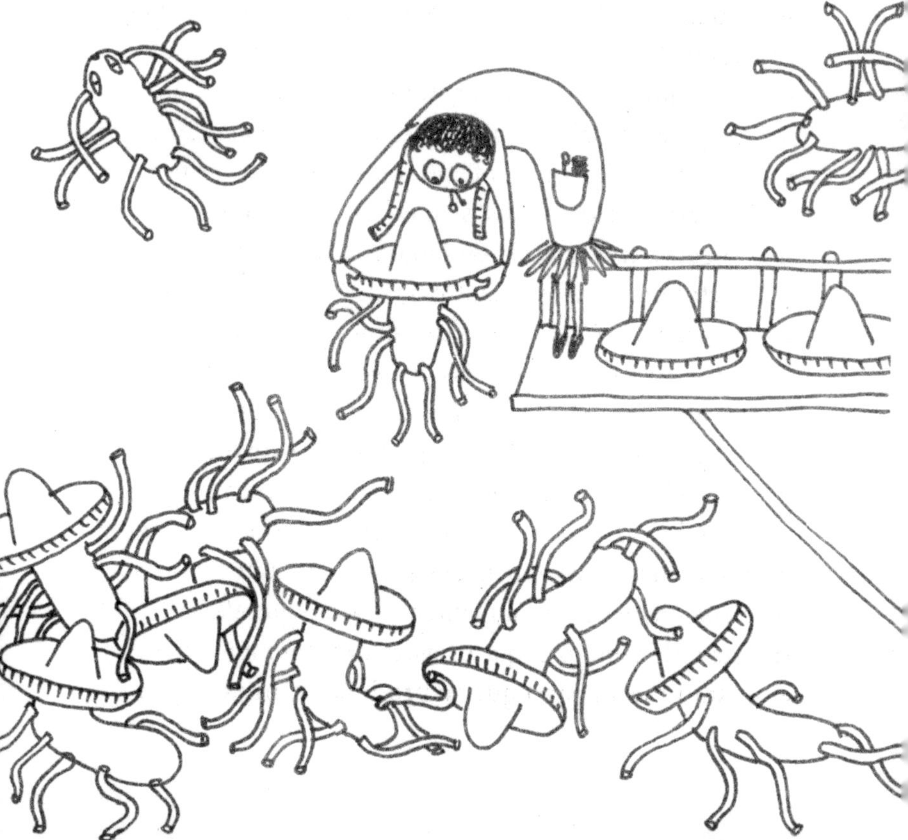

función del sombrero, podemos decir qué tipo de salmonela se hallaba en la muestra de heces.

Si no queremos dejar que nuestro sistema inmunitario emprenda la búsqueda de sombreros y no necesariamente somos grandes adeptos a la diarrea y los vómitos, hay unas reglas muy sencillas.

Regla 1: Todo aquello que entre en contacto con carne cruda o cáscaras de huevo debería limpiarse a fondo con agua caliente, tanto las tablas de cortar como las manos, los cubiertos, las esponjas o los escurridores para la ensalada.

Regla 2: Siempre que sea posible, cocinar bien la carne o los alimentos con huevo. Levantarse durante una velada romántica para volver a poner el tiramisú en el microondas por seguridad sería un tanto exagerado. En este tipo de platos, sencillamente es importante comprar huevos frescos y de buena calidad, y guardarlos siempre a una temperatura inferior a 10 °C.

Regla 3: Pensar fuera de la cocina. Si has dado de comer a tu iguana y, poco después, has comido tú y, poco después, has tenido que hacer una visita al lavabo, quizás hayas recordado mis palabras: las salmonelas son bacterias normales de la flora intestinal en los reptiles.

Helicobacter: el «animal doméstico» más antiguo de la humanidad

Thor Heyerdahl era un hombre tranquilo con una visión clara. Observaba las corrientes marinas y los vientos, se interesaba por antiguos anzuelos o la ropa hecha de corteza. Todo eso le llevó al convencimiento de que Polinesia había sido poblada por navegantes de Sudamérica o el sudeste asiático. Su tesis era que podrían haber llegado hasta allí con balsas aprovechando las corrientes. En aquel entonces nadie dio crédito a que una simple balsa pudiera aguantar ocho mil kilómetros en el Pacífico. Thor Heyerdhal no perdió el tiempo debatiendo durante horas con argumentos. Fue a Sudamérica, construyó una balsa como las antiguas con madera de los árboles, se llevó un par de cocos y piñas en lata, y emprendió el viaje hacia Polinesia. Cuatro meses más tarde pudo afirmar con toda seguridad: «¡Ajá! Es posible».

Treinta años más tarde otro científico inició una expedición igualmente excitante. Pero para ello no surcó los mares, sino que se encerró en un pequeño laboratorio con fluorescentes en el techo. Allí Barry Marshall agarró en su mano un recipiente con un poco de líquido, se lo colocó en la boca y engulló su contenido con valentía. Su colega John Warren le observaba curioso. A los pocos días, Barry Marshall contrajo una gastritis y afirmó henchido de orgullo: «¡Ajá! Es posible».

De nuevo, treinta años más tarde, científicos de Berlín e Irlanda relacionaron los campos de investigación de esos dos hombres tan distintos. El germen del estómago de Marshall debía proporcionar información sobre la primera colonización de Polinesia. En esa ocasión nadie navegó ni nadie ingirió nada. En esa ocasión se pidió a algunos indígenas del desierto y habitantes de las zonas de montaña de Nueva Guinea que cedieran un poco de contenido de sus estómagos.

Es una historia sobre la refutación de paradigmas, la pasión por la propia investigación, un ser diminuto con propulsor y un felino grande y hambriento.

La bacteria *Helicobacter pylori* habita en el estómago de media humanidad. Este dato es relativamente nuevo y primero fue motivo de mofa. ¿Por qué un ser vivo debería vivir en un lugar tan hostil? ¿En una cueva repleta de ácidos y enzimas desintegradoras? *Helicobacter pylori* no se deja impresionar por eso. Esta bacteria ha desarrollado dos estrategias para arreglárselas a las mil maravillas en este entorno inhóspito.

En primer lugar, uno de sus productos metabólicos es tan básico que puede neutralizar a los ácidos que se encuentran en sus inmediaciones. En segundo lugar, se desliza sencillamente debajo de la membrana mucosa, con la que la propia pared estomacal se protege de sus ácidos. *Helicobacter* puede hacer que esta membrana mucosa, que normalmente posee una consistencia gelatinosa, sea más líquida y, con ello, se pueda mover ágilmente por ella. Cuenta con largos flagelos de proteínas que hace revolotear como una hélice propulsora.

Marshall y Warren sostenían la opinión de que *Helicobacter* provocaba gastritis y úlceras gástricas. Hasta entonces la doctrina reconocida era que esos tipos de problemas estomacales se debían a un motivo psicosomático (por ejemplo, estrés) o eran la consecuencia de una secreción defectuosa de ácido gástrico. Así pues, Marshall y Warren no solo tuvieron que acabar con el prejuicio de que en nuestro estómago ácido no podía vivir nada, sino que además tuvieron que demostrar que una bacteria diminuta podía provocar enfermedades fuera del cuadro normal de infecciones. Hasta entonces las bacterias solo se conocían como causantes de heridas infectadas, fiebre o resfriados.

Después de que un Marshall totalmente sano contrajera una gastritis debido a la ingesta deliberada de bacterias *Helicobacter*, de la que pudo librarse tomando antibióticos, tuvieron que pasar prácticamente diez años hasta que su descubrimiento fue aceptado por la comunidad científica. Hoy en día, comprobar que un paciente con problemas de estómago no presenta este germen forma parte de la exploración estándar. Para ello se bebe un determinado líquido y, si hay *Helicobacter* en el estómago, estas bacterias descomponen los componentes del líquido y espiramos un gas inodoro marcado que es detectado por una máquina. Beber, esperar, respirar. Una prueba relativamente sencilla.

Lo que ambos científicos no podían figurarse es que no solo habían descubierto la causa de una enfermedad, sino también uno de los «animales domésticos más antiguos de la humanidad». Las bacterias *Helicobacter* habitan desde hace más de cincuenta mil años en los seres humanos, y su evolución ha sido paralela a la nuestra. Cuando nuestros antepasados iniciaron el período de migración de los pueblos, sus gérmenes *Helicobacter* viajaron con ellos y también formaron nuevas poblaciones. Por ello, actualmente existen tres tipos africanos, dos asiáticos y un europeo de estas bacterias. Cuanto más se alejaban entre sí los grupos de población y más permanente era ese distanciamiento, más diferencia existía también entre sus gérmenes estomacales.

El tipo africano desembarcó en América con el tráfico de esclavos. En el norte de la India, los budistas y musulmanes alojaban dos variedades diferentes. Algunas familias de los países industrializados a menudo poseen *Helicobacter* propios de la familia, mientras que las sociedades con un estrecho contacto entre sí, como sucede en los países africanos, también cuentan con *Helicobacter* comunales.

No todas las personas que tienen *Helicobacter* en el estómago desarrollan problemas por ello (de ser así, en Alemania, una de cada tres personas estaría afectada). Sin embargo, la mayor parte de los problemas estomacales provienen de *Helicobacter*. Esto se debe a que *Helicobacter* puede presentar un nivel diferente de virulencia. Existen dos factores conocidos que son responsables de la variante agresiva: uno se denomina cagA y es una especie de diminuta jeringuilla a través de la cual la bacteria puede inyectar determinadas sustancias dentro de nuestras células. El otro factor se llama VacA; pincha permanentemente a las células estomacales y provoca que se rompan con más rapidez. La probabilidad de padecer problemas estomacales es mucho mayor si un *Helicobacter* tiene la pequeña jeringa o el gen para pinchar. Si carece de ellos, el *Helicobacter* pululará de forma mucho más inofensiva.

A pesar de sus múltiples rasgos en común, cada *Helicobacter* es tan único como la persona que lo alberga. La bacteria siempre se adapta a su portador y se transforma con él. Podemos aprovechar esta capacidad de *Helicobacter* si queremos rastrear quién ha infectado a quién con la bacteria. Los felinos grandes tienen un *Helicobacter* propio, cuyo nombre es *Helicobacter acinonychis*. Puesto que se parece al *Helicobacter* humano en muchos aspectos, pronto surge la pregunta de quién se comió a quién al principio de los tiempos: ¿el hombre primitivo al tigre o el tigre al hombre primitivo?

A partir de los genes se ha podido determinar que en el patógeno felino se habían inactivado sobre todo genes que, en caso contrario, le habrían ayudado a aferrarse bien al estómago humano, y no a la inversa. Así pues, cuando en su día se zampó al hombre primitivo, el felino grande también se comió su germen estomacal. Puesto que los feroces dientes no sirvieron para aplastar el germen y este logró adaptarse bien, el felino se granjeó un *Helicobacter* para sí y sus descendientes. Al menos un poco de justicia.

Entonces, ¿en qué quedamos? ¿*Helicobacter* es bueno o malo?

Helicobacter *es malo*

Al anidar el germen en nuestra membrana mucosa y pulular por allí de forma caótica, debilita esta barrera protectora y la consecuencia es que el agresivo ácido estomacal no solo digiere nuestra comida, sino en parte también un poco nuestras propias células. Si adicionalmente dispone de la diminuta jeringa o del gen para pinchar, les da el toque de gracia a nuestras células estomacales. Aproximadamente una de cada cinco personas que tienen esta bacteria acaba con lesiones en la pared estomacal. Tres cuartas partes de todas las úlceras de estómago y prácticamente todas las úlceras del intestino delgado se producen tras una infección con *Helicobacter pylori*. Si se logra eliminar el germen con antibióticos, también desaparecen los problemas de estómago. Una alternativa a los antibióticos podría ser en breve un extracto concentrado de brócoli: el sulforafano. Esta sustancia puede bloquear la enzima con la que *Helicobacter* neutraliza el ácido estomacal. Si alguien desea probarlo en lugar de antibióticos, debe asegurarse de su buena calidad y acudir al médico para que compruebe si ha desaparecido realmente *Helicobacter* tras su ingesta durante dos semanas.

Una irritación permanente nunca es demasiado buena. Lo sabemos por las picadas de insectos: si no paran de picarnos, en algún momento perdemos la paciencia y empezamos a rascarnos hasta que nos destrozamos la piel para que pare el picor. Algo parecido sucede en las células estomacales: en el caso de inflamación crónica, las células están irritadas de forma permanente hasta que ellas mismas se desintegran. En personas de edad avanzada esto también puede provocar que cada vez tengan menos apetito.

En el estómago existen células madre que fabrican con diligencia tropas de refuerzo con el fin de remediar rápidamente la pérdida. Si estos productores de tropas de refuerzo están sobrecargados, cometen más errores y, en algún momento, se pueden convertir en células cancerígenas. A primera vista no parece demasiado dramático si nos fijamos en las cifras: aproximadamente un 1 % de los portadores de *Helicobacter* contrae cáncer de estómago. Pero si recordamos que la mitad de la humanidad lleva este germen dentro de sí, ese 1 % se convierte en una cifra estratosférica. La probabilidad de contraer cáncer de estómago sin *Helicobacter* es cuarenta veces inferior que con el germen.

Por su descubrimiento de la relación entre *Helicobacter pylori* y las inflamaciones, las úlceras y el cáncer, Marshall y Warren fueron galardonados con el Premio Nobel en 2005. Desde el cóctel de bacterias al cóctel de ganadores transcurrieron veinte años.

Y aún pasó más tiempo hasta que se relacionaron *Helicobacter* y la enfermedad de Parkinson. Aunque en la década de 1960 los médicos ya detectaron con frecuencia que sus pacientes de párkinson padecían problemas de estómago, en aquel entonces no tenían claro cuál podía ser la conexión entre el estómago y las manos temblorosas. Después de llevar a cabo un estudio en diferentes grupos de población en la isla de Guam se logró arrojar un poco de luz al tema.

En algunas zonas de Guam existe una acumulación inaudita de síntomas similares al párkinson entre la población. Los afectados presentan manos temblorosas, su mímica está debilitada, se mueven más lentamente. Se descubrió que las tasas de enfermedad especialmente elevadas se producían en aquellos lugares donde la gente comía semillas de cícadas, que contienen componentes tóxicos para las células nerviosas.

Helicobacter pylori puede producir una sustancia prácticamente idéntica. Si se administraba a ratones un extracto de la bacteria, sin infectarlos con bacterias vivas, mostraban síntomas similares a los habitantes de Guam que comían semillas de cícadas. En este caso también debemos tener en cuenta que ni mucho menos todas las bacterias *Helicobacter* fabrican este tóxico, pero seguro que si lo hacen, no es bueno.

Resumiendo: *Helicobacter* manipula nuestras barreras protectoras, irrita nuestras células y las rompe, fabrica tóxicos y daña de este modo a todo nuestro organismo. ¿Cómo ha podido nuestro cuerpo aguantar, relativamente desarmado, durante tantos milenios este germen? ¿Por qué nuestro sistema inmunitario ha tolerado estas bacterias durante tanto tiempo y de manera tan generosa?

Helicobacter *es bueno*

En uno de los mayores estudios sobre *Helicobacter* y sus efectos se llegó a la siguiente conclusión: sobre todo la cepa considerada virulenta, con la jeringa pequeña, interacciona con nuestro cuerpo de manera muy beneficiosa. Tras un período de observación de más de doce años en más de diez mil voluntarios, se pudo afirmar que entre los portadores de ese tipo de *Helicobacter*, aunque la probabilidad de padecer cáncer de estómago fuera más elevada, el riesgo de morir de cáncer de pulmón o de apoplejía había disminuido notablemente. Concretamente se había reducido a la mitad en comparación con el resto de los participantes en el estudio.

La suposición de que un germen que el cuerpo había tolerado durante tanto tiempo no podía ser solo malo ya había cobrado fuerza antes de que se realizara este estudio. En experimentos con ratones se había podido demostrar que

Helicobacter proporciona una fiable protección contra el asma durante la infancia de los ratones. Si se administraba antibiótico, desaparecía la protección y los ratones crías podían volver a desarrollar asma. Si se inoculaba la bacteria a ratones adultos, la protección seguía allí pero menos pronunciada. Alguien podría aducir que los ratones no son seres humanos; sin embargo, esta observación encajaba muy bien con las tendencias generalizadas que podían verse sobre todo en países industrializados: aumentaban enfermedades como el asma, las alergias, la diabetes o la neurodermitis, mientras simultáneamente disminuían las tasas de *Helicobacter*. Esta observación no es ni mucho menos una demostración de que *Helicobacter* sea lo único capaz de salvarnos del asma, si bien sí que podría estar implicado en ese mecanismo.

Por ello se formuló la siguiente tesis: esta bacteria aporta a nuestro sistema inmunitario un sosiego importante. *Helicobacter* se acopla a nuestro estómago y se encarga de que se fabrique una cantidad suficiente de los denominados «linfocitos T reguladores». Los linfocitos T reguladores son células inmunitarias que, cuando de repente reina un ambiente agresivo de club nocturno, agarran por el hombro a su amigo achispado, el sistema inmunitario, y le dicen para tranquilizarlo: «Yo lo arreglo». Presumiblemente no se llaman «reguladores» por eso, aunque esa es en realidad su función.

Mientras el sistema inmunitario aún grita enojado «¡Lárgate de mi pulmón, polen asqueroso, cretino!» y le desafía con los ojos rojos hinchados y la nariz goteándole, el linfocito T regulador le tranquiliza: «Vamos, sistema inmunitario, reconozco que ha sido una experiencia un tanto dura. El polen solo andaba buscando una flor para polinizarla. Y, por equivocación, ha aterrizado aquí. Pero es un poco tonto por su parte, ya que aquí no hay flores». Cuantas más células

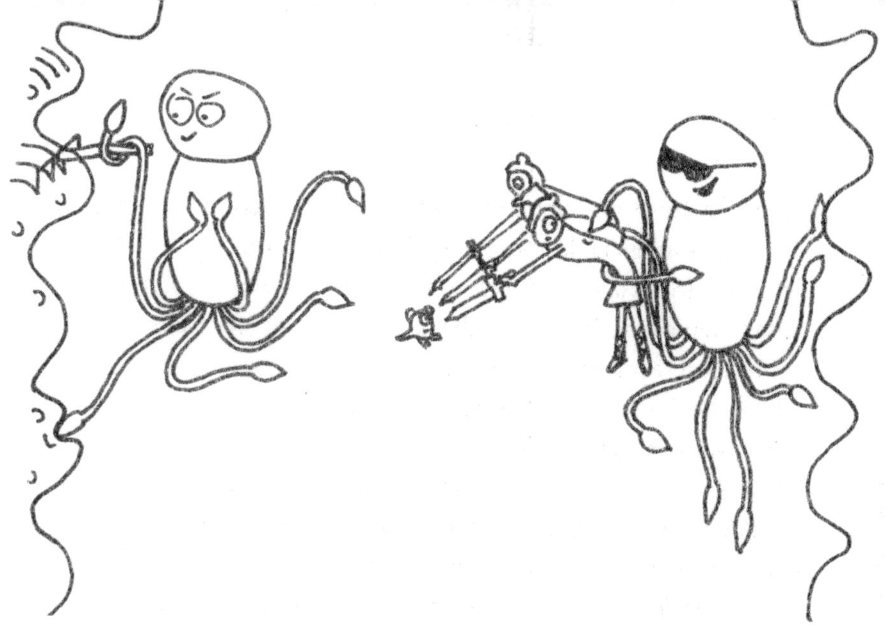

correctas de este tipo tengamos, más sosegado estará el propio sistema inmunitario.

Si debido a *Helicobacter* un ratón fabrica una cantidad muy elevada de estas células reguladoras, se puede mejorar el asma de otro ratón simplemente transfiriéndole esas células. A todas luces es un mecanismo mucho más sencillo que intentar explicarles a los ratones el funcionamiento de los nebulizadores para combatir el asma.

En personas con *Helicobacter pylori* también aparecen con menor frecuencia los eccemas cutáneos, que se reducen en más de un tercio. Las enfermedades intestinales inflamatorias, los procesos autoinmunes o las inflamaciones crónicas pueden ser una tendencia de nuestra época, entre otras cuestiones, porque extinguimos inconscientemente aquello que nos ha protegido durante milenios.

Helicobacter *es ambas cosas*

Helicobacter pylori son bacterias con muchas habilidades. No se pueden clasificar simplemente en buenas o malas. Siempre dependerá de aquello a lo que se dedique exactamente el germen en nuestro organismo. ¿Produce tóxicos peligrosos o interacciona con nuestro cuerpo para protegernos? ¿Cómo reaccionamos al germen? ¿Nuestras células están permanentemente irritadas o producimos suficiente mucosa gástrica para la bacteria y para nosotros mismos? ¿Qué papel desempeñan los irritadores de la mucosa del estómago como los analgésicos, el tabaco, el alcohol, el café o el estrés continuo? ¿Es esa combinación lo que en última instancia provoca los dolores de estómago porque a nuestro «animal doméstico» ya no le gustan esas cosas?

La Organización Mundial de la Salud recomienda que, en caso de problemas estomacales, busquemos un buen asesoramiento para librarnos del potencial causante. Si en la familia ha habido casos de cáncer de estómago, determinados linfomas o párkinson, también deberíamos retirar la invitación a *Helicobacter*.

Thor Heyerdahl murió en 2003 a la edad de ochenta y ocho años en Italia. Un par de años más y habría presenciado cómo, con la ayuda del estudio de las cepas de *Helicobacter*, se confirmaba su teoría sobre la colonización de Polinesia: dos cepas asiáticas de *Helicobacter* conquistaron el Nuevo Mundo en dos oleadas migratorias y lo hicieron, de hecho, a través de la ruta del sudeste asiático. Sin embargo, eso no ha permitido demostrar aún su tesis sobre Sudamérica. Pero quién sabe qué bacterias conoceremos antes de que la teoría de Thor Heyerdhal emprenda un viaje de navegación microbiológica.

Toxoplasmas: los intrépidos pasajeros de los gatos

Una mujer de 32 años se corta la cara interior de la muñeca con una cuchilla de afeitar del supermercado. ¿Qué impulso le lleva a hacerlo?

Un fanático de los coches de carreras de cincuenta años se estampa contra un árbol conduciendo a toda velocidad. Fallece.

Una rata se cuela en la cocina, justo al lado del comedero del gato, y se da un opíparo banquete.

¿Qué tienen los tres en común?

No escuchan esas señales internas que, por el interés de nuestra gran asociación de células, en realidad solo quieren lo mejor para nosotros. Estos tres sujetos poseen intereses distintos a los de sus propios cuerpos. Intereses que podrían haber llegado antaño del intestino de un gato.

Los intestinos de los gatos son el hogar de *Toxoplasma gondii*. Estos seres diminutos están compuestos por una única célula, pero se les considera animales. En comparación con las bacterias, llama la atención que la información hereditaria de estas criaturas presente una estructura considerablemente más compleja. Además, tienen unos límites celulares diferentes y, podría decirse, una vida un tanto más emocionante.

Los toxoplasmas se multiplican en los intestinos de los gatos. El gato es su «huésped», mientras que todos los demás animales que solo sirven brevemente de taxi a los toxoplasmas para llegar al siguiente gato se denominan «huéspedes intermediarios» o especies puente. Un gato solo puede contraer toxoplasmas una vez a lo largo de su vida y solo será peligroso para nosotros durante ese tiempo. Normalmente, los gatos mayores ya han superado su infección por toxoplasma y ya no pueden contagiarnos nada. Durante una infección activa los toxoplasmas se hallan en las heces de los animales y, después de unos dos días, se han desarrollado en la bandeja donde realiza sus deposiciones y están listos para el siguiente gato. Si no pasa ningún gato por allí, sino solo un mamífero dueño del gato que responsablemente quita las heces con una pala, estos protozoos diminutos se quedan con él. Los pequeños organismos de las heces de un gato pueden esperar hasta cinco años a que llegue un nuevo huésped. Por lo tanto, no tienen por qué encontrar al dueño de un gato; los gatos y otros animales se mueven por jardines, huertos e incluso, en ocasiones, les matan. Una de las fuentes principales de infección con toxoplasmas es la comida cruda. La probabilidad de tener toxoplasmas en el propio organismo es, expresado en tanto por ciento, más o menos igual de elevada que la propia edad. Aproximadamente un tercio de todas las personas del mundo los tienen.

Toxoplasma gondii se consideran parásitos porque no residen sencillamente en un pequeño trozo de tierra y captan aguas y plantas, sino que habitan en un pequeño trozo de ser vivo. Los humanos les denominamos «parásitos» porque no recibimos nada a cambio. Como mínimo nada positivo en el sentido de alquiler o afecto. Al contrario: en parte pueden ser dañinos, ya que practican una especie de «contaminación ambiental del ser humano».

En las personas adultas sanas no tienen efectos demasiado importantes. Algunas personas perciben un par de síntomas similares a la gripe, pero la mayoría ni se da cuenta. Tras la fase aguda de la infección, los toxoplasmas se retiran a unos diminutos apartamentos ubicados en nuestros tejidos e inician una especie de hibernación. Ya no nos abandonarán durante el resto de nuestra vida, pero son subarrendatarios bastante tranquilos. Si ya hemos pasado una vez por este proceso, nunca más podremos contraer una nueva infección. Por así decirlo, ya estamos arrendados.

Sin embargo, una infección puede resultar dramática en las mujeres embarazadas. Los parásitos pueden llegar hasta el feto a través de la sangre. El sistema inmunitario aún no los conoce y no actúa con suficiente rapidez para atraparlos. No tiene por qué suceder siempre, pero si pasa puede provocar graves daños, incluso un aborto espontáneo. Si se detecta la infección con la suficiente prontitud, se pueden administrar medicamentos. Sin embargo, como las personas que se enteran de que padecen toxoplasmosis son las menos, las posibilidades no son demasiado halagüeñas. Especialmente teniendo en cuenta que en Alemania la prueba de la toxoplasmosis no forma parte del protocolo estándar en las revisiones del embarazo. Por lo tanto, si en la primera visita tu ginecóloga te pregunta cosas curiosas como «¿Tienes gato?», no deberías enfadarte por la supuesta conversación trivial, sino estar agradecida por contar con una especialista cualificada.

Los toxoplasmas son el motivo por el que los cajones de arena donde los gatos realizan sus deposiciones deberían limpiarse a diario, si hay una embarazada cerca (¡y no debe hacerlo la propia embarazada!), por el que la carne cruda es tabú y por el que es aconsejable lavar la fruta y la verdura antes de su consumo. Otras personas con toxoplasmas no nos pueden contagiar. Solo los pupilos frescos del intestino del gato que acaba de infectarse por casualidad pueden hacerlo. No obstante, como ya se ha dicho, se conservan durante mucho tiempo, incluso en las manos de los dueños de los gatos. Por eso la antigua recomendación de lavarse las manos vale su peso en oro.

Hasta aquí, todo bien. En general, los toxoplasmas parecen ser pequeños individuos entre irrelevantes y antipáticos, siempre que no seamos una mujer embarazada. Durante años apenas se les ha prestado atención, hasta que las temerosas ratas de Joanne Webster lo cambiaron todo. En la década de 1990 Joanne Webster se dedicaba a la investigación en la Universidad de Oxford. Llevó a cabo un experimento sencillo pero genial: colocó cuatro cajas en un pequeño cercado. En cada una de esas cajas, en una esquina, dispuso un platillo con un líquido diferente: orina de rata, agua, orina de conejo y orina de gato. Aunque una rata no haya visto en su vida a un gato, rehuirá la orina de gato. Es una programación biológica que les dice: «Si ahí ha orinado un animal que quiere comerte, mejor no vayas». Además existe otro lema entre roedores que dice algo así: «Si alguien te coloca en un cercado raro con cajas que contienen orina, debes desconfiar». Normalmente todas las ratas se comportan igual: primero exploran brevemente el entorno singular y después se retiran a una caja con orina inofensiva.

Sin embargo, en el experimento de Webster se produjeron excepciones como ratas que, de repente, se comportaban de un modo totalmente distinto. Exploraban todo el cercado sin mostrar aversión al riesgo, contrario a todos los instintos innatos se dirigían a la caja con orina de gato e incluso permanecían en ella durante un buen rato. Durante períodos de observación más prolongados, Webster incluso pudo constatar que preferían precisamente esa caja a las demás. Nada parecía interesarles más que la mezcla de pis de gato.

Un olor que estaba almacenado como peligro mortal de repente se convertía en atractivo e interesante. Los animales se habían vuelto seguidores desinhibidos de su propia perdición. Webster conocía la única diferencia que había respecto de las ratas normales: esos llamativos roedores estaban infectados con toxoplasmas. Un golpe maestro increíblemente inteligente de los parásitos, ya que lograron que las ratas prácticamente se lanzaran a la boca del huésped de los toxoplasmas: el gato.

Ese experimento levantó tanta expectación entre los científicos que algunos laboratorios del mundo incluso lo repitieron. Querían saber si todo se había hecho correctamente y si sus propias ratas de laboratorio, tras la debida infección, también mostrarían un comportamiento similar. Lo hicieron y, desde entonces, se considera un experimento impecable. Además, se descubrió que solo se disipaba el miedo a los gatos, ya que la orina de perro seguía despertando un gran terror entre los roedores del estudio.

Los resultados generaron discusiones acaloradas: ¿cómo es posible que unos parásitos diminutos influyan tan radicalmente en el comportamiento de unos mamíferos pequeños? Morir o no morir es una pregunta trascendental que un organismo moderno debería poder contestar, a ser posible sin parásitos, en la comisión de toma de decisiones. ¿O quizás no?

De un mamífero pequeño a uno grande (= ser humano) no había una gran diferencia. ¿Se pueden encontrar también entre nosotros candidatos que, por malos reflejos, reacciones o temeridad, se expongan a situaciones preocupantes y caigan en una especie de «impulso de convertirse en comida de gato»? Un enfoque consistió en tomar muestras de sangre a personas que se habían visto envueltas en accidentes de tráfico. Se pretendía averiguar si entre los conductores desafortunados había más portadores de toxoplasma que en el resto de la sociedad que no sufre accidentes.

La respuesta es sí. La probabilidad de verse implicado en un accidente de tráfico aumenta si somos portadores de toxoplasmas, sobre todo, cuando la infección está activa y no dormita de forma inadvertida. No solo tres estudios menores, sino también uno a gran escala corroboran ese resultado. En el estudio más amplio se extrajo sangre a 3.890 reclutas en la República Checa y se analizó la presencia de toxoplasmas en las muestras. En los años siguientes se evaluaron todos los accidentes de tráfico de los reclutas. Las graves infecciones por toxoplasma junto con un determinado grupo sanguíneo (Rh negativo) fueron los principales factores de riesgo. En el caso de ataques de parásitos, los grupos sanguíneos realmente pueden desempeñar un papel relevante. Algunos grupos están mejor protegidos que otros contra los efectos de una infección.

Pero ¿cómo encaja en todo esto nuestra mujer con la cuchilla de afeitar? ¿Por qué no se asusta ante la visión de su sangre? ¿Por qué el corte de la piel, del tejido y de los nervios no le provoca dolor, sino una sensación vivificante? ¿Cómo se ha podido convertir el dolor en la guindilla de ese guisado cotidiano que acostumbra a ser insípido?

Para estas preguntas existen diferentes explicaciones y una de ellas son los toxoplasmas. Si resultamos infectados por los toxoplasmas, el sistema inmunitario activa una enzima (IDO) para protegernos contra los parásitos. La enzima aumenta la descomposición de una sustancia que ingieren los intrusos y que les empuja hacia una fase de reposo más inactiva. Por desgracia esa sustancia también es un componente para producir serotonina (recordemos que un déficit de serotonina puede provocar depresiones o incluso trastornos de ansiedad).

Si en el cerebro falta serotonina porque la enzima IDO se la ha arrebatado totalmente a los parásitos delante de sus narices, puede producirse un empeoramiento de nuestro estado de ánimo. Además, las sustancias precursoras mordisqueadas de la serotonina pueden unirse a determinados receptores del cerebro y provocar, por ejemplo, apatía. Esos receptores son los mismos a los que van dirigidos los analgésicos, siendo el resultado un estado de sedación indiferente. Si queremos salir de ese estado y volver a sentir algo, quizás se requieran medidas más contundentes.

Nuestro cuerpo es un organismo inteligente. Sopesa los beneficios y los riesgos: cuando es preciso combatir un parásito en el cerebro, hay que aguantar el mal humor que eso provoca. Normalmente, la activación de la enzima IDO es una solución intermedia. De vez en cuando el cuerpo también utiliza esta enzima para arrebatar la comida a las propias células. Durante el embarazo la enzima IDO presenta un mayor nivel de activación, pero solo directamente en el punto de contacto con el bebé, donde arrebata la comida a las células inmunitarias. Como consecuencia tienen menos energía y, por ende, es más leve su actuación respecto del niño humano medio extraño.

¿Es suficiente la apatía provocada por la enzima IDO para cometer suicidio? O formulando la pregunta de otro modo: ¿qué hace falta para considerar suicidarse? ¿Dónde debería colocarse un parásito para desactivar el miedo natural a autolesionarse?

El miedo se asigna a una región del cerebro denominada «amígdala cerebral». Existen fibras que van directamente de los ojos a la amígdala. Esta es la razón, como al ver una araña, por la que sentimos miedo de inmediato. Incluso aunque el centro de la visión en el cerebro haya resultado dañado por una lesión en la región occipital y nos hayamos quedado ciegos. En tal caso, ya no «vemos» la araña, sino que la «notamos». Por lo tanto, esencialmente nuestra amígdala está implicada en el origen del miedo. Si resulta dañada, las personas pueden perder el miedo y volverse intrépidas.

Si analizamos los huéspedes intermediarios de los toxoplasmas, constataremos que los apartamentos que alojan a los chiquitines que dormitan suelen estar situaredos en músculos o en el cerebro. En el cerebro pueden hallarse en tres sitios concretos, por orden decreciente de frecuencia: en la amígdala, en el centro del olfato y en la región del cerebro que está directamente detrás de la frente. Como hemos dicho, la amígdala es responsable de la percepción del miedo, mientras que al centro del olfato, en el caso de las ratas, también se le podría atribuir el gusto por la orina de gato. La tercera región del cerebro es un tanto más compleja.

Esa parte del cerebro está creando posibilidades a cada segundo. Si a un sujeto de estudio conectado con cables le formulamos preguntas sobre la fe, la personalidad y la moral o le exigimos un elevado esfuerzo cognitivo, en los escáneres cerebrales observaremos una actividad frenética en esa región. Una teoría de la investigación sobre el cerebro sostiene que en esta zona se dibujan varios esbozos cada segundo. «Podría creer en la religión que mis padres me enseñan. Durante la conferencia podría empezar a lamer la mesa que tengo delante de mí. Podría leer un libro mientras tomo una taza de té. Podría poner un disfraz divertido a este perro. Podría cantar una canción delante de las cámaras. Podría ir a 150 kilómetros por hora. Podría agarrar esta cuchilla de afeitar». Cada segundo se ejecutan cientos de posibilidades, independientemente de la que acabe ganando.

Establecerse allí como un parásito comprometido tiene bastante sentido. Desde allí quizás incluso se podrían apoyar tendencias autodestructivas, de modo que esos impulsos se repriman menos al seleccionar los actos que hay que realizar.

La investigación no sería «la investigación», si no se hubiera repetido el bonito experimento de Joanne Webster en seres humanos. En este caso, personas que debían olfatear orinas de diferentes animales. Los hombres y las mujeres con una infección de toxoplasmosis juzgaron el olor del pis de gato de manera diferente a los participantes en el ensayo que no tenían parásitos. A los hombres les agradó bastante más y a las mujeres, menos.

El olfato es uno de los sentidos más fundamentales. A diferencia del gusto, el oído o la vista, las impresiones olfativas no se controlan de camino a la conciencia. Curiosamente, podemos soñar con todas las sensaciones menos con el olfato. Los sueños siempre son inodoros. A través de los olores pueden producirse sensaciones; además de los toxoplasmas, lo saben muy bien los cerdos truferos. Las trufas huelen como un cerdo macho increíblemente fogoso y, si resulta que permanece oculto bajo tierra, los cerdos hembra cavan a su alrededor henchidas de amor hasta que... entregan a su dueño o dueña el decepcionante hongo carente de todo erotismo. El elevado precio de las trufas me parece más que justo si pensamos en lo frustrante que debe resultar la búsqueda para una pobre cerda. En cualquier caso, el hecho es que el olor puede provocar atracción.

Ciertas tiendas también apuestan por este efecto. En la jerga del sector se denomina «marketing olfativo». Una marca estadounidense de ropa incluso utiliza feromonas sexuales. En Fráncfort pueden verse periódicamente colas de adolescentes ante un comercio en penumbra y rociado con un aroma embriagador. Si la calle comercial estuviera más cerca de una zona con cerdos en libertad, podríamos imaginarnos un par de escenas de lo más entretenidas.

Así pues, cuando otro ser vivo nos hace percibir los olores de otra manera, ¿no podría crear también sensaciones totalmente distintas?

Existe una enfermedad cuyo síntoma principal son las sensaciones generadas erróneamente: la esquizofrenia. Los afectados tienen la sensación, por ejemplo, de que les suben hormigas por la espalda, aunque no pueda verse ni un solo ejemplar de estos insectos en varios kilómetros a la redonda. Escuchan voces, siguen sus órdenes y además pueden tener un comportamiento muy apático. Entre el 0,5 y el 1 % de la población padece esquizofrenia.

El cuadro clínico no está claro en varios aspectos. La mayoría de los medicamentos que parecen funcionar de algún modo apuestan por que en el cerebro se descompone una determinada sustancia transmisora de la que existe un exceso: la dopamina. Los toxoplasmas poseen genes que meten baza en la fabricación de dopamina en el cerebro. No todas las personas que padecen esquizofrenia son portadores del parásito, por lo que no puede ser la única causa, pero entre los afectados encontramos aproximadamente el doble de portadores de toxoplasmas que en el grupo de referencia sin esquizofrenia.

Por lo tanto, en teoría *Toxoplasma gondii* podría influir en el cerebro a través de los centros del miedo, del olfato y del comportamiento. La mayor probabilidad de accidentes, intentos de suicidio o esquizofrenia indican que la infección no pasa sin dejar huella en todos nosotros. Hasta que las consecuencias de este tipo de descubrimientos se trasladen al día a día de nuestra vida médica aún deberá pasar cierto tiempo. Las suposiciones se deben demostrar con certeza e investigarse mejor las opciones terapéuticas. Este proceso de afianzamiento de la ciencia, que lleva su tiempo, puede costar vidas: los antibióticos llegaron a nuestras farmacias décadas después de su descubrimiento. Pero también puede salvar vidas: hubiera estado bien que la talidomida o el asbesto se hubieran estudiado durante más tiempo.

Los toxoplasmas pueden tener una influencia mayor de la que creíamos hace unos años. Y con ello han inaugurado una nueva era. Una era en la que incluso una burda porción de heces de gato puede mostrarnos a todos los actores que participan en nuestra vida. Una era en la que lentamente vamos comprendiendo el alcance del vínculo existente entre nosotros y nuestra comida, nuestros animales y el diminuto mundo que habita en nuestro interior.

¿Estremecedor? Quizás un poco. Pero ¿no resulta también emocionante que paso a paso vayamos descifrando procesos que hasta ahora solo considerábamos puras cosas del destino? De este modo, podemos agarrar nuestra vida por los cuernos. A veces basta para ello con una pala para la caja de arena del gato, carne bien asada y fruta y verdura lavada.

Oxiuros

Existen unos gusanos pequeños y blancos a los que les gusta vivir en nuestro intestino. Durante milenios han adaptado su comportamiento a nosotros. Una de cada dos personas tiene como invitados a estos gusanos al menos una vez en su vida. Algunas ni se dan cuenta, mientras que en otras se convierten en una plaga enervante de la que apenas se habla. Si miramos en el momento exacto, podremos ver cómo nos saludan con la mano al salir por nuestro ano. Miden entre un centímetro y un centímetro y medio, son blancos y, en parte, tienen un extremo puntiagudo. De algún modo recuerdan un poco a la estela de gases condensados que dibujan los aviones en el cielo, excepto que no se alargan. Todas las personas que posean una boca y un dedo pueden contraer oxiuros. Al menos los que no tienen boca ni dedos tienen ventaja en algo.

Empecemos esta historia agusanada desde detrás. La hembra gusano «embarazada» quiere asegurar el futuro de sus huevos. Y eso no es tarea fácil. Los huevos deben ser ingeridos por las personas y después pasar por el intestino delgado para llegar al intestino grueso como gusanos adultos. Y ahora la hembra gusano adulta se encuentra en las regiones intestinales posteriores (la digestión discurre completamente en contradirección) y se pregunta cómo se supone que debe regresar a la boca. Ahí interviene presumiblemente la única inteligencia que podemos encontrar en un ser de este tipo: la inteligencia de la adaptación. Dejo en el aire si todo esto tiene algo que ver con el origen del término «lameculos».

Las hembras gusano saben detectar cuándo estamos tranquilos, adoptamos una posición horizontal y ya no tenemos ganas de volver a levantarnos. Exactamente en ese momento se ponen en marcha hacia el ano. Ponen sus huevos en los múltiples pliegues pequeños del ano y corretean salvajemente hasta que nos empieza a picar. Entonces retroceden rápidamente hacia el intestino, puesto que por experiencia saben que ahora intervendrá la mano y se encargará de rematar la faena. Debajo de la manta, la mano se desliza hacia nuestro trasero, dirigiéndose directamente al blanco de los ataques de picor. Las mismas vías nerviosas que se han encargado de transmitir el picor ahora dicen: «¡Hay que rascar!». Cumplimos con ese requerimiento y nos aseguramos de que los descendientes de los oxiuros sean transportados a zonas cercanas a la boca a través de un servicio de mensajería urgente.

¿Cuándo tenemos menos interés en lavarnos las manos después de rascarnos el trasero? Cuando no nos damos cuenta de nada de lo que está sucediendo porque estamos dormidos o demasiado cansados para volver a levantarnos. Y ese momento coincide con la puesta de huevos de los oxiuros. ¿Queda claro qué significado tiene nuestro próximo sueño en el que hundimos los dedos en la tarta de chocolate para después chuparlos? Los huevos ya están encaminados a su hogar. Si alguien está pensando «¡Ayyy!», quizás haya olvidado que también nos comemos los huevos de las gallinas. Solo que son mucho más grandes y normalmente solemos cocerlos antes.

Tenemos una actitud crítica con los seres vivos que se mudan a nuestro intestino sin invitación y ejecutan desde allí su planificación familiar. No nos atrevemos a hablar abiertamente de ello con otras personas. Prácticamente como si fuéramos unos malos dueños de nuestra casa, donde no podemos hacer valer nuestra autoridad, por lo que acabamos alojando a todo tipo de extraños, sin que siquiera nos pidan permiso. Pero en el caso de los oxiuros es un tanto diferente: son invitados que nos despiertan temprano por la mañana para hacer deporte y que después dan al señor o a la señora de la casa un masaje que estimula el sistema inmunitario. Además, prácticamente no nos quitan comida.

No es bueno tenerlos siempre en casa, pero una vez en la vida se puede soportar. Los científicos suponen que la «infestación de oxiuros en los niños» les puede proteger más adelante contra un asma demasiado agudo o incluso la diabetes. Por lo tanto, «Bienvenidos Sr. y Sra. Oxiuro». Pero no abusen de la hospitalidad: en el caso de una infestación incontrolada de gusanos pueden producirse tres situaciones que no resultan nada graciosas.

1. Si no dormimos bien, durante el día estamos desconcentrados, vamos como una moto o incluso estamos más sensibles de lo habitual.
2. Lo que los gusanos no quieren, y nosotros tampoco, es que se pierdan. Si los gusanos no permanecen allí donde les corresponde, deben eliminarse. ¿Para qué queremos un oxiuro con una orientación tan nefasta?
3. Los intestinos sensibles o los gusanos que se dedican a hacer piruetas predisponen a la irritación. Las reacciones pueden ser de tipo muy diverso: estreñimiento, diarrea, dolor de tripa, dolor de cabeza, mareos o incluso nada de todo esto.

Si un anfitrión de gusanos se siente aludido por uno de los puntos arriba mencionados, debería acudir inmediatamente al médico. En su consulta se usará un trozo de cinta adhesiva que no figura en los libros de manualidades. En función de la gracia del médico, le pedirá algo parecido a esto: «Abra las nalgas, coloque cinta adhesiva encima y alrededor del ano y después tire de ella. Tráigala a la consulta y entréguesela a Janine en el consultorio. Buenas tardes».

Los huevos de gusano son bolitas que se adhieren muy bien a la cinta adhesiva. Si en Alemania en Pascua tuviéramos un imán gigante que atrajera a todos los huevos y los sacara de sus escondites en el jardín, ahorraríamos mucho tiempo. Puesto que los huevos de gusano son mucho más pequeños que los huevos de Pascua, tiene sentido abreviar un poco la búsqueda. Lo importante es que toda la acción discurra por la mañana, dado que es el momento en que ya se han depositado la mayoría de los huevos. Y no es aconsejable inundar o fregar antes todo el jardín de los oxiuros. Es decir, lo primero que debe entrar en contacto con esta zona de buena mañana son las tiras de cinta adhesiva.

Bajo el microscopio el médico podrá observar huevos ovales. Si ya están madurando para convertirse en larvas, exhiben una franja en el centro. Entonces el médico nos prescribe un medicamento, y la farmacéutica nos ayuda a combatir estos molestos invitados que se han instalado en nosotros de forma permanente. El principio activo típico de ese medicamento, llamémosle simplemente «mebendazol», tiene una segunda intención que todos conocemos del patio del colegio: si un gusano está molestando a mi intestino, yo molesto al gusano.

El medicamento emprende el viaje desde nuestra boca al recto y localiza a nuestros fieles inquilinos, que también tienen bocas e intestinos, así que este toma el mismo camino: de la boca al recto. En el intestino del gusano, el mebendazol tiene un efecto mucho más dañino que en nosotros. Somete a los gusanos a una dieta radical, sin azúcar. Pero los gusanos necesitan azúcar para vivir, por lo que esta dieta será la última que hagan. El proceso funciona un poco como esas situaciones en las que dejamos de preparar comida a invitados que no hay manera de que se vayan y a los que encima no habíamos invitado.

Los huevos de oxiuros tienen una larga vida. Si tenemos gusanos y no podemos mantener las manos totalmente alejadas de la boca, al menos deberíamos procurar que la colonia de huevos del entorno fuera lo más pequeña posible. Hay que cambiar todos los días las sábanas y la ropa interior, y lavarlas como mínimo a 60 ºC, limpiarnos las manos, aliviar el fuerte picor con pomadas en lugar de contraatacar rascando con los dedos. Mi madre jura que los gusanos desaparecen si ingerimos a diario un diente de ajo. No he encontrado estudios al respecto, pero tampoco los hay sobre las temperaturas a las que es aconsejable ponerse el abrigo y ahí mi madre siempre tiene razón. Si nada funciona, no hay que desesperar, debemos pedir una segunda cita con el médico y congratularnos de tener un intestino tan apreciado.

Sobre higiene y bacterias beneficiosas

Queremos protegernos de lo dañino. A nadie le apetece tener salmonela o el típico *Helicobacter*. Incluso, aunque no conozcamos a todas, al menos tenemos claro que no queremos «bacterias tragonas», desencadenantes de la diabetes o microbios que nos pongan tristes. Nuestra mejor protección es una buena higiene. Debemos tener cuidado con la comida cruda, no besar a cualquier desconocido que se cruce en nuestro camino y eliminar los agentes patógenos con agua caliente. Pero la higiene no es siempre lo que creemos.

La higiene en un intestino nos la podemos imaginar como algo parecido a la higiene en un bosque. Ni el más ambicioso profesional de la limpieza probaría allí con una fregona. Un bosque está limpio cuando en él domina un equilibrio de plantas beneficiosas. Y podemos colaborar para alcanzar ese equilibrio: se pueden introducir nuevas plantas y esperar a que limpien. También es posible seleccionar las plantas más valiosas entre nuestras preferidas y procurar que se multipliquen y crezcan. A veces nos encontramos con parásitos pelmazos. Entonces hay que sopesar bien la situación. Si nada más funciona, tenemos que recurrir a los mazazos de la química. Los pesticidas hacen maravillas contra los parásitos, aunque no deberíamos utilizarlos como si de un desodorante se tratara.

Una higiene inteligente empieza por nuestro día a día: ¿a qué debemos prestar atención y qué se considera una higiene exagerada? Dentro de nuestro cuerpo hay tres instrumentos que podemos usar para limpiar: los antibióticos que mantienen alejados a los patógenos graves y los productos prebióticos y probióticos que son muy beneficiosos. *Pro bios* significa «a favor de la vida». Los probióticos son bacterias vivas que nos comemos y que fortalecen nuestra salud. *Pre bios* significa, traducido, «antes de la vida»: los prebióticos son alimentos que llegan al intestino grueso, donde nutren a las bacterias beneficiosas para que estas crezcan mejor que las dañinas. *Anti bios* significa «contra la vida». Los antibióticos matan bacterias y nos pueden salvar cuando hemos sido presa de las bacterias dañinas.

La higiene diaria

La higiene es fascinante, ya que tiene lugar principalmente en la cabeza. Un bombón de menta sabe fresco, las ventanas limpias son claras y tumbarse recién duchado en una cama acabada de hacer es una maravilla. Nos gusta cómo huele lo limpio. Nos gusta pintar sobre superficies lisas y pulidas. Ante la idea de estar frente a un mundo invisible de gérmenes, estamos más tranquilos si utilizamos medios de desinfección.

Hace unos ciento treinta años se descubrió en Europa que el desencadenante de la tuberculosis eran las bacterias. Era la primera vez que las bacterias se presentaban ante la opinión pública y, ciertamente, irrumpieron como malas, peligrosas y ante todo invisibles. Pronto se introdujeron en Europa nuevas normativas: los enfermos fueron aislados para que no transmitiesen los gérmenes; se prohibieron los escupitajos en la escuela; un estrecho contacto físico pasó a estar mal visto y se tuvo que renunciar al «comunismo de la toalla». Además, se tuvieron que reducir los besos «a lo eróticamente inevitable». Estas prescripciones pueden sonar graciosas, pero lo cierto es que han quedado profundamente ancladas en nuestra sociedad: escupir se ve desde entonces como algo grosero, las toallas o el cepillo de dientes no se comparten así como así y establecemos una distancia corporal entre nosotros mayor que en otras culturas.

Escapar de una enfermedad mortal por el hecho de dejar de escupir en el suelo de la escuela parecía algo distinguido. Fue una regla que se marcó en el cerebro a fuego lento. Se proscribía a aquel que no la respetaba y que con ello ponía a los demás en peligro. Ese respeto se enseñaba a los hijos y escupir pasó a tener mala prensa. Se elogiaba el cuidado de la higiene y los esfuerzos iban dirigidos al orden en una vida llena de caos. La compañía Henkel lo formuló así: «La suciedad es materia en el lugar equivocado».

Mientras que los grandes baños para el cuidado del cuerpo se habían reservado hasta entonces a los ricos, hacia principios del siglo XX los dermatólogos empezaron a fomentar el «¡todos a la bañera una vez por semana!». Entonces hubo campañas de salud por parte de las grandes empresas, que construyeron instalaciones sanitarias para sus trabajadores, además de distribuir jabón y toallas de forma gratuita. Hacia 1950 el baño semanal ya se había ido imponiendo con lentitud. La familia media tomaba un baño los sábados, eso sí, en la misma agua uno detrás de otro, y en muchas familias era el padre quien, después de una dura jornada de trabajo, era el primero en entrar en la bañera. En la higiene lo primero fue eliminar los malos olores y la mugre más visible. Con el tiempo la noción se fue haciendo más y más abstracta. En la actualidad simplemente ya no nos podemos imaginar una bañera familiar semanal. Hoy en día compramos incluso desinfectantes para limpiar algo que no podemos ni ver. El aspecto es el mismo antes que después y, no obstante, nos parece un dinero bien empleado.

Los periódicos y las noticias nos hablan sobre peligrosos virus de la gripe, gérmenes multirresistentes o escándalos como el brote de EHEC. Todo ello peligros invisibles de los que nos queremos proteger. Durante la crisis del EHEC uno reduce su consumo de ensalada, y el otro introduce en Google «ducha desinfectante de cuerpo entero». Las personas reaccionamos de modo diferente ante el miedo: condenarlo sería muy fácil, quizás sería mejor comprender de dónde proviene.

Con el tema de la higiene por miedo se trata de limpiarlo todo o de matarlo todo. No sabemos exactamente qué, pero estamos pensando en lo peor. De hecho limpiamos para librarnos de todo: tanto lo beneficioso como lo perjudicial. Este tipo de higiene no puede ser la correcta. Cuanto más elevadas son las normas de higiene en un país, mayor número de alergias y enfermedades autoinmunes existen en él. Cuanto más estéril es el hogar, más pronto tendrán sus habitantes alergias y enfermedades autoinmunes. Hace treinta años una de cada diez personas era alérgica a algo, mientras que hoy en día es una de cada tres. Al mismo tiempo, no se percibe una clara disminución del número de infecciones. La higiene inteligente tiene otro aspecto: la investigación sobre las bacterias del mundo arroja una nueva luz sobre el tema de la higiene. Ya no se trata únicamente de matar lo peligroso.

Más del 95 % de todas las bacterias del mundo no nos hacen nada. Muchas nos ayudan mucho. La desinfección no pinta nada en un hogar normal, excepto si alguien de la familia está enfermo o si el perro ha hecho sus necesidades en el suelo de la sala de estar. Pero, aunque el perro enfermo defeque en el suelo de casa, no existen límites a nuestra creatividad: limpiadora a vapor, inundación con Sagrotan, un pequeño lanzallamas...; incluso podemos pasarlo bien con estas cosas. Cuando el suelo está lleno de huellas de zapatos, basta con agua y una gota de detergente. Con ambas cosas se puede reducir hasta el 90 % de las bacterias del suelo. Después, la población normal del suelo tiene la opción de regresar, mientras que los demás organismos nocivos se habrán visto demasiado mermados como para plantearse la posibilidad de volver.

Por lo tanto, a la hora de limpiar se tratará de tener menos bacterias, pero no de aniquilarlas por completo. Incluso las bacterias dañinas pueden ser buenas para nosotros, siempre que nuestro cuerpo las pueda utilizar para entrenarse. Para nuestro sistema inmunitario, un par de millares de salmonelas en nuestro fregadero significa hacer turismo. Solo cuando hay un exceso de salmonelas empieza a ser peligroso. Hay un exceso de bacterias cuando estas encuentran condiciones perfectas para ello: un espacio protegido, calor húmedo y de vez en cuando sabrosa comida. Para tenerlas en jaque hay cuatro técnicas sensatas para el cuidado de la casa: dilución, temperatura, secado y lavado.

Dilución

La técnica de diluir la usamos también en el laboratorio, donde diluimos bacterias en un líquido y añadimos unas cuantas gotas con diferentes concentraciones de bacterias a las larvas de polillas de la cera. De este modo se puede constatar a partir de qué cantidad de determinadas bacterias se produce la enfermedad: muchas ya a partir de mil y otras solo a partir de diez millones por gota.

La dilución en el hogar tiene lugar, por ejemplo, cuando lavamos las hortalizas y la fruta. De ese modo arrastramos con el agua la mayoría de las bacterias presentes en la tierra y ya no pueden hacernos daño. En Corea se acostumbra a avinagrar el agua para que las bacterias no se puedan sentir como en casa. También airear las habitaciones se cuenta entre las técnicas de dilución.

Cuando ponemos en agua la vajilla, los cubiertos y las tablas de cortar y después lo fregamos todo a fondo con el estropajo y lo ponemos aparte, no hemos hecho nada muy diferente a si lo hubiésemos lamido con la lengua. Los estropajos están calentitos, húmedos y llenos de restos de comida: perfecto para cualquier microbio que se presente. Cualquiera que contemplase un estropajo al microscopio se tiraría por el suelo retorciéndose y balanceándose durante media hora.

Los estropajos son solo para la mugre más gruesa; después sería conveniente enjuagar los cubiertos o los platos con agua corriente. Y lo mismo vale para los trapos de cocina que se quedan húmedos. Sirven más para la dispersión regular de bacterias que para secar. Los estropajos y los paños de cocina se tienen que escurrir bien y secar, ya que, de lo contrario, son un restaurante perfecto, húmedo y nutritivo, para las bacterias.

Secado

En superficies secas las bacterias no se pueden reproducir, algunas incluso perecen. Un suelo fregado está más limpio después de secado. Las axilas secas con desodorante no son nada acogedoras para las bacterias, lo cual reduce el olor. El secado es algo grande. Cuando secamos correctamente los alimentos se conservan más tiempo sin pudrirse; esto es fácil de observar en muchos productos que contienen cereales, como los fideos, el muesli o los panecillos crujientes, en la fruta (como las pasas), en las alubias o lentejas y en la carne.

Temperatura

La naturaleza produce regularmente una refrigeración al año: el invierno, desde un punto de vista bacteriano, es una especie de programa de limpieza. Para nuestra vida cotidiana, la refrigeración de alimentos es muy importante. Una nevera contiene tanta comida que incluso a temperaturas inferiores representa un paraíso para las bacterias. Lo mejor es tenerla a una temperatura máxima de 5 °C.

En la mayoría de las fases de lavado el principio de dilución es más que suficiente, pero si hay paños de cocina húmedos, gran número de calzoncillos o sábanas de los enfermos, podemos superar tranquilamente los 60 °C. Por encima de los 40 °C muere la mayoría de *E. coli*, mientras que alrededor de los 70 °C nos libramos de las salmonelas más tenaces.

Lavado

«Lavar» significa desprender de alguna superficie una capa de grasa o de albúmina. De este modo se eliminan todas las bacterias que se han acomodado en esta capa o debajo de ella. Generalmente se usa agua y detergente para ello. El lavado es la mejor solución para habitaciones, cocinas y baños.

Este procedimiento se puede llevar hasta el extremo. Esto tiene sentido para la producción de medicamentos que tienen que entrar directamente en las venas de los pacientes (como las soluciones para infusión intravenosa), donde no debe encontrarse ni una sola bacteria. Los laboratorios farmacológicos lo hicieron, por ejemplo, con yodo porque lo pueden sublimar. La sublimación significa que un cristal de yodo se puede convertir en vapor con el calor, sin pasar antes por el estado líquido. Así pues, el yodo se calienta para que la habitación entera desaparezca en un vapor azul.

Hasta ahora lo dicho suena al principio de la aspiradora, pero hay algo más: el yodo puede también desublimarse. Para ello se enfría de nuevo la habitación y el vapor entero recristaliza en seguida. Sobre todas las superficies e incluso en el aire se forman millones de pequeños cristales que encierran a todos los microbios dentro y caen emparedados en el suelo. Luego vienen trabajadores atravesando compartimentos herméticos y cabinas de desinfección y ataviados con monos esterilizados que barrerán los cristales de yodo.

Cuando nos aplicamos crema en las manos utilizamos básicamente el mismo principio: atrapamos a los microbios en una pátina de grasa, donde quedan retenidos. Cuando la pátina se enjuaga, con el agua también se van las bacterias. Para la capa de grasa natural que produce la piel, basta a menudo con agua y jabón.

De este modo, la pátina de grasa no queda completamente eliminada y puede retomar de inmediato su trabajo después del lavado. Lavar demasiado a menudo es absurdo y esto es válido tanto si se trata de lavarse las manos como de ducharse. Si se lava demasiado a menudo la capa de grasa protectora, se expone la piel indefensa al entorno. Cuando entonces se instalan bacterias malolientes, producimos un olor más fuerte al sudar. Un círculo vicioso.

Figura: *Bacterias atrapadas en cristales de yodo.*

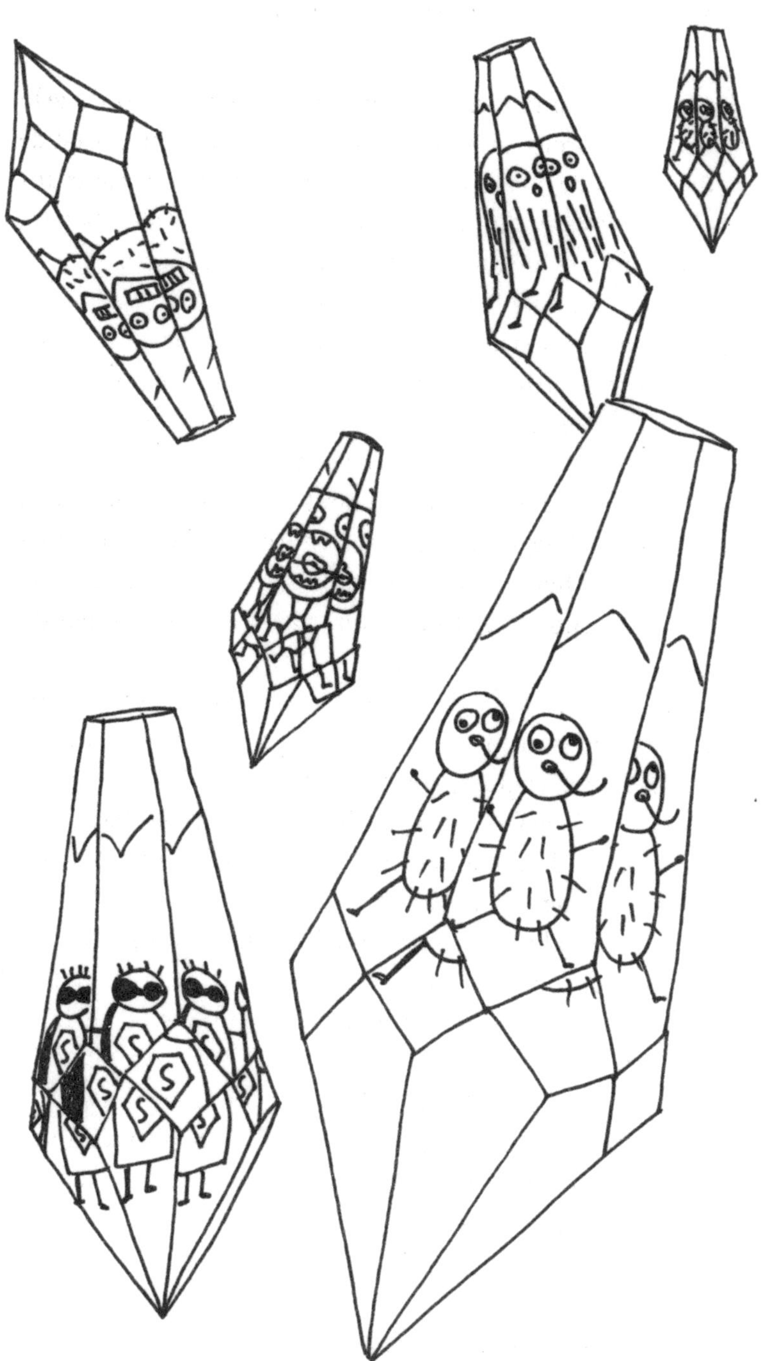

Nuevos métodos

Un equipo de Gante está probando actualmente con nuevos métodos. Los investigadores combaten el olor a sudor con bacterias. Desinfectan las axilas, las untan con bacterias inodoras y miran el reloj. Transcurridos un par de minutos, los voluntarios del estudio se pueden poner la camisa de nuevo e irse a casa. Después se les invita a que vuelvan a visitar el laboratorio, donde son olidos por expertos. Los primeros resultados son considerablemente buenos; en muchos casos, las bacterias de olor neutro se muestran capaces de expulsar a las malolientes.

El mismo método se aplica actualmente también en Düren, en los lavabos públicos malolientes. Una empresa ha producido una mezcla de bacterias que se puede utilizar como un producto de limpieza. La mezcla de bacterias de olor neutro se propaga y desplaza a las malolientes. La idea de limpiar las instalaciones sanitarias con bacterias es genial, aunque, por desgracia, los fabricantes no han revelado su composición, lo cual hace difícil examinar su producto científicamente. En todo caso, la ciudad de Düren parece que ha tenido experiencias muy positivas con este experimento.

Estos nuevos conceptos bacteriológicos muestran una cosa muy bonita: la higiene no significa extinguir todas las bacterias. La higiene es un sano equilibrio entre un número significativo de bacterias beneficiosas y unas pocas dañinas. Esto significa una protección inteligente contra peligros reales y a menudo un incremento preciso de lo beneficioso. Teniendo esto bien presente, podemos volver a estar de acuerdo con antiguas verdades, como las de la autora estadounidense Suellen Hoy: «Desde la perspectiva de una mujer estadounidense de clase media (también una veterana viajera) que ha sopesado las pruebas, es mucho mejor estar limpio que estar sucio».

Antibióticos

Los antibióticos matan con mucha eficacia a peligrosos agentes patógenos. Y a sus familias. Y a sus amigos. Y a sus conocidos. Y a lejanos conocidos de sus conocidos. Esto los convierte en la mejor arma contra bacterias peligrosas y la más peligrosa contra las mejores bacterias. ¿Quién produce la mayoría de los antibióticos? Las bacterias. ¿Cómo?

Los antibióticos son las armas con las que hongos y bacterias hostiles se combaten mutuamente.

Desde que los descubrieron los investigadores, se realiza en las compañías farmacéuticas una cría masiva de bacterias. En unos contenedores enormes (de hasta 100.000 litros de capacidad) crece una cantidad tan inconcebible de bacterias que apenas se podría expresar en números. Las bacterias producen antibióticos, nosotros los esterilizamos y prensamos el material en forma de comprimidos. El producto ha tenido buena acogida, sobre todo en Estados Unidos: en un estudio sobre el efecto de los antibióticos en la flora intestinal se observó que en toda la región de San Francisco y sus localidades circundantes solo dos personas no habían tomado ningún antibiótico en los últimos dos años. Uno de cada cuatro alemanes toma, por término medio, un antibiótico al año. El motivo principal son los «resfriados». A cualquier microbiólogo esta afirmación le produce un pinchazo en el corazón. Los resfriados son provocados a menudo no por bacterias, sino por virus. Los antibióticos funcionan de tres modos distintos: acribillar bacterias, envenenarlas o convertirlas en estériles. Los virus simplemente no entran en el espectro de competencias de estos medicamentos.

En muchos resfriados, por lo tanto, los antibióticos no surten ningún efecto. Si alguien, no obstante, se siente mejor después de tomarlo, se debe al efecto placebo o al trabajo de nuestro propio sistema inmunitario. Lo que es seguro es que con su ingesta irresponsable matamos a muchas bacterias beneficiosas y nos perjudicamos con ello. En caso de una infección incierta y para prevenir, se puede solicitar al médico de familia una prueba de procalcitonina. Esta prueba detecta si los responsables del resfriado son virus o bacterias. Cuesta 25 euros y normalmente no está incluida en el seguro. Esta opción se ha de considerar especialmente cuando los niños pequeños están afectados por una infección incierta.

Si realmente es recomendable tomar antibióticos, entonces vayamos a por todas. Las ventajas compensarán con toda seguridad a los inconvenientes. Por ejemplo, cuando se padece una grave neumonía o cuando de niño se quiere superar alguna persistente infección sin efectos secundarios. En este caso un pequeño comprimido nos puede salvar la vida. Los antibióticos se encargan de que las bacterias dejen de reproducirse. El sistema inmunitario elimina entonces todos los agentes patógenos restantes y pronto volvemos a sentirnos bien. Por ello pagamos desde luego un precio, pero en conjunto se trata de un muy buen negocio.

El efecto secundario más habitual es la diarrea. Las personas que no padecen diarrea notan, quizás, durante el paso matinal por el lavabo, que expulsan porciones de un tamaño claramente mayor. Por decirlo de un modo un tanto brusco y franco: se trata de una gran porción de bacterias intestinales. El comprimido no va volando desde la boca hasta la nariz resfriada, sino que se desliza directamente al estómago y de allí al intestino. Antes de que pase de aquí a la sangre y llegue entonces, entre otros lugares, a la nariz, el conjunto de microbios del intestino es atacado, intoxicado e incapacitado para reproducirse. El resultado es un impresionante campo de batalla que más tarde se podrá contemplar en la siguiente visita al inodoro.

Los antibióticos pueden alterar claramente nuestra flora intestinal y reducir la diversidad de microbios en nuestro intestino, de modo que sus facultades pueden quedar igualmente alteradas, como la cantidad de colesterol que podemos ingerir, si se producen vitaminas (como la vitamina H, tan beneficiosa para la piel) o qué alimentos son aprovechados. Ciertos estudios realizados por primera vez en Harvard y Nueva York con los antibióticos metronidazol y gentamicina han puesto de manifiesto alteraciones especialmente importantes de la flora intestinal.

Los antibióticos son especialmente delicados en los niños pequeños y los pacientes ancianos. Su flora intestinal es siempre más inestable y se recupera mucho peor después del tratamiento. Estudios realizados en Suecia demostraron en niños que, incluso dos meses tras la ingesta de antibióticos, aún se podían detectar claras alteraciones de la flora intestinal: había potencialmente un mayor número de bacterias dañinas y uno menor de beneficiosas, como las bifidobacterias y los lactobacilos. Los antibióticos utilizados fueron ampicilina y gentamicina. Solo se realizaron pruebas en nueve niños, por lo que el estudio no es especialmente significativo, aunque en cualquier caso se trata del único estudio en su género. Por lo tanto, se debe tener en cuenta, aunque con la debida precaución.

Un reciente estudio en jubilados irlandeses puso de manifiesto un panorama claramente dividido: algunos paisajes intestinales se recuperaron muy bien después de la ingesta de antibióticos, mientras que otros quedaron alterados de forma duradera. Las causas de ello no están aún nada claras. La capacidad para recuperar la estabilidad después de vivencias intensas se denomina, tanto en el intestino como en el campo de la psicología, «resiliencia».

Las investigaciones sobre los efectos a largo plazo realizadas hasta la fecha se pueden casi contar con los dedos de una mano, y ello a pesar de que los antibióticos se vienen utilizando desde hace ya más de cincuenta años. El motivo es la técnica: los aparatos necesarios para tales investigaciones aparecieron hace apenas dos años. El único efecto que entretanto se ha podido comprobar con seguridad ha sido el desarrollo de resistencias. Incluso dos años después de la última ingesta de antibióticos aún permanecen en el intestino bacterias malvadas que cuentan historias sobre la guerra a sus tataratataratatara... nietos.

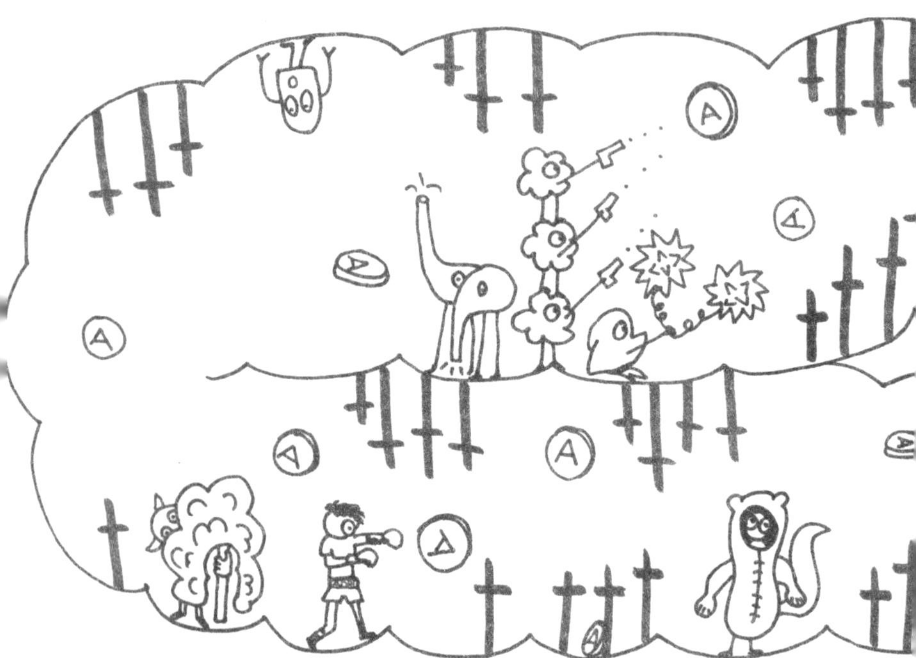

Ellas resistieron al antibiótico y sobrevivieron. Y con razón. Pues desarrollaron entonces técnicas de resistencia formando, por ejemplo, pequeñas bombas en las paredes de la célula. Por medio de ellas se bombeaba el antibiótico fuera del cuerpo igual que los bomberos bombean el agua de una bodega inundada. Muchas bacterias se disfrazan, de modo que los antibióticos no reconocen sus paredes celulares y no las pueden perforar. Otras utilizan su habilidad para dividir cosas: se construyen instrumentos para poder destruir antibióticos.

La cosa es que los antibióticos muy raramente matan todas las células. Destruyen determinadas comunidades, siempre según el tipo de veneno que utilicen. Siempre hay bacterias que sobreviven o que se convierten en combatientes experimentados. Cuando nos ponemos muy enfermos son precisamente estos combatientes los que nos pueden causar problemas: cuantas más resistencias hayan desarrollado, tanto más difícil resultará atacarlas con antibióticos.

Cada año mueren en Europa varios miles de personas a causa de bacterias con tantas resistencias que ningún medicamento resulta eficaz. Cuando el sistema inmunitario queda debilitado después de alguna operación o cuando los gérmenes resistentes son mayoría absoluta tras largos tratamientos con antibióticos, nos encontramos ante una situación peligrosa. Apenas se desarrollan nuevos medicamentos porque este sector de negocios no es una clara fuente de ingresos para la industria farmacéutica.

Quienes quieran mantenerse al margen de innecesarias guerras de antibióticos en los intestinos harán bien en seguir estos cuatro sencillos consejos:

1. No tomar antibióticos innecesarios. Y si han de tomarse, hacerlo tanto como sea necesario y tan poco como

sea posible. Tanto tiempo como sea necesario para que realmente podamos deshacernos de las bacterias causantes y un grupo residual enervante no pueda incubar de nuevo la infección. Tan poco tiempo como sea posible porque, de lo contrario, abrimos paso precisamente a aquellas bacterias que son resistentes al antibiótico. Actualmente los científicos debaten si es posible dejar los antibióticos en cuanto nos sintamos visiblemente mejor.

2. Carne ecológica. Las resistencias son diferentes en distintos lugares. Sorprendentemente, están a menudo estrechamente vinculadas a los antibióticos aplicados en la cría de animales de matadero. En países como la India prácticamente no se controla cuántos antibióticos reciben los animales. De este modo crían enormes zoos de resistencias en sus intestinos. Ahí es cuando aparecen también en los seres humanos infecciones claramente más difíciles de tratar que en otras regiones. En Alemania existe al menos una normativa, aunque es de una imprecisión rayana en lo ridículo. De modo que muchos veterinarios ganan dinero con el negocio semilegal de los antibióticos.

Hasta 2006 la Unión Europea no prohibió mezclar antibióticos en la comida para animales como medio para «incrementar su rendimiento». El aumento del rendimiento significa en este caso el rendimiento de un animal en el sentido de no morir de alguna infección en un mugriento establo abarrotado. Este rendimiento aumenta asombrosamente con antibióticos. Los animales de establos ecológicos solo pueden ingerir una determinada cantidad de antibióticos; si se supera dicha cantidad, se vende la mercancía como carne «normal», sin el marcado de carne ecológica. Si es posible, es preferible gastar un par de euros más: contra los zoos de resistencias y en pro de la paz en los intestinos. No lo vamos a percibir directamente, pero estaremos invirtiendo en un futuro seguro.

3. Lavar bien la fruta y la verdura. Esto también tiene que ver con la cría de animales. El estiércol se suele utilizar como abono para los campos. En Alemania no se acostumbran a examinar los restos de los antibióticos en la fruta y la verdura, y mucho menos los restos de las bacterias intestinales resistentes. En la leche, los huevos y la carne se controlan al menos determinados valores límite, por lo que es mejor lavar de más que de menos. Con solo una pequeña cantidad de antibióticos las bacterias pueden desarrollar resistencias.
4. Abrir los ojos en vacaciones. Uno de cada cuatro viajeros importa gérmenes altamente resistentes. La mayoría vuelven a desaparecer después al cabo de un par de meses, pero unos cuantos acechan en nosotros durante más tiempo. Se recomienda un especial cuidado en países con problemas bacteriológicos, como la India. En Asia y en Oriente Medio hay que procurar lavarse las manos a menudo, limpiar a conciencia las frutas y las verduras, si es necesario con agua hervida; el sur de Europa no queda exento. *Cook it, peal it or leave it* («cuécelo, pélalo o déjalo»): la máxima del viajero no vale no solo como protección contra la diarrea, sino también contra los *souvernirs* de resistencias no deseados para uno mismo y para la familia.

¿Existen alternativas a los antibióticos?

Las plantas (los hongos, como el hongo de la penicilina, no son plantas, sino que se cuentan simplemente como seres vivos) producen antibióticos que funcionan desde hace siglos sin provocar resistencias. Cuando las plantas se doblan o aparecen agujereadas, en el lugar correspondiente se producen sustancias hostiles a los microbios, ya que, de lo contrario, la planta se convertiría en menos que canta un gallo en un festín para las bacterias del entorno. En caso de resfriados en su fase inicial, infecciones de las vías urinarias o inflamaciones en la cavidad bucal y la faringe, se pueden comprar en las farmacias antibióticos vegetales en forma concentrada. Existen, por ejemplo, productos con aceite de mostaza o de rábano, extractos de manzanilla o de salvia, que pueden reducir en parte no solo las bacterias, sino también los virus. Así nuestro sistema inmunitario tiene menos trabajo y mayores perspectivas de expulsar al malhechor.

En caso de una enfermedad aguda o de una que se prolongue en el tiempo sin que se perciban señales de mejora, estos métodos vegetales no son una solución. En tales casos pueden ocasionarnos daños porque nos estaremos privando durante demasiado tiempo de antibióticos más potentes. Durante los últimos años han aumentado claramente las disfunciones cardíacas o auditivas producidas por una infección. Esto sucede a menudo cuando los padres quieren proteger a sus hijos únicamente contra demasiados antibióticos. Pero esta decisión puede tener consecuencias fatales. Un médico con una correcta formación no nos endosará todos los antibióticos, sino que nos dirá claramente cuándo son necesarios.

Con los antibióticos se desarrollan juegos de poder: con ellos nosotros nos equipamos a lo grande contra las bacterias peligrosas y, a su vez, ellas se equipan con resistencias aún más peligrosas. Nuestros investigadores de medicamentos deberían entonces rearmarse. Al ingerir estos medicamentos, cada uno de nosotros hace una especie de trato. Sacrificamos nuestras bacterias buenas, con la esperanza de que también las malas sean atacadas. Si se trata de un pequeño resfriado habrá sido un mal negocio; si se trata de una enfermedad seria habrá sido una transacción rentable.

Aún no existe ningún tipo de protección para las bacterias intestinales. Podemos decir con seguridad que desde el descubrimiento de los antibióticos hemos aniquilado muchas reliquias de familia. El sitio libre que ha quedado en el intestino debería ocuparse lo mejor posible y para ello están los probióticos, que ayudan al intestino a recuperar un sano equilibrio después de haber escapado de un auténtico peligro.

Probióticos

Cada día engullimos varios miles de millones de bacterias vivas. Están en la comida cruda, algunas incluso sobreviven a la cocción, nos chupamos el dedo sin darnos cuenta, tragamos nuestras bacterias bucales o nos besamos a través del paisaje bacteriano de otra persona. Una pequeña parte de ellas sobrevive a los fuertes ácidos gástricos y a los violentos procesos de la digestión, y aterriza vivita y coleando en el intestino grueso.

La gran mayoría de estas bacterias son desconocidas; probablemente no nos hacen nada o nos causan algún beneficio que aún no hemos descubierto. Unas pocas son agentes patógenos que, generalmente, no nos hacen daño debido a su reducido número. Solo una fracción de esas bacterias ha sido estudiada exhaustivamente y declarada «buena» por las instancias oficiales. Esas bacterias son los probióticos.

En el supermercado nos encontramos delante de la sección de refrigerados y leemos la palabra «probiótico» en el envase de un yogur. No tenemos ni la más remota idea de cómo funciona o qué se esconde detrás de esa palabra, pero a muchos aún nos retumba el anuncio publicitario en la cabeza: fortalece el sistema inmunitario y la señora estreñida vuelve a hacer de vientre, por lo que recomienda el producto a las personas de su entorno. Esto está bien, así que no me importa gastarme un euro más. Y en un pispás tenemos los probióticos en el carro de la compra, luego en el frigorífico y finalmente en la boca.

Los humanos hemos comido probióticos desde siempre. Sin ellos no estaríamos aquí. Así pudieron comprobarlo algunos sudamericanos que llevaron mujeres embarazadas al Polo Sur para que dieran a luz ahí. Con ello pretendían ejercer los derechos legales sobre las reservas de petróleo del lugar correspondientes a los «nativos». El resultado fue que los bebés morían, como muy tarde, en el viaje de vuelta. El Polo Sur es tan frío y libre de gérmenes que se vieron privados de las bacterias necesarias para vivir. Las condiciones de temperatura normales y los gérmenes en el mismo viaje de vuelta acabaron con los pequeños.

Las bacterias beneficiosas son una parte importante de nuestra vida y se encuentran constantemente alrededor y dentro de nosotros. Nuestros antepasados no lo sabían, pero intuitivamente hacían lo correcto: protegían su comida de las bacterias dañinas al mismo tiempo que se encomendaban a las beneficiosas. Por ejemplo, cuando se ayudaban de ellas para aumentar su conservación. En todas las culturas del mundo hay platos que se preparan gracias a útiles microbios. En Alemania, por ejemplo, están las coles fermentadas, los pepinillos agridulces y la levadura de pan. La nata fresca de los franceses, el queso agujereado de los suizos, el salami y las aceitunas de los italianos o el ayrán de los turcos; nada de eso existiría sin los microbios.

De Asia proceden innumerables platos de este tipo: la salsa de soja, la bebida kombucha, la sopa de miso, el kimchi de Corea, el lassi de la India, así como el fufu africano; la lista se podría alargar indefinidamente. Estos alimentos se preparan con bacterias, por lo que se les denomina «fermentados». Con ellos se generan a menudo ácidos, que proporcionan ese sabor agrio al yogur o a las verduras. Gracias a los ácidos y a las numerosas bacterias buenas, la comida queda protegida contra las bacterias peligrosas. La fermentación es la técnica más antigua y saludable de conservar los alimentos.

Tan diferentes como los numerosos platos eran los diferentes tipos de bacterias que los hacían posibles. La leche cuajada de una familia del Palatinado contenía tipos de bacterias diferentes a las del ayrán de una familia de Anatolia. En los países meridionales se usaron bacterias que trabajan bien a altas temperaturas y en el norte de Europa las que tenían inclinación por la temperatura ambiente.

El yogur, la leche cuajada u otros productos fermentados debieron de surgir por azar. Alguien se dejó la leche fuera y las bacterias alcanzaron el recipiente (directamente de la vaca o procedentes del aire durante el ordeño), la leche se hizo más densa y el nuevo alimento ya estaba listo. Si un germen de yogur especialmente sabroso había ido a parar a la leche, se sacaba una cucharada del yogur producido para echarla en una nueva ración de leche y se dejaba que las bacterias hiciesen más yogur. A diferencia de los yogures actuales, antiguamente intervenía siempre un gran equipo de bacterias diferentes, y no solamente unas pocas clases escogidas.

La variedad de bacterias en los alimentos fermentados se ha reducido considerablemente. Con la industrialización se regularon los procesos de producción con bacterias seleccionadas en el laboratorio. Hoy en día la leche se calienta brevemente después de ser ordeñada para exterminar eventuales agentes patógenos, aunque con ello también mueren posibles bacterias del yogur. Por este motivo no podemos simplemente dejar fuera de la nevera nuestra leche de supermercado a la espera de que acabe produciéndose yogur.

Muchos de los alimentos antiguamente ricos en bacterias, hoy ya no se producen con bacterias, sino que se conservan en vinagre, como, por ejemplo, la mayoría de los pepinillos agridulces. Muchos se fermentan con bacterias y se calientan después para eliminar sus gérmenes, como el chucrut de supermercado. El chucrut crudo ya solo se puede comprar en las herboristerías.

Ya a comienzos del siglo XX el mundo científico intuyó la importancia de las bacterias que eran buenas para nosotros. Entonces Ilja Metchnikoff hizo su aparición en el escenario de los yogures. Fue premio nobel y se dedicó a observar a los campesinos de las montañas de Bulgaria, quienes alcanzaban a menudo los cien años de edad, y con un llamativo buen humor. Metchnikoff sospechaba que su secreto yacía en las bolsas de piel con las que transportaban la leche de sus vacas. Esos campesinos recorrían largos trayectos, de modo que la leche se había convertido en leche cuajada o yogur cuando llegaban a casa. Estaba convencido de que la ingesta regular de esos productos de origen bacteriano eran la responsable de su formidable salud. En su libro *The Prolongation of Life* (en español: *La prolongación de la vida*) defendió la tesis de que con la ayuda de las bacterias beneficiosas podemos vivir más y mejor. A partir de entonces las bacterias dejaron de ser componentes anónimos del yogur y se convirtieron en importantes principios de salud. Sin embargo, su conocimiento llegó en un momento poco propicio, ya que poco antes las bacterias habían sido identificadas como agentes patógenos. Es cierto que el microbiólogo Stamen Grigorov había encontrado en 1905 la bacteria del yogur descrita por Metchnikoff, *Lactobacillus bulgaricus*, pero después se centró en la lucha contra la tuberculosis. Gracias al efecto beneficioso de los antibióticos, desde 1940 la cuestión se convirtió en algo generalizado: cuantas menos bacterias, mejor.

El hecho de que las reflexiones de Metchnikoff y la bacteria de Grigorov encontraran luego el modo de entrar en nuestros supermercados hay que agradecérselo a los bebés. Las madres que no podían dar el pecho a sus bebés tenían a menudo un problema con la leche en polvo: sus niños tenían diarrea con más frecuencia. La industria de la leche en polvo estaba realmente sorprendida, porque los ingredientes eran los mismos que los de la leche materna. ¿Qué podía faltar? ¡Las bacterias! Aquellas a las que les gusta estar en los pezones lechosos y aquellas cuyo número es especialmente elevado en los intestinos de los bebés amamantados: bifidobacterias y lactobacilos. Se encargan de escindir el azúcar de la leche (lactosa) y producen ácido láctico (lactato), de ahí que pertenezcan al grupo de las bacterias del ácido láctico. Un investigador japonés produjo un yogur con las bacterias *Lactobacillus casei Shirota*, que al principio las madres solo podían adquirir en farmacias. Si se daba a los bebés una cantidad diaria de ellas, estos tenían menos diarrea. La investigación industrial retomó los planteamientos de Metchnikoff: con bacterias para los bebés y pretensiones más modestas.

El yogur normal contiene especialmente *Lactobacillus bulgaricus*, pero no se trata exactamente de la misma cepa que la bacteria de los campesinos búlgaros. La cepa descubierta por

Stamen Grigorov se denomina hoy, para ser más precisos, *Lactobacillus helveticus spp. bulgaricus*. Estas bacterias no son especialmente resistentes a la digestión y solo una pequeña parte de ellas llega viva a los intestinos. Para algunos de los efectos sobre el sistema inmunitario esto no tiene demasiada importancia: a las células inmunitarias a menudo les basta con echar un vistazo a la envoltura vacía de algunas bacterias para poner en marcha su maquinaria.

El yogur probiótico contiene bacterias que se inspiraron en la investigación sobre la diarrea en los bebés: se espera que lleguen vivas al intestino grueso. Bacterias que pueden resistir la digestión son, por ejemplo, *Lactobacillus rhamnosus*, *Lactobacillus acidophilus* o el ya mencionado *Lactobacillus casei Shirota*. En teoría una bacteria de este tipo puede rendir más si llega viva a la parte baja del intestino. Existen estudios que constatan su eficacia, pero que no bastan a la Autoridad Europea sobre Seguridad Alimentaria, por lo que ya no se permiten eslóganes del tipo «¡tachán!» como los empleados para Yakult o Actimel y compañía.

A esto hay que añadir que además no hay una certeza absoluta de que lleguen suficientes bacterias probióticas al intestino. Una rotura de la cadena del frío o una persona con acidez estomacal o con una digestión especialmente larga hacen que las bacterias adopten en seguida un aspecto de viejecitas. Naturalmente, esto no es malo, pero entonces un yogur probiótico deja de ser mejor que uno normal. Para cambiar algo en el enorme ecosistema del intestino se deberían movilizar algo así como mil millones (10^9) de animadas bacterias.

Conclusión: cualquier yogur puede ser bueno, aunque no todo el mundo tolera bien la proteína láctea o un exceso de grasa animal. La buena noticia es que existe un mundo de probióticos más allá de los yogures. Los investigadores están experimentando en esta dirección en sus laboratorios con bacterias seleccionadas: inoculan bacterias directamente en las células intestinales en placas Petri, administran cócteles de microbios a ratones o hacen engullir cápsulas llenas de microorganismos vivos a las personas. En la investigación sobre los probióticos hemos podido distinguir tres grandes campos de actividad en los cuales nuestras bacterias buenas manifiestan asombrosas facultades.

1. Masajes y bálsamos

Muchas bacterias probióticas se preocupan de nuestro intestino. Tienen unos genes para producir pequeños ácidos grasos como el butirato. Con ellos pueden embalsamar y cuidar las vellosidades del intestino. Las vellosidades del intestino bien atendidas son mucho más estables y se desarrollan más que las mal cuidadas. Cuanto más grandes son las vellosidades, tanto mejor asimilamos los alimentos, los minerales y las vitaminas. Cuanto más estables son, menos basura dejan pasar. El resultado es que nuestro cuerpo recibe muchos nutrientes y menos sustancias nocivas en su menú.

2. Servicio de seguridad

Las bacterias buenas defienden nuestro intestino, ya que al fin y al cabo es su hogar, y no ceden voluntariamente su territorio a bacterias nocivas. Para ello se asientan a menudo precisamente en aquellos sitios donde a los agentes patógenos les gusta infectarnos. Si entonces aparece una bacteria mala, se colocan bien apretadas en su lugar favorito con una sonrisa burlona, depositan su bolso de mano en el asiento del acompañante y no le dejan sitio. Si esta señal no es lo bastante clara, no hay problema: las bacterias del servicio de seguridad tienen otros truquillos. Producen, por ejemplo, pequeñas cantidades de antibióticos y de anticuerpos con los cuales ahuyentan a las bacterias extrañas de su entorno inmediato. O bien utilizan diferentes ácidos; con ellos no solo se protege al yogur o al chucrut de las bacterias putrefactoras, sino que también nuestro intestino se puede convertir con la acidez en un lugar inhóspito para los gérmenes dañinos. Otra posibilidad es comérselo todo (a quien tenga hermanos le sonará). A muchas bacterias probióticas parece que les gusta arrebatar a las bacterias dañinas la comida delante de sus narices. Al final llega el momento en que a los malvados se les pasan las ganas y abandonan.

3. Buenos asesores y entrenadores

No debemos pasar por alto que las bacterias son los máximos expertos en cuestiones bacteriológicas. Cuando colaboran con nuestro intestino y sus células inmunitarias, recibimos información importante de primera mano y un buen asesoramiento: ¿qué aspecto tienen las diferentes envolturas bacterianas? ¿Cuántos anticuerpos bacterianos (*defensinas*) deben producir las células intestinales? ¿Debe el sistema inmunitario reaccionar activamente a sustancias extrañas o aceptar relajadamente lo nuevo?

Un intestino sano posee muchas bacterias probióticas. Cada día y cada segundo nos beneficiamos de sus habilidades. A menudo nuestras comunidades bacterianas son atacadas, lo cual puede suceder mediante antibióticos, una mala alimentación, enfermedades, períodos de estrés y un largo etcétera. Entonces nuestros intestinos ya no estarán tan bien cuidados, estarán menos protegidos y no tan bien asesorados. En tales casos se agradece que algunos de los resultados obtenidos en la investigación en laboratorios puedan encontrarse en las farmacias, donde se pueden adquirir bacterias vivas y de este modo proveernos de trabajo bacteriano alquilado para momentos difíciles.

Son buenos contra la diarrea: ámbito de aplicación número 1 de los probióticos. En caso de gripe intestinal o diarrea por la ingesta de antibióticos hay diversas bacterias de la farmacia que nos pueden ayudar a mitigar la diarrea y acortarla, por término medio, un día. Al mismo tiempo apenas tienen efectos secundarios, a diferencia de la mayoría de los otros medicamentos contra la diarrea. Esto los hace especialmente aptos para niños pequeños o personas mayores. En caso de enfermedades intestinales como la colitis ulcerosa o el síndrome del intestino irritable, los probióticos pueden aplazar los brotes de diarrea o las inflamaciones agudas.

Son buenos para el sistema inmunológico. Para personas propensas a caer enfermas se recomienda probar diferentes tipos de probióticos, especialmente durante el desarrollo de un resfriado. Para quienes esto resulte demasiado costoso, también es posible tomar un yogur al día, pues para algunos efectos más suaves no es imprescindible que las bacterias estén vivas. En algunos estudios se ha constatado que, especialmente en personas mayores y en atletas sometidos a una actividad intensa, la toma regular de probióticos puede hacer que los resfriados sean menos agudos y que su frecuencia sea menor.

Una posible protección contra las alergias. Este efecto no se ha podido demostrar tan bien como la eficacia de los probióticos en el caso de diarrea o de inmunodeficiencia. Sin embargo, para los padres de niños con un mayor riesgo de alergias y neurodermitis, los probióticos son una buena opción. Muchos estudios indican una clara protección. En algunos no se pudo constatar este resultado, aunque a menudo se utilizaron bacterias diferentes para los distintos estudios.

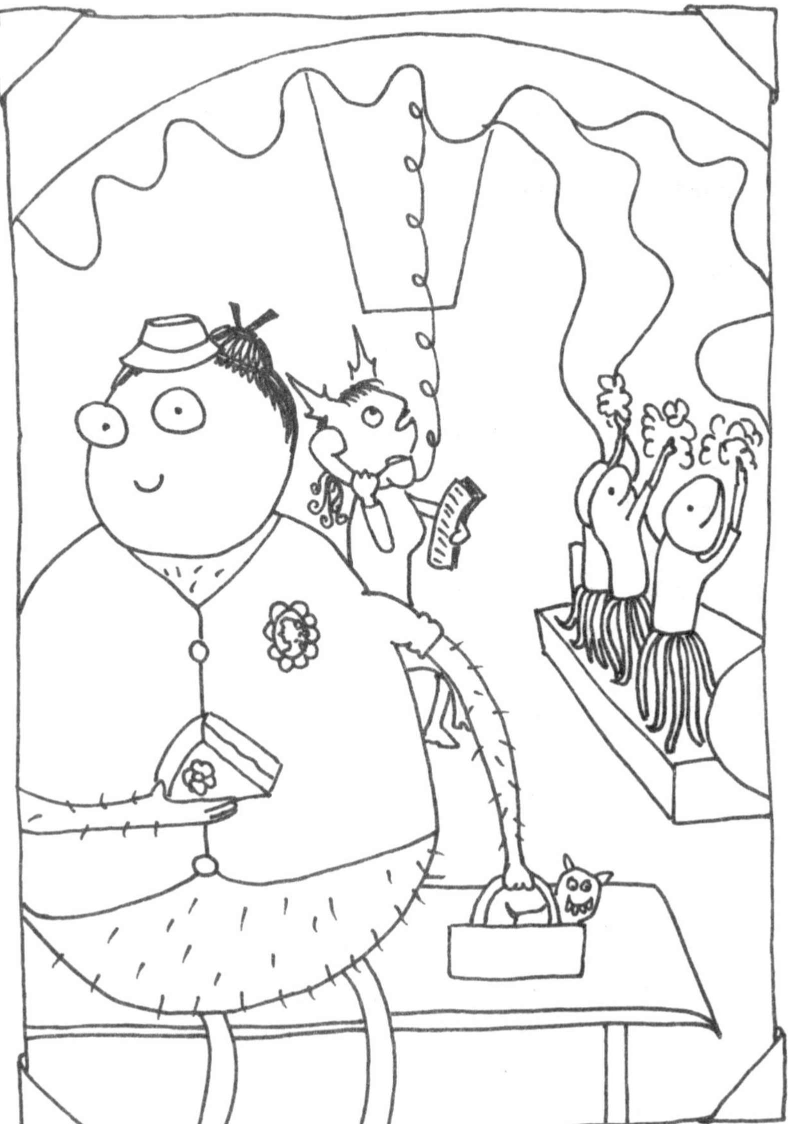

Personalmente, en este punto me decantaría por el principio de «mejor exagerar». Los probióticos en modo alguno pueden dañar a los niños propensos a las alergias y, en cambio, existen algunos estudios en los que se pudieron mitigar los síntomas de alergias o neurodermitis ya desarrolladas gracias a los probióticos.

Junto a áreas bien estudiadas como la diarrea, las enfermedades intestinales y el sistema inmunitario, existen en la actualidad áreas de investigación que han arrojado últimamente resultados muy prometedores. Ocurre así, por ejemplo, con las indigestiones, las diarreas durante los viajes, la intolerancia a la lactosa, el sobrepeso, los problemas de articulaciones inflamadas o incluso la diabetes.

Si queremos probar los probióticos para uno de estos problemas (por ejemplo, en caso de estreñimiento o flatulencias), la farmacia no nos podrá recomendar ningún preparado cuya eficacia haya sido probada sin tacha. La farmacia no va por delante de la investigación: cada cual debe ir probando hasta encontrar una bacteria que ayude. Simplemente debemos leer en el envoltorio qué es lo que estamos probando, y si después de cuatro semanas no se han registrado cambios, quizás debamos dar una oportunidad a uno o dos tipos bacterianos diferentes. Muchos gastroenterólogos nos pueden dar alguna indicación sobre qué bacterias podría valer la pena probar.

Para todos los probióticos rigen las mismas reglas: se deben tomar regularmente durante unas cuatro semanas y consumirlos antes de la fecha de caducidad (de otro modo no vivirán lo suficiente para producir algún efecto en el enorme ecosistema del intestino). Antes de la adquisición de productos probióticos deberemos informarnos siempre sobre si están diseñados para las dolencias del caso. Las bacterias tienen diferentes genes: algunas son mejores asesoras del sistema inmunitario, mientras que otras son más guerreras, cuando se trata de expulsar a los causantes de la diarrea.

Los probióticos mejor investigados son, hasta la fecha, las bacterias del ácido láctico (lactobacilos y bifidobacterias) y *Sacharomyces boulardii*. Este último es un recurso al que no estamos prestando toda la atención que merecería. En realidad no es ninguna bacteria y por eso me gusta menos. Pero, como ayuda, tiene en todo caso una ventaja imbatible: los antibióticos no pueden con él.

Así, si durante la ingesta de antibióticos fumigamos todo lo que huele a bacteria, *Saccharomyces* toma asiento cómodamente. Ahí nos protege contra oportunistas dañinos y además puede capturar sustancias tóxicas. En todo caso, también provoca más efectos secundarios que los probióticos bacterianos; algunas personas no toleran la levadura y por su causa pueden sufrir erupciones, por ejemplo.

El hecho de que, aparte de una o dos levaduras, solo conozcamos bacterias del ácido láctico como probióticos demuestra que en este campo estamos todavía en pañales. Pues los lactobacilos normalmente aparecen menos en la flora intestinal de un adulto y las bifidobacterias pueden no ser el único agente benéfico que encontramos en el intestino grueso. Solo existe un tipo de bacteria que hasta ahora haya sido tan investigada como estas dos: *E. coli Nissle 1917*.

Esta cepa de *E. coli* fue aislada en las heces de un soldado que volvía de la guerra: todos sus camaradas en la guerra de los Balcanes habían sufrido una intensa diarrea, excepto él. Desde entonces se demostró en muchos estudios que esta bacteria es útil en caso de diarrea, enfermedades intestinales e inmunodeficiencia. Mientras que ese soldado hace tiempo que falleció, nosotros seguimos multiplicando su talentoso

E. coli en laboratorios clínicos, la llevamos envasada a las estanterías de las farmacias y dejamos que prodigue sus beneficios en los intestinos de otras personas.

La eficacia de todos los probióticos está limitada por el momento por una cuestión: administramos unas bacterias que fueron seleccionadas en el laboratorio. Tan pronto como dejamos de tomarlas a diario, generalmente desaparecen otra vez de nuestros intestinos. Cada intestino es diferente y puede poseer tropas fuertes que se ayudan o que se combaten mutuamente: los novatos que aterricen ahí no tienen mucho que opinar sobre el reparto del espacio. Por eso los probióticos funcionan de momento más bien como un cuidado del intestino. Si se suspende su ingesta, entonces la propia flora es la que ha de continuar el trabajo. Para resultados a más largo plazo se empieza a contemplar desde hace poco tiempo la estrategia de los equipos mixtos: se trata de varias bacterias a la vez que se ayudan entre sí para penetrar en terreno desconocido. Eliminan mutuamente sus desechos o producen alimento para sus colegas, por ejemplo.

Siguiendo este principio, muchos productos de farmacias, parafarmacias o supermercados proporcionan una mezcla de viejas conocidas del ácido láctico. Así pueden trabajar de manera más efectiva. La idea de que con ello se conseguirá aclimatarlas de un modo más duradero en el intestino es bonita, pero por el momento no ha funcionado demasiado...; dicho con las mejores intenciones.

Si a pesar de todo nos aferramos con uñas y dientes a la estrategia de los equipos mixtos, los resultados son realmente impresionantes. Así, por ejemplo, durante el tratamiento de las infecciones por *Clostridium difficile*, que son unas bacterias que sobreviven muy bien a los antibióticos y que después se convierten en dueños absolutos del sitio liberado.

Los afectados padecen a menudo durante varios años diarreas sanguinolentas y viscosas que no consiguen dominar ni siquiera con múltiples antibióticos y preparados de probióticos. Esto no es solo físicamente agotador, sino desesperante.

En estas situaciones de emergencia los médicos tienen que ser muy creativos. Algunos médicos audaces realizan actualmente trasplantes de equipos enteros de bacterias auténticas procedentes de los intestinos de una persona sana. Por fortuna esto es relativamente fácil (en veterinaria hace siglos que se tratan de este modo y con éxito diversas enfermedades); solo se necesitan excrementos sanos con sus bacterias y eso es todo. El equipo mixto definitivo se llama también «trasplante fecal». En los trasplantes fecales no se recibe el excremento puro, sino limpiado. De la manera que sea, es igual.

Los porcentajes de éxito en casos de diarrea por *Clostridium difficile*, hasta ahora incurable, se elevan en casi todos los estudios al 90 %. Hay pocos medicamentos que tengan un índice de éxito tan elevado. Sin embargo, a pesar de los buenos resultados, este tratamiento solo puede ser aplicado por el momento a casos realmente sin remedio. En efecto, aún no estamos en condiciones de valorar si con ello estamos transmitiendo también eventuales enfermedades de otras personas o gérmenes potencialmente dañinos. Algunas empresas ya se han puesto a la tarea de ofrecer trasplantes artificiales garantizando «ausencia de daños y perjuicios». Si lo consiguen, supondría un significativo empujón general.

En el trasplante de bacterias buenas que luego echan raíces duraderas se halla el mayor potencial de la probiótica. El trasplante ha conducido a unos primeros resultados favorables incluso en casos radicales de diabetes. Actualmente se está investigando si de este modo se puede impedir que se desencadene la diabetes de tipo 1.

Cómo se llega de las heces a la diabetes puede parecer un salto muy grande para muchos. En realidad no lo es tanto: no se trasplantan solo bacterias protectoras, sino también un cuerpo de microbios que ayuda a regular el metabolismo y el sistema inmunitario. Más del 60 % de estas bacterias intestinales nos son desconocidas. La búsqueda de especies con posibles efectos probióticos es costosa, pero también lo era antiguamente la de hierbas medicinales eficaces; solo que esta vez nuestro medicamento vive con nosotros. Cada día y cada comida influyen en el gran conjunto de microbios, tanto positiva como negativamente.

Prebióticos

En la prebiótica se trata justamente de promover las bacterias buenas a través de la ingesta de determinados alimentos. Los prebióticos son corrientes como los probióticos. Solo requieren una condición: en algún sitio del intestino debe haber bacterias beneficiosas, las cuales se pueden potenciar con comida prebiótica, dándoles así más poder contra las dañinas.

Como las bacterias son mucho más pequeñas que nosotros, la perspectiva que ellas tienen de la comida es completamente diferente. Cada granito es ahí un acontecimiento inconcebible, un pedazo de cometa muy sabroso. Todo lo que no podemos asimilar en el intestino delgado, lo denominamos «fibra alimentaria». Pero no se trata de ninguna carga innecesaria, al menos no para nuestras bacterias del intestino grueso. A ellas les encantan las fibras alimentarias. No todas las clases, pero sí muchas. A algunas bacterias les gustan las fibras de espárrago no digeridas, mientras que otras prefieren fibras de carne sin digerir.

A veces algunos médicos no tienen del todo claro por qué recomiendan a sus pacientes comer más fibra. Con ello están recetando abundante alimento para las bacterias, lo cual nos resulta muy beneficioso. Finalmente hay suficiente comida para los microbios del intestino para que produzcan vitaminas, saludables ácidos grasos o para que entrenen al sistema inmunitario para ponerlo a punto. En todo caso, en nuestro intestino grueso hallamos también siempre agentes patógenos. Con determinados alimentos pueden producir sustancias como indol, fenol o amoníaco. Estas son las sustancias que, en el armario de los productos químicos, están rotuladas con un símbolo de advertencia.

Los prebióticos intervienen precisamente ahí: son fibras alimentarias que solo pueden ser ingeridas por las bacterias simpáticas. Si hubiese algo así para las personas, los bares serían lugares reveladores. El azúcar común, por ejemplo, no es un prebiótico, porque también les gusta a las bacterias de la caries. Las bacterias dañinas no pueden, o apenas pueden, aprovechar los prebióticos y por lo tanto no pueden fabricar nada dañino con ellos. Las bacterias buenas, por el contrario, se vuelven más y más fuertes y conquistan cada vez más territorio.

En todo caso, acostumbramos a comer poca fibra y menos aún prebióticos. De los treinta gramos de fibra alimentaria que debiéramos ingerir a diario, la mayoría de los europeos solo llega a la mitad. Esto es tan poco que surge una

---

Figura: *Alcachofas, espárragos, endivias, plátanos verdes, tupinambo, ajo, cebolla, chirivía, salsifí negro, trigo (integral), centeno, avena, puerro.*

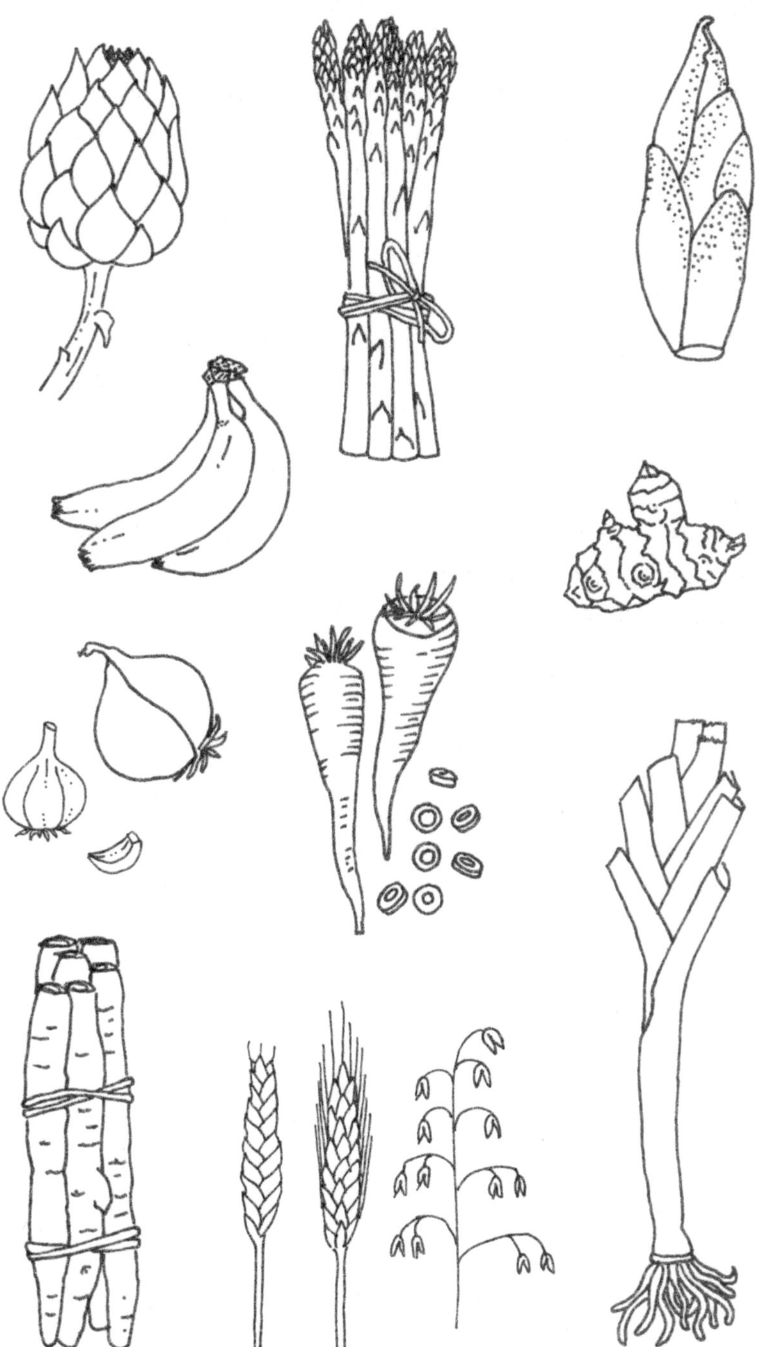

fuerte rivalidad en el intestino y con ello pueden llegar a imponerse las bacterias antipáticas.

No es tan difícil ir a nuestro favor y al de nuestros mejores microbios. La mayoría tenemos algún plato prebiótico preferido que comeríamos sin problemas más a menudo. Mi abuela tiene siempre ensalada de patatas en la nevera, mi padre prepara una magnífica ensalada de endivias con mandarinas (consejo: lavar brevemente las endivias con agua caliente; hace que pierdan amargor sin que dejen de estar crujientes) y a mi hermana le encantan los espárragos o el salsifí negro con una fina salsa de nata.

Son solo un par de platos que también gustan mucho a las bifidobacterias o a los lactobacilos. Actualmente sabemos que también les gustan las liliáceas, las asteráceas o también el almidón resistente. Liliáceas son no solo el puerro o el espárrago, sino también las cebollas y el ajo. A las asteráceas pertenecen las endivias y el salsifí negro, el tupinambo y la alcachofa.

El almidón resistente se forma, por ejemplo, cuando se cuece arroz o patatas e, inmediatamente después, se pone a enfriar. De este modo cristaliza el almidón y se hace más resistente a la digestión. De la «robusta» ensalada de patatas o del frío arroz para sushi llega más alimento ileso hacia los microbios. Quien aún no tenga ningún plato prebiótico preferido, debería probar algunos. Si comemos estos platos de forma regular, podremos constatar un divertido fenómeno: de vez en cuando experimentaremos una auténtica hambre canina por esta comida.

Las personas que coman principalmente alimentos pobres en fibras, como la pasta, el pan blanco o la pizza, no deberían pasar con demasiada brusquedad a ingerir grandes cantidades de comida rica en fibra. Esto avasalla a la agotada comunidad de bacterias, que enloquecen y se ponen a metabolizarlo todo con euforia. Consecuencia: unas ventosidades de órdago. Por lo tanto, hay que incrementar paulatinamente las fibras, sin llegar a cantidades exageradas. Al fin y al cabo, en primer lugar la comida es siempre para nosotros y solo en segundo lugar para los habitantes de nuestros intestinos.

Las ventosidades de órdago no son agradables: el exceso de gas produce una hinchazón desagradable en nuestro intestino. Soltar un poco de ese gas es un deber saludable. Nosotros somos seres vivos, en nuestras barrigas vive un pequeño mundo que trabaja con ganas y produce muchas cosas. Así como la tierra tolera nuestros gases de combustión, también nosotros deberíamos dar curso amistosamente a los de nuestros microorganismos. Aunque pueda sonar gracioso, no tiene por qué oler siempre mal. Las bifidobacterias o los lactobacilos, por ejemplo, no desprenden ningún olor desagradable. Las personas que nunca tienen ventosidades matan de hambre a sus bacterias intestinales y, sin duda, no son buenos huéspedes para los microbios.

El que lo quiera fácil puede ir directamente a la parafarmacia o la farmacia a comprar prebióticos puros. De las raíces de las endivias, por ejemplo, se extrae el prebiótico *inulina*; de la leche, el GOS (galacto-oligosacárido). Se ha examinado el efecto saludable de estas sustancias, que con bastante eficacia alimentan a las bifidobacterias y los lactobacilos.

No se ha dedicado ni mucho menos tanto estudio a los prebióticos como a los probióticos, aunque existen un par de campos de aplicación muy consolidados. Los prebióticos estimulan a las bacterias buenas, de modo que aparecen menos toxinas en el intestino. Cuando se tienen problemas con el hígado, ya no es posible desactivar tan bien las sustancias nocivas de las bacterias malas, y esto a menudo se percibe claramente. Las endotoxinas tienen diferentes efectos, que pueden oscilar desde el cansancio hasta el coma, pasando por los temblores. En los hospitales a menudo administran en tales casos prebióticos muy concentrados. Por regla general, disminuyen los problemas.

Pero las endotoxinas también desempeñan un papel importante para el hombre de la calle con un hígado alegre como unas castañuelas. Surgen, por ejemplo, cuando las pocas fibras existentes se consumen en el tramo inicial del intestino grueso y las bacterias del tramo final se precipitan encima de las proteínas sin digerir. Bacterias y carne no son a menudo una buena combinación; lo sabemos bien por los escándalos de la carne caducada. Un exceso de estas toxinas de la carne puede dañar el intestino grueso y, en el peor de los casos, desencadenar un cáncer. El cáncer intestinal se manifiesta precisamente aquí la mayoría de las veces: al final del intestino. Por eso los prebióticos se estudian principalmente para prevenir el cáncer intestinal. Y los primeros estudios son muy prometedores.

Prebióticos como el GOS son fascinantes, ya que pueden ser fabricados incluso por nuestro propio cuerpo. En la leche materna hallamos un 90 % de GOS y un 10 % de otras fibras no digeribles. En la leche de vaca el GOS solo supone el 10 % de las fibras de la leche. También en este punto encontramos un dato relevante para los bebés humanos. Si los bebés reciben leche en polvo mezclada con un poco de polvo de GOS, sus bacterias intestinales se parecen a las de los bebés amamantados. Algunos estudios sugieren que estos desarrollan menos alergias y neurodermitis que otros bebés alimentados con leche en polvo. Desde 2005 está permitida la adición de GOS a la leche en polvo, aunque no es obligatorio.

Desde entonces ha ido creciendo el interés por el GOS y entretanto se ha podido demostrar otro efecto en los laboratorios: el GOS se acopla directamente a las paredes de las células, especialmente ahí donde les gusta unirse a los agentes patógenos. De este modo, funcionan como pequeños escudos. Las bacterias perjudiciales ya no se pueden agarrar bien y, en el mejor de los casos, resbalan sobre ellos. Después de este descubrimiento se han realizado los primeros estudios para prevenir la diarrea del viajero con GOS.

La inulina hace más tiempo que se investiga que el GOS. A veces se utiliza en la producción alimentaria como sustituto del azúcar o de la grasa porque es algo dulce y gelatinosa. Los prebióticos son, por lo general, determinados azúcares que se unen formando cadenas. Cuando decimos «azúcar», generalmente nos referimos a una determinada molécula procedente de la remolacha azucarera. Si nos hubiésemos decidido por la explotación en cadena del azúcar procedente de la endivia, los dulces no serían un pecado que provoca caries. «Dulce» no significa que sea poco sano; lo que pasa es que ingerimos solo, de un modo completamente unilateral, las variantes poco sanas.

A menudo resulta sospechoso que los productos se anuncien como «sin azúcar» o «bajo en grasas». Edulcorantes como el aspartamo parecen ser cancerígenos, mientras que otros edulcorantes de los típicos productos *light* también se usan para cebar y engordar a los cerdos. El escepticismo está, por lo tanto, completamente justificado. Un producto que contiene inulina como sustituto del azúcar o de la grasa puede ser mucho más sano que uno con toda la carga de aditivos de azúcar y grasa animal. En los productos *light* vale la pena, pues, mirar con atención las etiquetas, ya que muchas veces los usamos con toda la buena fe del mundo, cuando de hecho lo que estamos haciendo es atiborrar de chuches a nuestras bacterias intestinales.

La inulina no se une tan bien a nuestras células como el GOS. En un estudio a gran escala y bien controlado, la inulina no mostró que protegiese contra la diarrea del viajero; en todo caso, todos los voluntarios del estudio que habían tomado inulina declararon que se encontraban francamente mejor. En el grupo de control, que solo tomó placebo, no se dio ese efecto de bienestar. La inulina se puede producir con cadenas de diversa longitud, lo cual está muy bien para una bonita distribución de las bacterias buenas. Las cadenas cortas de inulina se sirven a las bacterias del tramo inicial del intestino grueso y las largas más bien al final.

Esta mezcla de distintas longitudes de las denominadas «ITF» ofrece mejores resultados en los casos en donde una mayor superficie es igual a mejor rendimiento. En la absorción del calcio, por ejemplo, se necesitan bacterias que estén dispersas por todo el intestino. La mezcla de ITF incrementó en el 20 % la asimilación del calcio en chicas jóvenes. Esto es bueno para los huesos, pues protege contra la osteoporosis (huesos débiles) en la vejez.

El calcio es, por lo tanto, un ejemplo interesante, porque muestra claramente cuán lejos se puede llegar con prebióticos: en primer lugar, hay que tomar una cantidad suficiente de calcio para que tenga algún efecto; en segundo lugar, los prebióticos no consiguen nada si el problema son otros órganos. Durante la menopausia a muchas mujeres se les debilitan los huesos. Los ovarios padecen su crisis de los cuarenta, han de despedirse de la producción de hormonas y aprenden poco a poco a disfrutar de la relajación de la jubilación. ¡A los huesos les faltan hormonas! Si la osteoporosis ya ha hecho acto de presencia, los prebióticos no tienen nada que hacer.

Pero no por ello se debe subestimar el conjunto. Nada influye tanto en nuestras bacterias intestinales como nuestra alimentación. Los prebióticos son los instrumentos más potentes para estimular las bacterias beneficiosas, concretamente las que ya están en nuestro intestino y se van a quedar ahí. Los animales de costumbres prebióticas, como mi abuela adicta a la ensalada de patatas, fomentan, aun sin saberlo, lo mejor de su conjunto de microbios. Su segundo plato preferido es, por cierto, la sopa de puerros. Cuando todos nos poníamos enfermos en casa, nos traía sopa con una amplia sonrisa y se sentaba al piano a tocar un par de piezas. No sabemos qué porcentaje de culpa tienen los microbios en esa actitud, aunque no es ilógico pensar que influyen.

Tomemos nota: las bacterias buenas nos hacen bien. Deberíamos alimentarlas de manera que pudiesen poblar gran parte del intestino grueso. Para ello no nos servirá la pasta o el pan blanco, que son prensados en cadena a partir de harina blanca. Debemos comer verdaderas fibras provenientes de verduras o de la pulpa de la fruta. Estas fibras también pueden ser dulces y sabrosas, ya provengan de espárragos frescos, del arroz para sushi o de extractos puros de la farmacia. Después llegan a nuestras bacterias y estas nos lo agradecen con un buen trabajo.

Al microscopio las bacterias solo se ven como puntos claros sobre fondo oscuro. Pero juntas representan algo más: cada uno de nosotros tiene una colonia dentro de sí. La mayoría de ellas se asientan mansas sobre la membrana mucosa y entrenan al sistema inmunitario o producen vitaminas para nosotros. Otras se acercan a las células intestinales y las perforan o producen toxinas. Cuando lo bueno y lo malo están equilibrados, lo malo nos fortalece y lo bueno nos cuida y mantiene sanos.

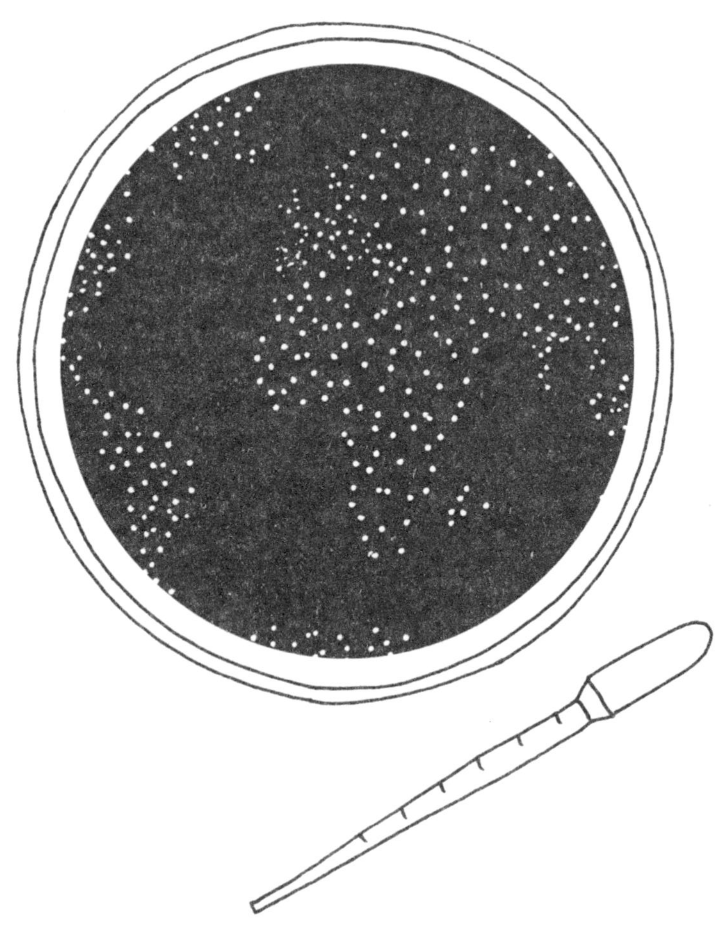

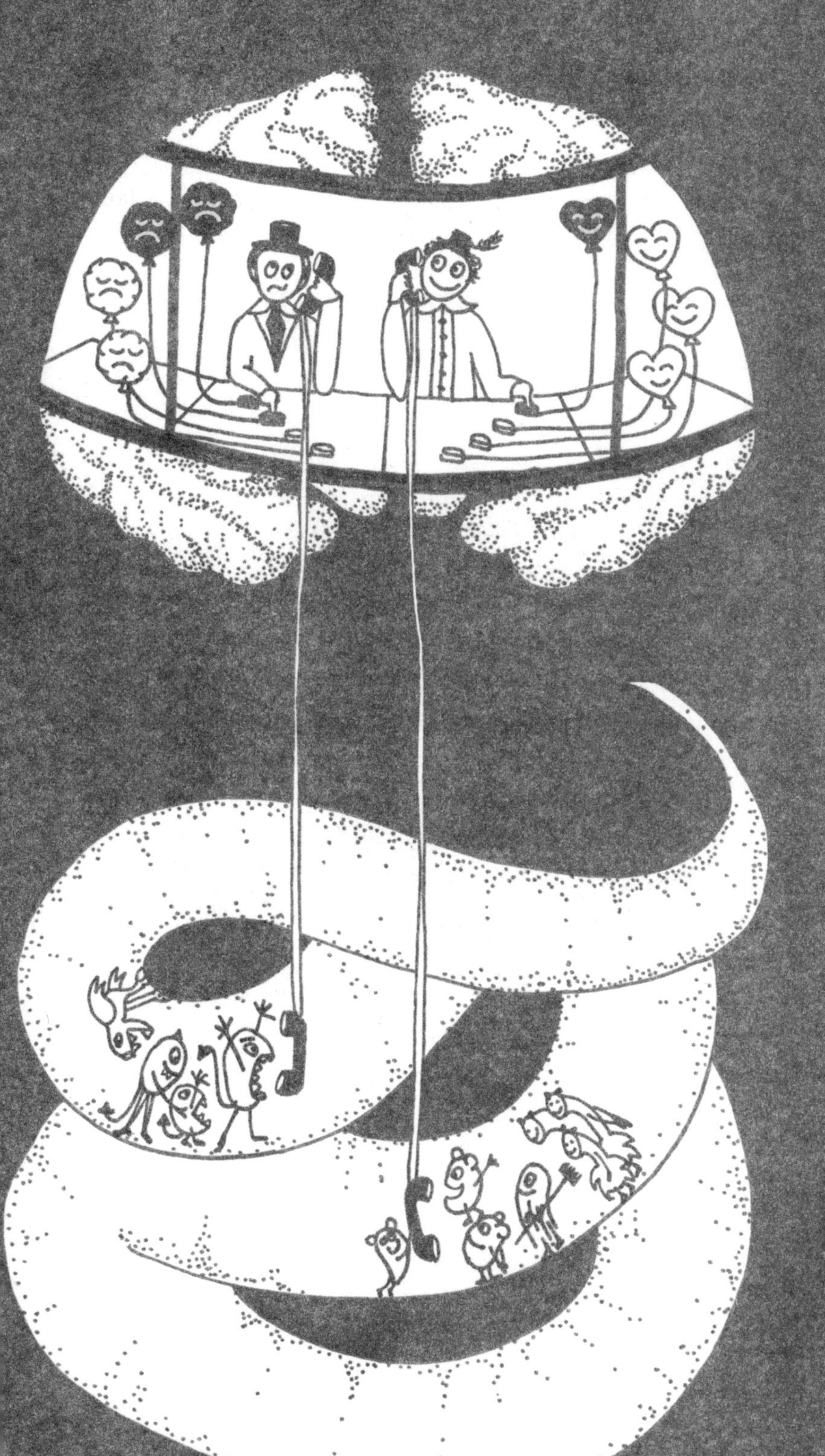

Unas palabras sobre esta actualización

En 2013, en plena escritura de esta obra, sufrí con la redacción de los párrafos relacionados con el eje intestino-cerebro. Durante semanas, me resultó imposible escribir una sola línea. En aquella época, este campo de investigación era muy nuevo. Casi todos los estudios existentes se habían realizado experimentando con animales, y la información disponible entonces eran más suposiciones que conocimientos puros y duros. Por una parte, quería hablar a toda costa de esos experimentos y esas pistas de reflexión. Pero, por otra, temía generar falsas esperanzas o poner en circulación verdades a medias. Un jueves lluvioso, me encontraba en casa de mi hermana, sentada en su cocina, quejándome por mi suerte y preocupada por no poder escribir el texto con la precisión y la claridad requeridas. Entonces, después de haber escuchado mis lamentaciones, mi hermana, con tono casi autoritario, me dijo: «Simplemente escribe lo que has entendido tú de todo esto. En el futuro, si dispones de información más concreta sobre el tema, seguro que puedes incorporarla al libro en una nueva edición».

Ha llegado el momento.

Novedades sobre el eje intestino-cerebro

Dedicarse a la investigación es un poco como atravesar una región desconocida cubierta por la niebla. A pocas personas les encantaría hacerlo a diario. Y, sobre todo, pocas tendrían suficiente entusiasmo a largo plazo para fotografiar a conciencia cada matorral y cada objeto que destacara en la niebla espesa de su alrededor. También puede suceder que se siga, pacientemente, un largo hilo de lana y acabar comprobando, al final, que se está destejiendo el propio jersey. Tras lo cual, regresar a casa y contar con toda honestidad los resultados del día es solo… medianamente *cool*.

Hace unos años, se descubrió que el estado de ánimo de los ratones depresivos puede mejorar gracias a ciertas bacterias o que las ratas modifican su carácter cuando se les inoculan las bacterias intestinales de otras ratas. Había nacido el concepto de «psicobióticos», que designa a los microbios que actúan en el ámbito psicológico y quizás incluso frente a enfermedades como la depresión. Lo que todavía no podía saberse, en cambio, era si los psicobióticos también serían capaces de influir sobre el cerebro humano…

Hasta la fecha, se han realizado una veintena de estudios con bases sólidas en seres humanos. Tres de los cócteles de bacterias probadas se han mostrado ineficaces, pero todas las demás (y aquí es donde las cosas se ponen interesantes) tienen un efecto sobre nuestro psiquismo. El cuadro que se obtiene del conjunto es realista: las bacterias no producen cambios bruscos de humor, pero influyen progresivamente sobre nuestros estados de ánimo, con una eficacia que, a menudo, solo es evidente al cabo de tres o cuatro semanas desde el inicio de la toma y solamente hasta cierto punto. En lo referente al estrés, también se ha producido un primer cambio de paradigma, de manera que ahora se reconoce el papel del intestino en este ámbito.

Sin embargo, es imposible pronunciarse de manera global sobre los efectos de las bacterias y su magnitud, puesto que cada equipo de investigadores (o casi) ha experimentado con bacterias diferentes. Por lo tanto, solo nos queda seguir investigando.

El estado de ánimo

En el marco de los experimentos realizados sobre el estado de ánimo, lo que queremos conocer en primer lugar son las sensaciones que lo componen. En otras palabras, se trata de determinar los diferentes «ingredientes» de nuestro estado de ánimo. Para ello, la mayoría de los científicos utilizan cuestionarios, cuya variedad de preguntas oculta las categorías según las cuales se clasifica el estado de ánimo: triste/alegre, temeroso/valiente, furibundo/apacible, lleno de preocupaciones (por ejemplo, respecto al propio cuerpo)/afable, etc.

También es el método elegido por un grupo de investigadores ingleses para evaluar, en un primer ensayo prudente, los efectos de la bacteria láctica *Lactobacillus casei Shirota* (que se conoce porque figura en las etiquetas de algunos yogures líquidos que se venden en los supermercados). Después de tres semanas de consumo, la tercera parte de los participantes mejoró su estado de ánimo y se alejó del nivel de «triste» y fueron capaces de manifestar una tendencia «alegre». En los participantes más joviales, en cambio, la bacteria láctica no produjo ninguna mejora suplementaria y otros campos, como la cólera o la ansiedad, tampoco se vieron influenciados.

Otro estudio, esta vez francés, condujo a resultados muy diferentes. El cóctel probado combinaba dos bacterias (*Bifidobacterium longum* y *Lactobacillus helveticus*, a menudo abreviadas, en la «lista de ingredientes de las etiquetas», con las formas *B.longum* y *L.helveticus*). Después de cuatro semanas de tomarlas, se pudo constatar una evolución positiva en los sujetos sometidos a prueba: su tendencia depresiva retrocedía, pero también los parámetros relacionados con la cólera o incluso la tendencia a considerar pequeñas incomodidades físicas como sufrimientos insoportables.

Un equipo holandés ha llevado a cabo una investigación incluso más específica sobre el estado de ánimo. Se ha centrado en una manifestación muy particular: nuestras pequeñas «depres» cotidianas. El tipo de melancolía que afecta a todo el mundo, incluso si se goza de perfecta salud. En el fondo, no ha ocurrido nada grave y ni siquiera podríamos decir realmente de dónde viene este extraño estado de ánimo, pero una cosa es segura: nos sentimos menos fuertes que de costumbre. Estos momentos, aunque es raro que proporcionen tema de conversación y tienen pocas posibilidades de ocupar la primera página de los periódicos, actualmente apasionan a los investigadores en psicología; no tanto por lo que son, sino por las reacciones que suscitan en nosotros.

En efecto, nuestras reacciones, sin duda mejor que cualquier otro parámetro, permiten evaluar la probabilidad de que un individuo con buena salud desarrolle o no una depresión.

Varios estudios han demostrado que la tendencia a cavilar y a darle vueltas a pensamientos depresivos era un factor de los más desfavorables.

En el marco de la investigación holandesa, las personas participantes en el estudio tenían que sumergirse durante varios minutos en la situación siguiente: este día realmente no es magnífico, definitivamente no me siento a tope, pero tampoco ha ocurrido nada dramático que justifique mi estado de ánimo. Una vez en situación, los participantes describían su reacción a este estado de ánimo basándose en enunciados como:

«Sentirme así me saca de mis casillas con mayor facilidad y me irrito con rapidez».

«Cuando me siento así, le doy vueltas a lo que va mal en este momento / cavilo sobre la vida que tendría si algunas cosas hubieran sido diferentes».

O también:

«Cuando me siento así, predomina el pesimismo en todos los ámbitos».

Siguiendo la antigua tradición de los test de psicología, los participantes podían manifestar su reacción mediante las respuestas siguientes:

No, nunca / Raramente / A veces / A menudo / Pues sí, ¡eso es! (las diferentes respuestas puntúan de 0 a 4 puntos)

Antes de empezar el «tratamiento» a base de bacterias, los participantes contabilizaban una media de 43 puntos de un total de 136. Por lo tanto, se encontraban en una media sana y sus reacciones no mostraban una tendencia particular a darle vueltas a las cosas, a la cólera o al pesimismo. Durante cuatro semanas, los participantes tomaron a diario una mezcla de bacterias: abre la boca, una cucharada de polvo, cierra la boca, glup, ya está. Una vez finalizado este período, las respuestas del grupo de control (cuyos miembros habían consumido sin saberlo un simple placebo) casi no habían cambiado. Las respuestas de los participantes que habían consumido el verdadero cóctel de bacterias, por su parte, resultaron mejores, principalmente en dos ámbitos: la tendencia a la cólera y a darle vueltas a las cosas, cuya progresión se cifraba en alrededor del 10%. En otras palabras, en la mitad de las preguntas correspondientes a estos ámbitos, las respuestas dadas habían progresado de nivel.

No era exactamente el efecto que habría tenido la cocaína o un calmante fuerte, pero tampoco era el efecto de un placebo. Animados por estos resultados, nos acercamos paso a paso a la pregunta de fondo: ¿hasta qué punto el intestino influye sobre nuestro estado de ánimo? Yendo más lejos: ¿en qué ámbitos del estado de ánimo puede resultar beneficioso?

El estrés

Mientras que el estado de ánimo toma forma en diferentes regiones del sistema nervioso, el estrés es más bien el estado en el que este se encuentra. Un sistema nervioso estresado es comparable a la cuerda tensa de un arco: lista para todas las eventualidades, reacciona al menor estímulo exterior. Es el estado indicado para realizar con éxito una carrera de obstáculos o salir indemne de una situación peligrosa al volante. Pero, como estilo de vida prolongado, este modelo de funcionamiento es más bien costoso...; un poco como si fuéramos a hacer la compra en un camión de mudanzas al supermercado de la esquina.

Sabemos que nuestro intestino proporciona mucha energía al cerebro, para permitir que este órgano consiga controlar el estrés. Por lo tanto, ¿es posible que nuestro vientre contribuya también a reducir la sensación de estrés? Como quien dice ¿en nuestro interés?

Sobre este punto, hemos hecho bien al esperar la publicación de nuevos resultados, porque la investigación muestra ahora un rostro muy diferente. Las primeras investigaciones realizadas en el ser humano permitieron a los investigadores llegar a la conclusión de que una vida cotidiana estresante o un examen angustioso seguían siendo estresantes o angustiosos para los individuos sometidos a la prueba, fuera cual fuera el tipo de amables microbios que se les administraran para el bien de su intestino. Aunque, de todos modos, los microbios podían contribuir a reducir los efectos fisiológicos del estrés; es decir, la producción de hormonas implicadas en este estado, el dolor abdominal nervioso, las náuseas, la diarrea o la propensión a los resfriados.

Sin embargo, si se analiza detenidamente, uno de estos estudios nos proporciona una indicación interesante. Entre las bacterias estudiadas, hay una que también ha demostrado una influencia sobre la gravedad del estrés experimentado, pero solamente en un subgrupo específico de participantes: el de las personas que duermen menos de seis horas por noche. Los participantes cuyos períodos de sueño eran más cortos al acercarse el examen estaban cada vez más estresados con el paso del tiempo, un efecto menos marcado en los participantes que consumían cada día la bacteria *Bifidobacterium bifidum*. Estos últimos seguían estando estresados, pero un poco menos que sus compañeros, que tampoco dormían mucho. En este estudio, también se probaron otras dos especies bacterianas (*Lactobacillus helveticus* y *Bifidobacterium infantis*), pero su efecto no era el mismo[1].

¡Fue muy esperanzador! Estaba claro que valía la pena continuar explorando el universo de los microbios, puesto que una bacteria mostraba un efecto que las otras no tenían: reducía la sensación de estrés. Poco después, nos llegaron otras noticias de Irlanda. Algunos de los investigadores que también habían realizado el experimento del ratón nadador (página 150) se lanzaban ahora a la investigación en seres humanos. En sus estudios con los ratones, un bifidus específico (*Bifidobacterium longum* 1714) se había mostrado especialmente eficaz. Producía una disminución de los parámetros que detectan el estrés y permitía a los roedores aprender más deprisa de sus experiencias. Por lo tanto, los investigadores decidieron probar esta bacteria en un pequeño grupo de seres humanos.

A diario, los participantes en este experimento tenían que cumplimentar un cuestionario en línea sobre sus sensaciones de estrés. Además, durante un período de ocho semanas, se los invitaba a acudir en tres ocasiones a un laboratorio para:

1. Por necesidades del estudio, se dividieron los 581 estudiantes en cuatro grupos unas semanas antes de los exámenes. Uno de los grupos tomaba una píldora sin efecto, mientras que los otros tomaban una bacteria *(Lactobacillus helveticus, Bifidobacterium infantis o Bifidobacterium bifidum).*

- ponerse un casco extraño en la cabeza,
- meter una mano en agua muy fría y
- hacer ejercicios en una tableta.

El casco extraño permite medir en tiempo real la actividad de las diferentes regiones del cerebro. Si se forzaba al participante a llevar este casco mientras se le contaba una jornada en la oficina que lo era todo menos apasionante, se podía ver que su actividad cerebral disminuía poco a poco en la región destinada a la escucha, mientras que, en la zona del «ensueño», era una fiesta.

Meter la mano en agua horriblemente fría es una prueba muy eficaz para medir el estrés. Se anota el tiempo durante el cual el sujeto puede mantener la mano en el agua y, durante este período, cada tanto se le introducen hisopos en la boca. Los hisopos absorben saliva y puede determinarse la cantidad de hormonas del estrés que esta contiene. Poco importa el número de veces que se repita la prueba; la reacción al estrés siempre se produce. Frente al frío, el sistema nervioso encargado de desencadenar las señales correspondientes no es de los que se acostumbran...; si no fuera así, en el transcurso del invierno, tendríamos cada vez menos la sensación de frío. Al finalizar la prueba, cuando la mano ya está caliente, los participantes tienen que responder unas preguntas. Lo que los investigadores pretenden es determinar la intensidad de la ansiedad experimentada desencadenada por una buena dosis de hormonas estresantes.

Después del consumo de bifidobacterias durante cuatro semanas, casi todos los parámetros habían evolucionado ligeramente. Según los cuestionarios en línea, el estrés cotidiano que sentían los participantes era un 15 % inferior al del grupo placebo. Meter la mano en agua fría desencadenaba siempre la misma reacción (nada sorprendente, puesto que el agua siempre estaba igual de fría), pero el nivel total de hormonas del estrés era menos importante que antes y estas hormonas no producían más ansiedad.

El casco con electrodos y la tableta también tuvieron algo que decir: durante los ejercicios de memorización, el grupo consumidor de bacterias cometía ahora alrededor de dos a cinco faltas menos que antes. Si se comparaba con el grupo placebo, que solo registraba de una a tres faltas menos, se observaba un resultado que indicaba una mejoría. ¡Este efecto era observable gracias al casco! Una región del cerebro que utilizamos para aprender, la misma en la que se observa la manifestación de la enfermedad de Alzheimer, ahora estaba más activa. Contrariamente a las bacterias, el placebo carecía aquí de efecto.

Se sabe que el intestino puede enviar señales al cerebro, a través de las fibras nerviosas (página 148). Pero los investigadores irlandeses también tenían otra explicación: las bacterias, decían, también podían tener una influencia beneficiosa sobre la memoria al reducir el nivel de las hormonas del estrés. Veamos de qué manera: el hipocampo (la parte del cerebro que archiva y codifica nuestros recuerdos) está plagado de receptores de las hormonas del estrés. En cuanto detecta una gran cantidad de hormonas, el cerebro reduce su actividad en esta zona específica. Es lógico porque, cuando nos persigue un animal salvaje, es mejor no gastar energía memorizando las plantas que crecen por los alrededores. Durante un período de estrés, solo tenemos ojos para un número restringido de cosas y hacemos abstracción de otras, lo cual nos permite concentrar toda la atención en el problema.

Esta es una pista interesante en muchos aspectos, no solamente para los seguidores de *B. longum* 1714, sino también, por ejemplo, para los pacientes que sufren enfermedades intestinales y cuyas facultades de concentración disminuyen en período crítico o también para los alumnos cuyo cerebro se queda en blanco cuando tienen que responder a una pregunta con trampa. Quizás lo más importante no siempre es saber si el estrés se pone de manifiesto en el intestino o en el cerebro. A través de la red nerviosa y los mensajeros químicos, los dos están en condiciones de estimular las glándulas suprarrenales (finalmente responsables de fabricar las hormonas del estrés). Y aquí es donde podemos volver a nuestro estado de ánimo.

Consideremos como ejemplo las pequeñas depres del estudio holandés. Recuerda que, por más que tengamos una vida agradable, un día u otro siempre acabamos por enfrentarnos a ellas. Frente a un estado de ánimo de este tipo, si en este momento nos ponemos a darle vueltas a todos los problemas posibles, no nos costará nada encontrar en nuestro mundo moderno toda una batería de cosas sobre las que cavilar a placer. Especialmente aquellas sobre las que no tenemos ninguna influencia. En algún lugar del mundo, un político ha dicho una barbaridad, de la que antaño no nos habríamos enterado; en otra parte, un avión se ha estrellado con los integrantes de un equipo de fútbol, del que de otro modo nunca habríamos oído hablar; alguien nos presenta por Internet una imagen muy agradable de su vida y nos comparamos con algo que, en otros tiempos, nunca habríamos visto de esta forma…

En altas dosis, el hecho de cavilar sin cesar sobre lo que nos resulta imposible cambiar puede desencadenar una sensación de estrés. Bajo el efecto de las hormonas que se liberan en esta situación, reducimos todavía más nuestro ángulo de visión. El resultado es que apartar la vista de nuestros problemas resulta cada vez más difícil. Por desgracia, este es un factor adicional que refuerza el estrés. De esta manera, el círculo se cierra y damos vueltas alrededor. Una estrategia utilizada por nuestro organismo, lleno de buenas intenciones, se desvía por el mal uso y nos hundimos cada vez más en el marasmo de las «lamentaciones estresantes», en lugar de prestar atención a nuestro entorno inmediato, dar muestras de curiosidad por lo que nos rodea o dedicarnos a alguna cosa que nos resulte beneficiosa.

La depresión

En este momento, en lo referente a las cavilaciones, la cólera o el estrés, el balance provisional es el siguiente: la implicación del intestino puede cifrarse en un 10-15 %. El intestino transmite información al cerebro sobre nuestro universo interior susceptible de tener un efecto inquietante o calmante, según el caso. Por lo tanto, podría favorecer una desviación hacia ciertas manifestaciones del estado de ánimo. La cuestión de saber si también podría ayudarnos a salir de un estado depresivo manifiesto todavía no está resuelta.

Los experimentos piloto que se han realizado hasta este momento nos permiten albergar esperanzas. Un equipo de investigadores irlandés, por ejemplo, ha obtenido muestras de bacterias intestinales de pacientes afectados por la depresión y después las ha administrado a ratas. Para ello, un simple contacto entre el paciente y el animal no es suficiente; primero hay que esterilizar los intestinos y después se administran las bacterias en una forma altamente concentrada. Como consecuencia de este procedimiento, las ratas desarrollaron un comportamiento depresivo que no tenían antes.

Las investigaciones realizadas exclusivamente con seres humanos solo están en sus inicios. En este contexto, una de las herramientas comúnmente utilizadas por los investigadores es el «Becks Depression Inventory Test», que permite a los científicos determinar la gravedad de una depresión (o diagnosticar una simple manifestación pasajera de un estado de ánimo). Sorprendentemente, las 21 preguntas de esta prueba no solo pretenden saber si nos sentimos tristes o insatisfechos. Se trata también de identificar una tendencia a dormir peor, dificultades para tomar decisiones, una mayor inquietud por nuestra salud o un desinterés en materia de sexualidad (con respecto a períodos anteriores). En el fondo, lo que se valora aquí de manera indirecta son los diferentes sistemas hormonales de nuestro organismo.

Por el momento, solo dos estudios han analizado, en una situación controlada, las bacterias probióticas para luchar contra la depresión. En el primer estudio, que data de 2015, la combinación de dos bacterias (*Lactobacillus acidophilus* y *Bifidobacterium bifidum*) administradas a los pacientes como complemento del tratamiento medicamentoso produjo una mejora de su estado. Sin embargo, este efecto se mostró más bien restringido cuando no se tenían en cuenta en los resultados todos los elementos perturbadores posibles. En otro estudio de 2017, dos bacterias (*Lactobacillus helveticus* y *Bifidobacterium longum*) no produjeron ningún efecto sobre un estado depresivo. No obstante, los investigadores hallaron una correlación entre la eficacia de las bacterias y la concentración de vitamina D. Los microbios producían una mejora del estado de ánimo en los participantes que tenían concentraciones de vitamina D lo bastante elevadas. Sin embargo, el número de participantes en el estudio es demasiado bajo para poder deducir una comprobación científica.

Con estos dos experimentos, la investigación da sus primeros pasos en una nueva vía. Si continuamos nuestro camino, vamos a poder reconocer poco a poco la dirección que seguimos. ¿Existe la posibilidad de actuar más temprano en la cura de la depresión gracias al intestino? ¿Las bacterias podrían actuar como tratamiento complementario, además de los medicamentos, las terapias y una modificación del modo de vida? O también, ¿la mejor manera de tratar la depresión quizás es atacar simultáneamente las diferentes causas posibles, influyendo sobre el intestino (a través de las bacterias y la alimentación), sobre el cerebro (con medicamentos y terapias), así como sobre otros posibles desencadenantes (como, por ejemplo, la concentración de vitaminas, la actividad deportiva o las condiciones de trabajo)? Además, podemos pensar que existen diferentes tipos de depresión, algunos más regidos por la zona del «vientre» y que, por lo tanto, reaccionarían mejor a un tratamiento de esta zona.

Este proceso no tiene por objeto el descubrimiento de una «superbacteria» que tendríamos que tragarnos todos los días. Tampoco se trata de conseguir que estemos siempre alegres como unas castañuelas. No, el objetivo es comprender mejor lo que ocurre en nuestro organismo. Conocer mejor esta vida interior implica también que, en caso de estrés o depresión, no pensemos únicamente en los parámetros exteriores; también tendremos que mirar lo que ocurre en nuestro organismo. El futuro quizás nos permitirá descubrir supermicrobios capaces de echarnos una mano en los momentos difíciles, y serán muy bienvenidos. Pero mientras los investigadores continúen estudiando la niebla que nos rodea, deberíamos aprovechar lo que ya tenemos: nuestro organismo alberga amables microbios (y también los hay a nuestro alrededor) y ya disponemos en estos momentos de un conocimiento ancestral para empoderarlos más.

Una dosis beneficiosa de ácido

Sin duda, no es necesario comprender todos los deseos y todos los antojos que nos animan. ¿A veces te revolcarías por el suelo de tu comedor debido a tu estado de ánimo? No solo te ocurre a ti. En cambio, en lo que se refiere a nuestros deseos alimentarios, vale la pena preguntarse sobre el por qué y el cómo.

Tomemos un vaso de agua y añadamos la cantidad de azúcar que contiene un vaso de Coca-Cola. Nadie o casi nadie aceptaría de buen grado beberse esta mezcla hasta la última gota. Sin duda, incluso nos repugnaría la sola idea de repetir, porque nuestro cuerpo es muy listo.

El resultado del experimento no es el mismo si lo modificamos ligeramente (ni siquiera millones de años de evolución son suficientes para descubrir el truco): añadimos un poco de ácido cítrico al agua con azúcar, el equivalente del gas carbónico y del ácido fosfórico en la Coca-Cola. ¿Qué ocurre? Mmmm, delicioso. Vaciamos el vaso de un trago y nuestro cerebro aplaude: ¡yupi!

Para nuestro organismo, la acidez es característica de la fruta y las bacterias buenas (como los lactobacilos del yogur). Cuando es moderada y se combina con otros nutrientes, el sentido del gusto nos dice: ¡es muy bueno! Por lo tanto, para preparar una buena comida, tenemos tendencia a integrar en las recetas un componente ácido; tomate en una salsa, un poco de limón en el pescado o vino para rehogar la cebolla. El empleo de esta «dosis de ácido» es apasionante para los fans de los microbios. La pregunta que se podría plantear, por ejemplo, es la siguiente: ¿nuestras ganas de ácido es la señal de que aspiramos a tener más bacterias beneficiosas?

A lo largo de los últimos milenios, cuando los seres humanos tenían ganas de un pequeño toque de acidez, en general los microbios beneficiosos eran los que se la proporcionaban. Nuestros antepasados fermentaban col blanca para obtener chucrut y bebían vino en lugar de agua (que, con frecuencia, estaba peligrosamente contaminada en la Edad Media). Hacían el pan con auténtica levadura, que aporta una acidez particular a la masa, y fabricaban su propia cuajada y su yogur. Los cítricos y los refrescos acidulados no se consumían. A partir de esta reflexión, probemos a realizar un pequeño experimento personal.

Viva el chucrut casero o cómo beneficiarse de las verduras fermentadas

La fermentación es el proceso mediante el cual las bacterias predigieren, por así decir, los alimentos. Las bacterias dañinas o los hongos no darían lugar a una fermentación realmente agradable, estropearían los alimentos, que dejarían de ser aptos para el consumo. Las bacterias beneficiosas, en cambio, modifican los alimentos de manera que después son más fáciles de digerir. Están mejor dotadas que nuestras enzimas digestivas para dividir las células de la col blanca (u otras células vegetales). Por lo tanto, facilitan la tarea al intestino y, además, producen vitaminas. Al mismo tiempo, fabrican ácidos que eliminan las bacterias peligrosas, lo cual permite conservar los alimentos. Ahora bien, a nuestro alrededor, hay un montón de bacterias beneficiosas que se aburren. ¿Por qué no les confiamos sin demora una misión dándoles algo que llevarse a la boca? De esta manera, les permitiremos multiplicarse y les concederemos más poder.

1. El gran clásico es la col blanca, pero se puede probar con casi todas las verduras que también se comen crudas, como las zanahorias o los pepinos (los pepinos agrios son la disciplina reina, porque solo se mantienen crujientes después de procesos muy especiales). En las hojas de la col o la piel de las zanahorias, ya se encuentra cierto número de bacterias beneficiosas, de manera que no es necesario añadir otras. Puesto que nuestro objetivo es fortalecer la salud, es mejor que consumamos de preferencia frutas y verduras de cultivo ecológico.
2. Según el tiempo de fermentación deseado, rallar o cortar las verduras muy finas (= una semana de fermentación) o dejarlas enteras (= cuatro a seis semanas de fermentación). ¡Atención! Es imprescindible la máxima limpieza si se quiere evitar que las bacterias que corren por la cocina se inviten a la fiesta del chucrut.
3. Calcular de 10 a 15 gramos de sal por kilo de verdura. La sal ralentiza el crecimiento de las bacterias y, de esta manera, impide la proliferación de gérmenes nocivos incluso antes de que las bacterias beneficiosas hayan empezado su labor. Dosificar bien la sal es importante: si pones demasiada, no pasará nada y, si no pones suficiente, el resultado puede ser malo y tener

un sabor extraño. La sal marina es una buena opción, mientras que la sal yodada está prohibida: el yodo inhibiría demasiado a las bacterias.

4. Una vez saladas, mezclar las verduras con mucha fuerza. Es lo que permitirá distribuir la sal y romper en parte las paredes celulares, especialmente rígidas. El agua que así se extrae de las células de la col después podrá utilizarse para la maceración.
5. Verter las verduras y el líquido en un tarro que pueda cerrarse herméticamente y presionarlas bien. Lo esencial es que las verduras estén cubiertas de agua; el oxígeno altera las bacterias responsables de la fermentación y todo lo que sobresale no está protegido por la acidez, con lo que corre el riesgo de enmohecer. Si la col o las zanahorias no han producido suficiente agua para cubrir todo el preparado, basta con añadir un poco de agua salada (una buena cucharadita de sal por 250 mililitros de agua). Un peso colocado sobre las verduras permitirá meter en vereda a las que saquen la cabeza fuera del agua. Incluso existen pesos especialmente previstos para esto, pero una simple piedra que previamente habremos metido un buen rato en agua hirviendo resultará útil. En este estadio de la operación, todos los sabores están permitidos y se puede, por ejemplo, añadir al tarro semillas de comino, remolacha o, en el caso de las zanahorias, una pizca de jengibre. Si utilizas un frasco de cristal, coloca la junta roja entre la tapa y el frasco antes de cerrarlo.

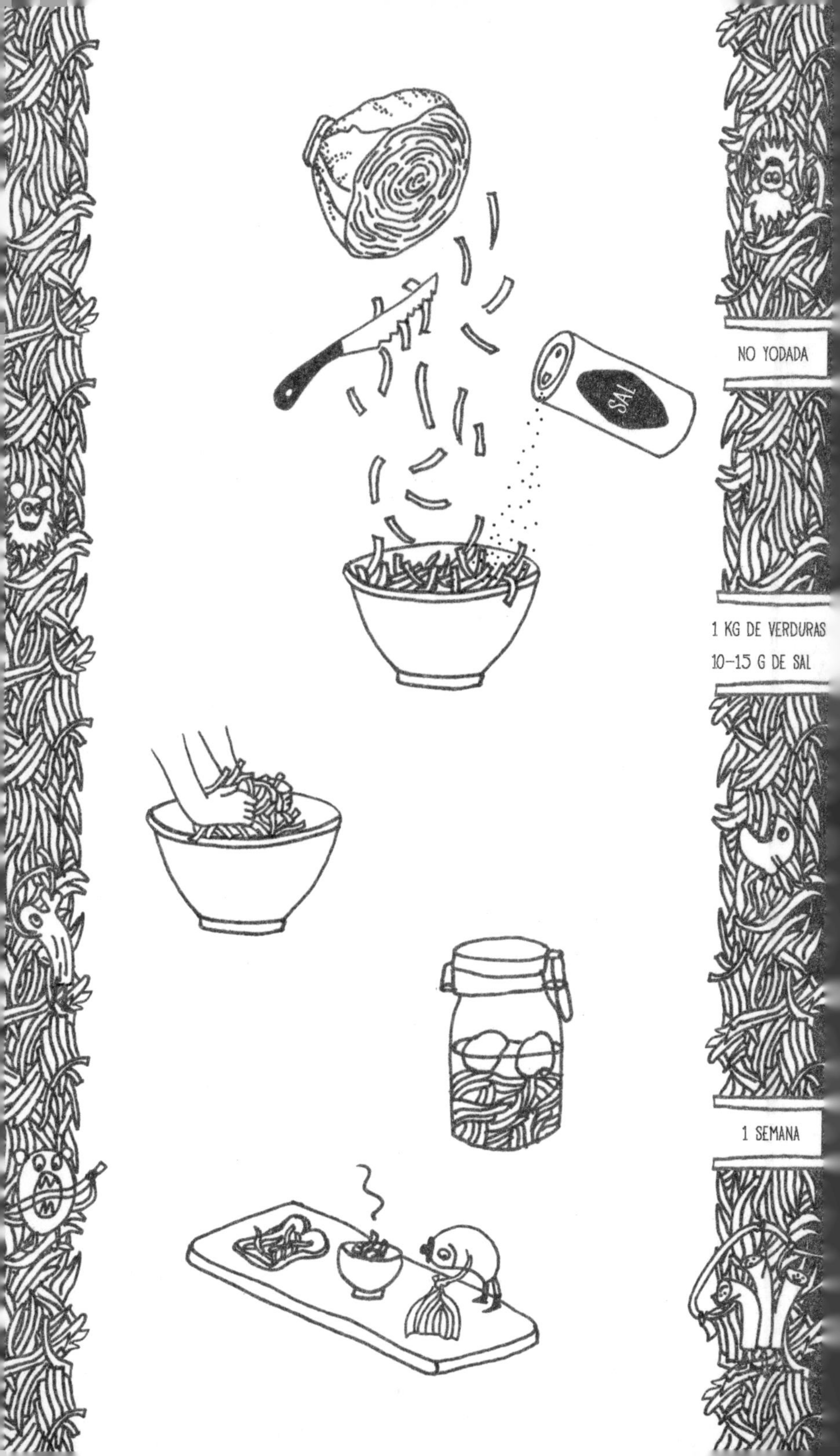
SAL
NO YODADA
1 KG DE VERDURAS
10–15 G DE SAL
1 SEMANA

Durante la fermentación, a veces se puede observar la formación de pequeñas burbujas que ascienden a la superficie del tarro. Antaño, en algunas culturas, por falta de conocimientos sobre las bacterias, se bailaba alrededor de los recipientes de fermentación para mostrar a las verduras lo que tenían que hacer. En otros lugares, en cambio, no se tocaba nada por miedo a molestar a los dioses en su obra. Una vez transcurrido el tiempo de la fermentación, hay que probar el resultado: debe haber acidez, pero sin un regusto alcohólico ni viscosidad. Entonces, el preparado puede guardarse en la nevera. El chucrut que se vende en el supermercado se somete a una etapa suplementaria: se hierve para que las bacterias dejen de fermentar, sin lo cual el envoltorio de plástico no dejaría de hincharse y el sabor sería cada vez más ácido. ¿Cuál es el inconveniente? Al hervir el preparado, no solamente se eliminan las bacterias, sino también una parte de la vitamina C que producen. Por ese motivo los fabricantes, a menudo, añaden vitamina C en polvo después de la cocción.

Gracias a los ácidos, la fermentación es el método más seguro para conservar de forma natural los alimentos; mientras que las conservas pueden producir enfermedades debido a bacterias resistentes al calor, por ahora no se ha declarado ningún caso de enfermedad debida a la absorción de alimentos fermentados.

Ya está, ahora solo tienes que añadir una o dos cucharadas de tu chucrut casero (o de tus zanahorias fermentadas) a todo lo que te plazca. Se pueden poner en la ensalada en lugar del vinagre, en una hamburguesa para sustituir a los pepinillos, en las sopas (justo antes de servirlas), en las verduras salteadas, los preparados al curry, el *risotto* o, para los aventureros del sabor, en el muesli de la mañana con miel.

Sigue esta dieta durante un tiempo y comprueba si las ganas de saborear esta pizca de acidez específica son cada vez más frecuentes. Después de algunos intentos, si tu apetito te dice «¡más!», ¡él manda!

AGRADECIMIENTOS

Este libro no sería una realidad sin mi hermana Jill. Sin su mente libre, racional e inquieta, a menudo me habría quedado atascada en un mundo donde la obediencia y el conformismo resultan actitudes más sencillas que la valentía y la voluntad de cometer errores eficientes. Aunque tienes mucho que hacer, siempre has estado ahí para repasar conmigo mis textos y darme nuevas ideas. Tú me has enseñado a trabajar de manera creativa. Si me siento mal, me acuerdo de que estamos hechas de la misma madera y que cada una de nosotras utiliza su lápiz de distinto modo. Doy las gracias a Ambrosius, que me protege bajo su brazo de un exceso de trabajo. Doy las gracias a mi familia y a mi padrino, porque me rodean como el bosque a un árbol y me atan al suelo incluso cuando sopla el viento. Doy las gracias a Ji-Won, porque mientras he estado trabajando en este libro me ha alimentado muchas veces con su formidable comida. Doy las gracias a Anne-Claire y Anne por su ayuda con las preguntas más complicadas.

Doy las gracias a Michaela y Bettina, con cuyos agudos instintos este proyecto de libro se ha hecho realidad. Sin mis estudios no habría tenido los conocimientos necesarios, por eso doy las gracias a todos los buenos profesores y al Estado alemán, que pagó mi carrera universitaria. A todas las personas que han trabajado en este libro: desde los jefes de prensa, los representantes editoriales, los productores, los tipógrafos, el Departamento de Marketing, los correctores, los libreros, los carteros; hasta quien lo esté leyendo ahora: ¡muchas gracias!

FUENTES PRINCIPALES

Se indican, sobre todo, fuentes sobre contenidos que no pueden encontrarse en los libros de texto convencionales.

Capítulo 1

Bandani, A. R.: «Effect of Plant a-Amylase Inhibitors on Sunn Pest, Eurygaster Integriceps Puton (Hemiptera: Scutelleridae), Alpha-Amylase Activity». En: *Commun Agric Appl Biol Sei.* 2005; 70 (4): págs. 869-873.

Baugh, R. F. *et al.*: «Clinical Practice Guideline: Tonsillectomy in Children». En: *Otolaryngol Head Neck Surg.* Enero 2011; 144 (Supl. 1): págs. 1-30.

Bengmark, S.: «Integrative Medicine and Human Health - The Role of Pre-, Pro- and Synbiotics». En: *Clin Transl Med.* 28 de mayo de 2012; 1 (1): pág. 6.

Bernardo, D. *et al.*: «Is Gliadin Really Safe for Non-Coeliac Individuals? Production of Interleukin 15 in Biopsy Culture from Non-Coeliac Individuals Challenged with Gliadin Peptides». En: *Gut.* Junio de 2007; 56 (6): págs. 889 y sig.

Bodinier, M. *et al.*: «Intestinal Translocation Capabilities of Wheat Allergens Using the Caco-2 Cell Line». En: *J Agric Food Chem.* 30 de mayo de 2007; 55 (11): págs. 4576-4583.

Bollinger, R. *et al.*: «Biofilms in the Large Bowel Suggest an Apparent Function of the Human Vermiform Appendix». En: *J Theor Biol.* 21 de diciembre de 2007; 249 (4): págs. 826-831.

Catassi, C. *et al.*: «Non-Celiac Gluten Sensitivity: The New Frontier of Gluten Related Disorders». En: *Nutrients.* 26 de septiembre de 2013; 5 (10): págs. 3839-3853.

Kim, B. H.; Gadd, G. M.: *Bacterial Physiology and Metabolism.* Cambridge: Cambridge University Press, 2008.

Klauser, A. G. *et al.*: «Behavioral Modification of Colonic Function. Can Constipation Be Learned?». En: *Dig Dis Sci.* Octubre de 1990; 35 (10): págs. 1271-1275.

Lammers, K. M. *et al.*: «Gliadin Induces an Increase in Intestinal Per-meability and Zonulin Release by Binding to the Chemokine Recep¬tor CXCR3». En: *Gastroenterology.* Julio de 2008; 135 (1): págs. 194-204.

Ledochowski, M. *et al.*: «Fructose- and Sorbitol-Reduced Diet Improves Mood and Gastrointestinal Disturbances in Fructose Malabsorbers». En: *Scand J Gastroenterol.* Octubre de 2000; 35 (10): págs. 1048-1052.

Lewis, S. J.; Heaton, K. W.: «Stool Form Scale as a Useful Guide to Intestinal Transit Time». En: *Scand J Gastroenterol.* Septiembre de 1997;32 (9): págs. 920-924.

Martín-Peláez, S. *et al.*: «Health Effects of Olive Oil Polyphenols: Recent Advances and Possibilities for the Use of Health Claims». En: *Mol. Nutr. Food Res.* 2013; 57 (5): págs. 760-771.

Paul, S.: *Paläopower - Das Wissen der Evolution nutzen für Ernährung, Gesundheit und Genuss.* Múnich: C. H. Beck-Verlag, 2013 (2ª edición).

Sikirov, D.: «Etiology and Pathogenesis of Diverticulosis Coli: A New Approach». En: *Med Hypotheses.* Mayo de 1988; 26 (1): págs. 17-20.

Sikirov, D.: «Comparison of Straining During Defecation in Three Positions: Results and Implications for Human Health». En: *Dig Dis Sci.* Julio de 2003; 48 (7): págs. 1201-1205.

Thorleifsdottir, R. H. et al.: «Improvement of Psoriasis after Tonsillectomy Is Associated with a Decrease in the Frequency of Circulating T Cells That Recognize Streptococcal Determinants and Homologous Skin Determinants». En: *J Immunol.* 2012; 188 (10): págs. 5160-5165.

Varea, V. *et al.*: «Malabsorption of Carbohydrates and Depression in Children and Adolescents». En: *J Pediatr Gastroenterol Nutr.* Mayo de 2005; 40 (5): págs. 561-565.

Wisner, A. *et al.*: «Human Opiorphin, a Natural Antinociceptive Modulator of Opioid-Dependent Pathways». En: *Proc Natl Acad Sei USA.* 21 de noviembre de 2006; 103 (47): págs. 17979-17984.

Capítulo 2

Aguilera, M. *et al.*: «Stress and Antibiotics Alter Luminal and Walladhered Microbiota and Enhance the Local Expression of Visceral Sensory-Related Systems in Mice». En: *Neurogastroenterol Motil.* Agosto de 2013; 25 (8): págs. e515-e529.

Bercik, P. *et al.*: «The Intestinal Microbiota Affect Central Levels of Brain-Derived Neurotropic Factor and Behavior in Mice». En: *Gastroenterology.* Agosto de 2011; 141 (2): págs. 599-609.

Bravo, J. A. *et al.*: «Ingestion of Lactobacillus Strain Regulates Emotional Behavior and Central GABA Receptor Expression in a Mouse via the Vagus Nerve». En: *Proc Natl Acad Sci USA*. 20 de septiembre de 2011; 108 (38): págs. 16050-16055.

Bubenzer, R. H.; Kaden, M.: en www.sodbrennen-welt.de (consultado en octubre de 2013).

Castrén, E.: «Neuronal Network Plasticity and Recovery from Depression». En: *JAMA Psychiatry*. 2013; 70 (9): págs. 983-989.

Craig, A. D.: «How Do You Feel - Now? The Anterior Insula and Human Awareness». En: *Nat Rev Neurosci*. Enero de 2009; 10 (1): págs. 59-70.

Enck, P. *et al.*: «Therapy Options in Irritable Bowel Syndrome». En: *Eur J Gastroenterol Hepatol*. Diciembre de 2010; 22 (12): págs. 1402-1411.

Furness, J. B. *et al.*: «The Intestine as a Sensory Organ: Neural, Endocrine, and Immune Responses». En: *Am J Physiol Gastrointest Liver Physiol*. 1999; 277 (5): págs. G922-G928.

Huerta-Franco, M. R. *et al.*: «Effect of Psychological Stress on Gastric Motility Assessed by Electrical Bio-Impedance». En: *World J Gastroenterol*. 28 de septiembre de 2012; 18 (36): págs. 5027-5033.

Kell, C. A. *et al.*: «The Sensory Cortical Representation of the Human Penis: Revisiting Somatotopy in the Male Homunculus». En: *J Neurosci*. 22 de junio de 2005; 25 (25): págs. 5984-5987.

Keller, J. *et al.*: «S3-Leitlinie der Deutschen Gesellschaft fur Verdauungs- und Stoffwechselkrankheiten (DGVS) und der Deutschen Gesellschaft für Neurogastroenterologie und Motilität (DGNM) zu Definition, Pathophysiologie, Diagnostik und Therapic intestinaler Motilitätsstörungen». En: *Z Gastroenterol*. 2011; 49: págs. 374-390.

Keywood, C. *et al.*: «A Proof of Concept Study Evaluating the Effect of ADX10059, a Metabotropic Glutamate Receptor-5 Negative Allosteric Modulator, on Acid Exposure and Symptoms in Gastro-Oesophageal Reflux Disease». En: *Gut*. Septiembre de 2009; 58 (9): págs. 1192-1199.

Krammer, H. *et al.*: «Tabuthema Obstipation: Welche Rolle spielen Lebensgewohnheiten, Ernährung, Prä- und Probiotika sowie Laxanzien?». En: *Aktuelle Ernährungsmedizin*. 2009; 34 (1): págs. 38-46.

Layer, P. *et al.*: «S3-Leitlinie Reizdarmsyndrom: Definition, Pathophysiologie, Diagnostik und Therapie. Gemeinsame Leitlinie der Deutschen Gesellschaft für Verdauungs- und Stoffwechselkrankheiten (DGVS) und der Deutschen Gesellschaft für Neurogastroenterologie und Motilität (DGNM)». En: *Z Gastroenterol*. 2011; 49: págs. 237-293.

Ma, X. *et al.*: «Lactobacillus Reuteri Ingestion Prevents Hyperexcitability of Colonic DRG Neurons Induced by Noxious Stimuli». En: *Am J Physiol Gastrointest Liver Physiol*. Abril de 2009; 296 (4): págs. G868-G875.

Mayer, E. A.: «Gut Feelings: The Emerging Biology of Gut-Brain Communications». En: *Nat Rev Neurosci*. 13 de julio de 2011; 12 (8): págs. 453-466.

Mayer, E. A. *et al.*: «Brain Imaging Approaches to the Study of Functional GI Disorders: A Rome Working Team Report». En: *Neurogastroenterol Motil*. Junio de 2009; 21 (6): págs. 579-596.

Moser, G. (Hrsg.): *Psychosomatik in der Gastroenterologie und Hepatologie*. Viena; Nueva York: Springer, 2007.

Naliboff, B. D. *et al.*: «Evidence for Two Distinct Perceptual Alterations in Irritable Bowel Syndrome». En: *Gut*. Octubre de 1997; 41 (4): págs. 505-512.

Palatty, P. L. *et al.*: «Ginger in the Prevention of Nausea and Vomiting: A Review». En: *Crit Rev Food Sci Nutr.* 2013; 53 (7): págs. 659-669.

Reveiller, M. *et al.*: «Bile Exposure Inhibits Expression of Squamous Differentiation Genes in Human Esophageal Epithelial Cells». En: *Ann Surg.* Junio de 2012; 255 (6): págs. 1113-1120.

Revenstorf, D.: *Expertise zur wissenschaftlichen Evidenz der Hypnotherapie.* Tübingen, 2003; en http://www.meg-tuebingen.de/downloads/Expertise.pdf (consultado en octubre de 2013).

Simons, C. C. *et al.*: «Bowel Movement and Constipation Frequencies and the Risk of Colorectal Cancer Among Men in the Netherlands Cohort Study on Diet and Cancer». En: *Am J Epidemiol.* 15 de diciembre de 2010; 172 (12): págs. 1404-1414.

Streitberger, K. *et al.*: «Acupuncture Compared to Placebo-Acupuncture for Postoperative Nausea and Vomiting Prophylaxis: A Randomised Placebo-Controlled Patient and Observer Blind Trial». En: *Anaesthesia.* Febrero de 2004; 59 (2): págs. 142-149.

Tillisch, K. *et al.*: «Consumption of Fermented Milk Product with Probiotic Modulates Brain Activity». En: *Gastroenterology.* Junio de 2013; 144 (7): págs. 1394-1401.

Capítulo 3

Aggarwal, J. *et al.*: «Probiotics and their Effects on Metabolic Diseases: An Update». En: *J Clin Diagn Res.* Enero de 2013; 7 (1): págs. 173-177.

Arnold, I. C. *et al.*: «Helicobacter Pylori Infection Prevents Allergic Asthma in Mouse Models through the Induction of Regulatory T Cells». En: *J Clin Invest.* Agosto de 2011; 121 (8): págs. 3088-3093.

Arumugam, M. *et al.*: «Enterotypes of the Human Gut Microbiome». En: *Nature.* 12 de mayo de 2011; 474 (7353); 1: págs. 174-180.

Bäckhed, F.: «Addressing the Gut Microbiome and Implications for Obesity». En: *International Dairy Journal.* 2010; 20 (4): págs. 259-261.

Balakrishnan, M.; Floch, M. H.: «Prebiotics, Probiotics and Digestive Health». En: *Curr Opin Clin Nutr Metab Care.* Noviembre de 2012; 15 (6): págs. 580-585.

Barros, F. C.: «Cesarean Section and Risk of Obesity in Childhood, Adolescence, and Early Adulthood: Evidence from 3 Brazilian Birth Cohorts». En: *Am J Clin Nutr.* 2012; 95 (2): págs. 465-470.

Bartolomeo, F. di.: «Prebiotics to Fight Diseases: Reality or Fiction?» En: *Phytother Res.* Octubre de 2013; 27 (10): págs. 1457-1473.

Bischoff, S. C.; Köchling, K.: «Pro- und Präbiotika». En: *Zeitschrift für Stoffwechselforschung, klinische Ernährung und Diätik.* 2012; 37: págs. 287-304.

Borody, T. J. *et al.*: «Fecal Microbiota Transplantation: Indications, Methods, Evidence, and Future Directions». En: *Curr Gastroenterol Rep.* 2013; 15 (8): pág. 337.

Bräunig, J.: *Verbrauchertipps zu Lebensmittelhygiene, Reinigung und Desinfektion.* Berlín: Bundesinstitut für Risikobewertung, 2005.

Brede, C.: *Das Instrument der Sauberkeit. Die Entwicklung der Massen-produktion von Feinseifen in Deutschland 1850 bis 2000.* Münster *et al.*: Waxmann, 2005.

Bundesregierung: «Antwort der Bundesregierung auf die Kleine Anfrage der Abgeordneten Friedrich Ostendorff, Bärbel Höhn,

Nicole Maisch, weiterer Abgeordneter und der Fraktion BÜNDNIS 90/DIE GRÜNEN - Drucksache 17/10017. Daten zur Antibiotikavergabe in Nutztierhaltungen und zum Eintrag von Antibiotika und multi-resistenten Keimen in die Umwelt». Impreso 17/10313, 17 de julio de 2012, en http://dip21.bundestag.de/dip21/btd/17/103/1710313.pdf (consultado en octubre de 2013).

Caporaso, J. G. *et al.*: «Moving Pictures of the Human Microbiome». En: *Genome Biol.* 2011; 12 (5): pág. R50.

Carvalho, B. M.; Saad, M. J.: «Influence of Gut Microbiota on Subclinical Inflammation and Insulin Resistance». En: *Mediators Inflamm.* 2013; 2013: 986734.

Charalampopoulos, D.; Rastall, R. A.: «Prebiotics in Foods». En: *Current Opinion in Biotechnology.* 2012, 23 (2): págs. 187-191.

Chen, Y. *et al.*: «Association Between Helicobacter Pylori and Mortality inthe NHANES III Study». En: *Gut.* Septiembre de 2013; 62 (9): págs. 1262-1269.

Devaraj, S. *et al.*: «The Human Gut Microbiome and Body Metabolism: Implications for Obesity and Diabetes». En: *Clin Chem.* Abril de 2013; 59 (4): págs. 617-628.

Domínguez-Bello, M. G. *et al.*: «Development of the Human Gastrointestinal Microbiota and Insights from High-throughput Sequencings». En: *Gastroenterology.* Mayo de 2011; 140 (6): págs. 1713-1719.

Douglas, L. C.; Sanders, M. E.: «Probiotics and Prebiotics in Dietetics Practice». En: *J Am Diet Assoc.* Marzo de 2008; 108 (3): págs. 510-521.

Eppinger, M. *et al.*: «Who Ate Whom? Adaptive Helicobacter Genomic Changes That Accompanied a Host Jump from Early Humans to Large Felines». En: *PLoS Genet.* Julio de 2006; 2 (7): pág. e120.

Fahey, J. W. *et al.*: «Urease from Helicobacter Pylori Is Inactivated by Sulforaphane and Other Isothiocyanates». En: *Biochem Biophys Res Commun.* 24 de mayo de 2013; 435 (1): págs. 1-7.

Flegr, J.: «Influence of Latent Toxoplasma Infection on Human Personality, Physiology and Morphology: Pros and Cons of the Toxoplasma-Human Model in Studying the Manipulation Hypothesis». En: *J Exp Biol.* 1 de enero de 2013; 216 (Pt. 1): págs. 127-133.

Flegr, J. *et al.*: «Increased Incidence of Traffic Accidents in Toxoplasma-Infected Military Drivers and Protective Effect RhD Molecule Revealed by a Large-Scale Prospective Cohort Study». En: *BMC Infect Dis.* 26 de mayo de 2009; 9: pág. 72.

Flint, H. J.: «Obesity and the Gut Microbiota». En: *J Clin Gastroenterol.* Noviembre de 2011; 45 (Supl.): págs. 128-132.

Fouhy, F. *et al.*: «High-Throughput Sequencing Reveals the Incomplete, Short-Term Recovery of Infant Gut Microbiota following Parenteral Antibiotic Treatment with Ampicillin and Gentamicin». En: *Antimicrob Agents Chemother.* Noviembre de 2012; 56 (11): págs. 5811-5820.

Fuhrer, A. *et al.*: «Milk Sialyllactose Influences Colitis in Mice Through Selective Intestinal Bacterial Colonization». En: *J Exp Med.* 20 de diciembre de 2010; 207 (13): págs. 2843-2854.

Gale, E. A. M.: «A Missing Link in the Hygiene Hypothesis?». En: *Diabetología.* 2002; 45 (4): págs. 588-594.

Ganal, S. C. *et al.*: «Priming of Natural Killer Cells by Non-mucosal Mononuclear Phagocytes Requires Instructive Signals from the Commensal Microbiota». En: *Immunity.* 27 de julio de 2012; 37 (1): pág: 171-186.

Gibney, M. J., Burstyn, P. G.: «Milk, Serum Cholesterol, and the Maasai - A Hypothesis». En: *Atherosclerosis*. 1980; 35 (3): págs. 339-343.

Gleeson, M. *et al.*: «Daily Probiotic's (*Lactobacillus Sasei Shirota*) Reduction of Infection Incidence in Athletes». En: *Int J Sport Nutr Exerc Metab*. Febrero de 2011; 21 (1): págs. 55-64.

Goldin, B. R.; Gorbach, S. L.: «Clinical Indications for Probiotics: An Overview». En: *Clinical Infectious Diseases*. 2008; 46 (Supl. 2): págs. S96-S100.

Gorkiewicz, G.: «Contribution of the Physiological Gut Microflora to Health and Disease». En: *J Gastroenterol Hepatol Erkr*. 2009; 7 (1): págs. 15-18.

Grewe, K.: *Prävalenz von Salmonella ssp. in der primären Geflügelproduktion und Broilerschlachtung - Salmonelleneintrag bei Schlachtgeflügel während des Schlachtprozesses*. Hannover: Tierärztliche Hochschule Hannover, 2011.

Guseo, A.: «The Parkinson Puzzle». En: *Orv Hetil*. 30 de diciembre de 2012; 153 (52): págs. 2060-2069.

Herbarth, O. *et al.*: «Helicobacter Pylori Colonisation and Eczema». En: *Journal of Epidemiology and Community Health*. 2007; 61 (7): págs. 638-640.

Hullar, M. A.; Lampe, J. W.: «The Gut Microbiome and Obesity». En: *Nestle Nutr Inst Workshop Ser*. 2012; 73: págs. 67-79.

Jernberg, C. *et al.*: «Long-Term Impacts of Antibiotic Exposure on the Human Intestinal Microbiota». En: *Microbiology*. Noviembre de 2010; 156 (Pt. 11): págs. 3216-3223.

Jin, C.; Flavell, R. A.: «Innate Sensors of Pathogen and Stress: Linking Inflammation to Obesity». En: *J Allergy Clin Immunol*. Agosto de 2013; 132 (2): págs. 287-294.

Jirillo, E. *et al.*: «Healthy Effects Exerted by Prebiotics, Probiotics, and Symbiotics with Special Reference to Their Impact on the Immune System». En: *Int J Vitam Nutr Res.* Junio de 2012; 82 (3): págs. 200-208.

Jones, M. L. *et al.*: «Cholesterol-Lowering Efficacy of a Microencapsulated Bile Salt Hydrolase-Active Lactobacillus Reuteri NCIMB 30242 Yoghurt Formulation in Hypercholesterolaemic Adults». En: *British Journal of Nutrition.* 2012; 107 (10): págs. 1505-1513.

Jumpertz, R. *et al.*: «Energy-Balance Studies Reveal Associations Between Gut Microbes, Caloric Load, and Nutrient Absorption in Humans». En: *Am J Clin Nutr.* 2011; 94 (1): págs. 58-65.

Katz, S. E.: *The Art of Fermentation: An In-Depth Exploration of Essential Concepts and Processes from Around the World.* Chelsea: ChelseaGreen Publishing, 2012.

Katz, S. E.: *Wild Fermentation: The Flavor, Nutrition, and Craft of Live-Culture Foods Reclaiming Domesticity from a Consumer Culture.* Chelsea: Chelsea Green Publishing, 2011.

Kountouras, J. *et al.*: «Helicobacter Pylori Infection and Parkinson's Disease: Apoptosis as an Underlying Common Contributor». En: *Eur J Neurol.* Junio de 2012; 19 (6): pág. e56.

Krznarica, Zeljko *et al.*: «Gut Microbiota and Obesity». En: *Dig Dis.* 2012; 30: págs. 196-200.

Kumar, M. *et al.*: «Cholesterol-Lowering Probiotics as Potential Biotherapeutics for Metabolic Diseases». En: *Exp Diabetes Res.* 2012; 2012:902917.

Macfarlane, G. T. *et al.*: «Bacterial Metabolism and Health-Related Effects of Galactooligosaccharides and Other Prebiotics». En: *J Appl Microbiol.* Febrero de 2008; 104 (2): págs. 305-344.

Mann, G. V. *et al.*: «Atherosclerosis in the Masai». En: *American Journal of Epidemiology*. 1972; 95 (1): págs. 26-37.

Marshall, B. J.: «Unidentified Curved Bacillus on Gastric Epithelium in Active Chronic Gastritis». En: *Lancet*. 4 de junio de 1983; 1 (8336): pág. 1273 sig.

Martinson, V. G. *et al.*: «A Simple and Distinctive Microbiota Associated with Honey Bees and Bumble Bees». En: *Mol Ecol*. Febrero de 2011; 20(3): págs. 619-628.

Matamoros, S. *et al.*: «Development of Intestinal Microbiota in Infants and its Impact on Health». En: *Trends Microbiol*. Abril de 2013; 21 (4): págs. 167-173.

Moodley, Y. *et al.*: «The Peopling of the Pacific from a Bacterial Perspective». En: *Science*. 23 de enero de 2009; 323 (5913): págs. 527-530.

Mori, K. *et al.*: «Does the Gut Microbiota Trigger Hashimoto's Thyroiditis?». En: *Discov Med*. Noviembre de 2012; 14 (78): págs. 321-326.

Musso, G. *et al.*: «Gut Microbiota as a Regulator of Energy Homeostasis and Ectopic Fat Deposition: Mechanisms and Implications for Metabolic Disorders». En: *Current Opinion in Lipidology*. 2010; 21 (1): págs. 76-83.

Nagpal, R. *et al.*: «Probiotics, their Health Benefits and Applications for Developing Healthier Foods: A Review». En: *FEMS Microbiol Lett*. Septiembre de 2012; 334 (1): págs. 1-15.

Nakamura, Y. K.; Omaye, S. T.: «Metabolic Diseases and Pro- and Prebiotics: Mechanistic Insights». En: *Nutr Metab (Lond)*. 19 de junio de 2012; 9 (1): pág. 60.

Nicola, J. P. *et al.*: «Functional Toll-like Receptor 4 Conferring Lipopolysaccharide Responsiveness is Expressed in Thyroid

Cells». En: *Endocrinology*. Enero de 2009; 150 (1): págs. 500-508.

Nielsen, H. H. *et al.*: «Treatment for Helicobacter Pylori Infection and Risk of Parkinson's Disease in Denmark». En: *Eur J Neurol.* Junio de 2012; 19 (6): págs. 864-869.

Norris, V. *et al.*: «Bacteria Control Host Appetites». En: *J Bacteriol.* Febrero de 2013; 195 (3): págs. 411-416.

Okusaga, O.; Postolache, T. T.: «Toxoplasma Gondii, the Immune System, and Suicidal Behavior». En: Dwivedi, Y. (Ed.): *The Neurobiological Basis of Suicide*. Boca Ratón, Florida: CRC Press, 2012: págs. 159-194.

Ottman, N. *et al.*: «The Function of our Microbiota: Who Is Out There and What Do They Do?». En: *Front Cell Infect Microbiol.* 9 de agosto de 2012; 2: pág. 104.

Pavlolwíc, N. *et al.*: «Probiotics-Interactions with Bile Acids and Impact on Cholesterol Metabolism». En: *Appl Biochem Biotechnol.* 2012; 168: págs. 1880-1895.

Petrof, E. O. *et al.*: «Stool Substitute Transplant Therapy for the Eradication of Clostridium Difficile Infection: >RePOOPulating< the Gut». En: *Microbiome*. 9 de enero de 2013; 1 (1): pág. 3.

Reading, N. C.; Kasper, D. L.: «The Starting Lineup: Key Microbial Players in Intestinal Immunity and Homeostasis». En: *Front Microbiol.* 7 de julio de 2011; 2: pág. 148.

Roberfroid, M. *et al.*: «Prebiotic Effects: Metabolic and Health Benefits». En: *Br J Nutr.* Agosto de 2010; 104 (Supl. 2): págs. S1-S63.

Sanders, M. E. *et al.*: «An Update on the Use and Investigation of Probiotics in Health and Disease». En: *Gut*. 2013; 62 (5): págs. 787-796.

Sanza, Y. *et al.*: «Understanding the Role of Gut Microbes and Probioticsin Obesity: How Far Are We?». En: *Pharmacol Res.* Marzo de 2013; 69 (1): págs. 144-155.

Schmidt, C.: «The Startup Bugs». En: *Nat Biotechnol.* Abril de 2013; 31 (4): págs. 279-281.

Scholz-Ahrens, K. E. *et al.*: «Prebiotics, Probiotics, and Synbiotics Affect Mineral Absorption, Bone Mineral Content, and Bone Structure». En: *J Nutr.* Marzo de 2007; 137 (3 Supl. 2): págs. 838S-846S.

Schwarz, S. *et al.*: «Horizontal versus Familial Transmission of Helicobacter Pylori». En: *PLoS Pathog.* Octubre de 2008; 4 (10): pág. e1000180.

Shen, J. *et al.*: «The Gut Microbiota, Obesity and Insulin Resistance». En: *Mol Aspects Med.* Febrero de 2013; 34 (1): págs. 39-58.

Starkenmann, C. *et al.*: «Olfactory Perception of Cysteine-S-Conjugates from fruits and Vegetables». En: *J Agric Food Chem.* 22 de octubre de 2008; 56 (20): págs. 9575-9580.

Stowell, S. R. *et al.*: «Innate Immune Lectins Kill Bacteria Expressing Blood Group Antigen». En: *Nat Med.* Marzo de 2010; 16 (3): págs. 295-301.

Tängdén, T. *et al.*: «Foreign Travel Is a Major Risk Factor for Colonization with Escherichia Coli Producing CTX-M-Type Extended-Spectrum ß-Lactamases: A Prospective Study with Swedish Volunteers». En: *Antimicrob Agents Chemother.* Septiembre de 2010; 54 (9): págs. 3564-3568.

Teixeira, T. F. *et al.*: «Potential Mechanisms for the Emerging Link Between Obesity and Increased Intestinal Permeability». En: *Nutr Res.* Septiembre de 2012; 32 (9): págs. 637-647.

Torrey, E. F. *et al.*: «Antibodies to Toxoplasma Gondii in Patients With Schizophrenia: A Meta-Analysis». En: *Schizophr Bull.* Mayo de 2007; 33(3): págs. 729-736.

Tremaroli, V.; Bäckhed, F.: «Functional Interactions Between the Gut Microbiota and Host Metabolism. En: *Nature.* 13 de septiembre de 2012; 489 (7415): págs. 242-249.

Turnbaugh, P. J.; Gordon, J. I.: «The Core Gut Microbiome, Energy Balance and Obesity». En: *J Physiol.* 2009; 587 (17): págs. 4153-4158.

Vrese de, M.; Schrezenmeir, J.: «Probiotics, Prebiotics, and Synbiotics». En: *Adv Biochem Engin/Biotechnol.* 2008; 111: págs. 1-66.

Vriese de, J.: «Medical Research. The Promise of Poop». En: *Science.* 30 de agosto de 2013; 341 (6149): págs. 954-957.

Vyas, U.; Ranganathan, N.: «Probiotics, Prebiotics, and Synbiotics: Gut and Beyond». En: *Gastroenterol Res Pract.* 2012; 2012: 872716.

Webster, J. P. *et al.*: «Effect of Toxoplasma Gondii upon Neophobic Behaviour in Wild Brown Rats, Rattus norvegicus». En: *Parasitology.* Julio de 1994; 109 (Pt. 1): págs. 37-43.

Wichmann-Schauer, H.: *Verbrauchertipps: Schutz vor Lebensmittelinfektionen im Privathaushalt.* Berlín: Bundesinstitut für Risikobewertung, 2007.

Wu, G. D. *et al.*: «Linking Long-Term Dietary Patterns with Gut Microbialal Enterotypes». En: *Science.* 7 de octubre de 2011; 334 (6052): págs. 105-108.

Yatsunenko, T. *et al.*: «Human Gut Microbiome Viewed Across Age and Geography». En: *Nature.* 9 de mayo de 2012; 486 (7402): págs. 222-227.

Zipris, D.: «The Interplay Between the Gut Microbiota and the Immune System in the Mechanism of Type 1 Diabetes». En: *Curr Opin Endocrinol Diabetes Obes*. Agosto de 2013; 20 (4): págs. 265-270.

Actualización

Akkasheh, G. *et al.*, «Clinical and Metabolic Response to Probiotic Administration in Patients with Major Depressive Disorder: A Randomized, Double-Blind, Placebo-Controlled Trial». En *Nutrition*, 2016, 32, págs. 315-320.

Allen, A. P. *et al.*, «Bifidobacterium longum 1714 as a Translational Psychobiotic: Modulation of Stress, Electrophysiology and Neurocognition in Healthy Volunteers». En *Transl Psychiatry*, 2016, 6, e939; doi:10.1038/tp.2016.191.

Benton, D. *et al.*, «Impact of Consuming a Milk Drink Containing a Probiotic on Mood and Cognition». En *Eur J Clin Nutr*, 2007, 61, págs. 355-361.

Diop, L. *et al.*, «Probiotic Food Supplement Reduces Stress-Induced Gastrointestinal Symptoms in Volunteers: A Double-Blind, Placebo-Controlled, Randomized Trial». En *Nutrition Research*, 2008, 28 (1).

Kato-Kataoka, A. *et al.*, «Fermented Milk Containing *Lactobacillus casei* Strain Shirota Preserves the Diversity of the Gut Microbiota and Relieves Abdominal Dysfunction in Healthy Medical Students Exposed to Academic Stress». En *Appl Environ Microbiol*, 2016, 82, págs. 3649-3658.

Kelly, J. R. *et al.*, «Transferring the Blues: Depression-Associated Gut Microbiota Induces Neurobehavioural Changes in the Rat». En *Psychiatr. Res.*, 2016, 82, págs. 109-118.

Kruijt, A. W. *et al.*, «Cognitive Reactivity, Implicit Associations, and the Incidence of Depression: a Two-Year Prospective Study». En *PLoS One*, 2013, 8 (7), e70245.

McKean, J. *et al.*, «Probiotics and Subclinical Psychological Symptoms in Healthy Participants: A Systematic Review and Meta-

Analysis». En *J. Altern Complement Med.*, 2016, noviembre de 2014.

Messaoudi, M. *et al.*, «Beneficial Psychological Effects of a Probiotic Formulation (*Lactobacillus helveticus* R0052 and *Bifidobacterium longum* R0175)». En *Healthy Human Volunteers, Gut Microbes*, 2011, 2, págs. 256-261.

Romijn, A. R. *et al.*, «Double-Blind, Randomized, Placebo-Controlled Trial of *Lactobacillus helveticus* and *Bifidobacterium longum* for the Symptoms of Depression». En *Australian & New Zealand Journal of Psychiatry*, 2017, págs. 1-12.

Sarkar, A. *et al.*, «Psychobiotics and the Manipulation of Bacteria-Gut-Brain Signals». En *Trends Neurosci.*, noviembre de 2016, 39 (11), págs. 763-781.

Steenbergen, L. *et al.*, «A Randomized Controlled Trial to Test the Effect of Multispecies Probiotics on Cognitive Reactivity to Sad Mood». En *Brain, Behavior, and Immunity*, 2015, 48, págs. 258-264.

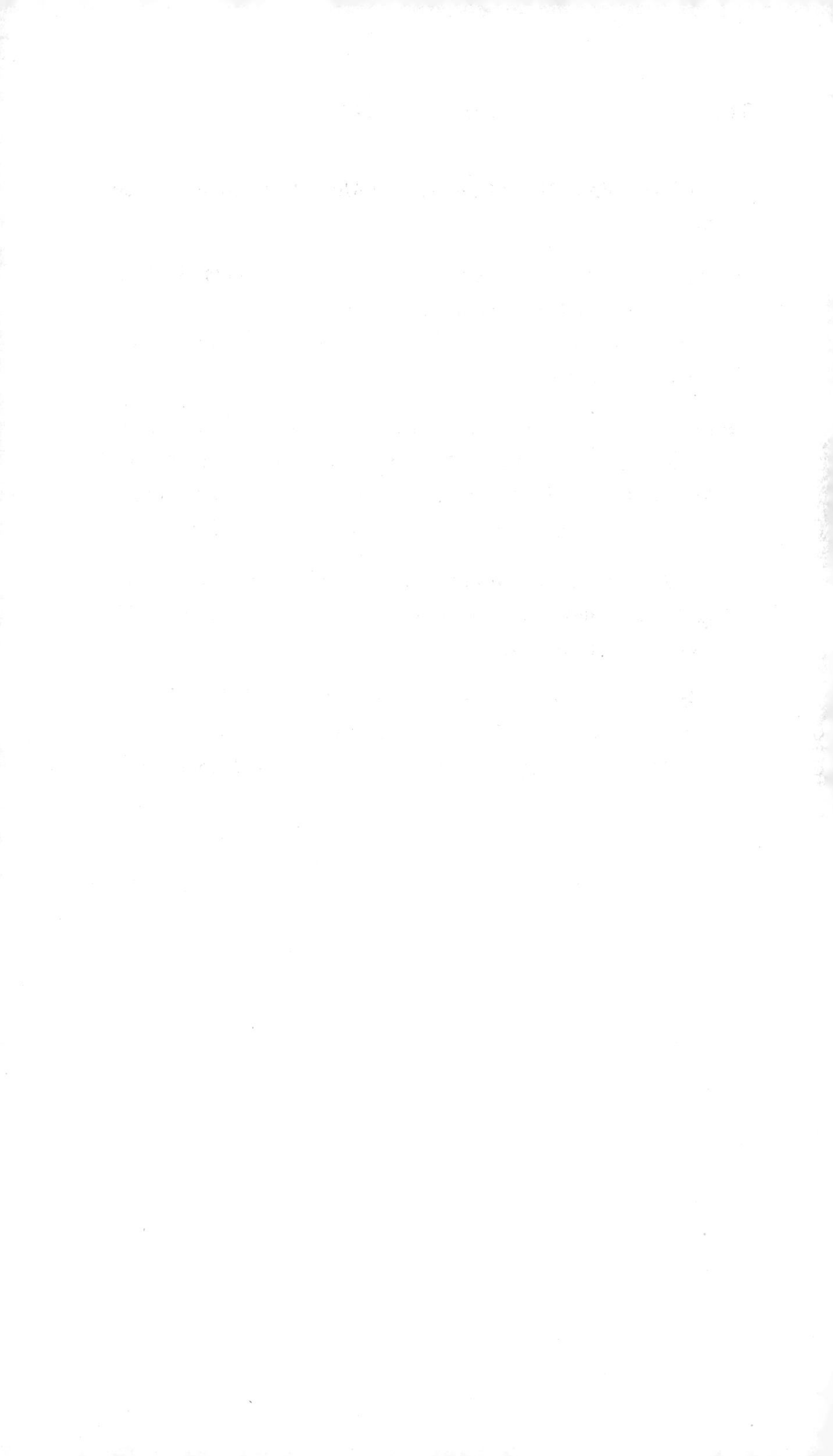

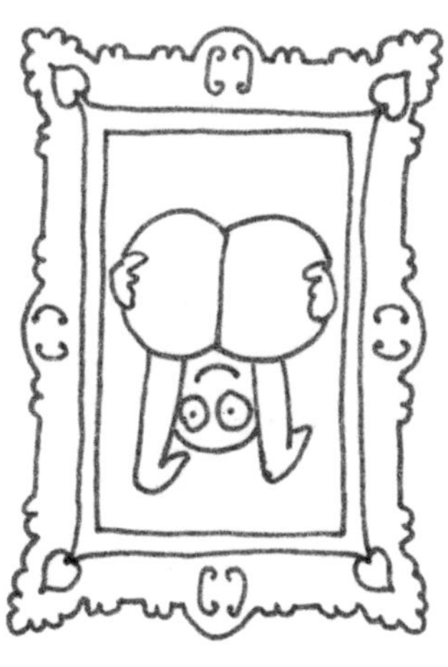

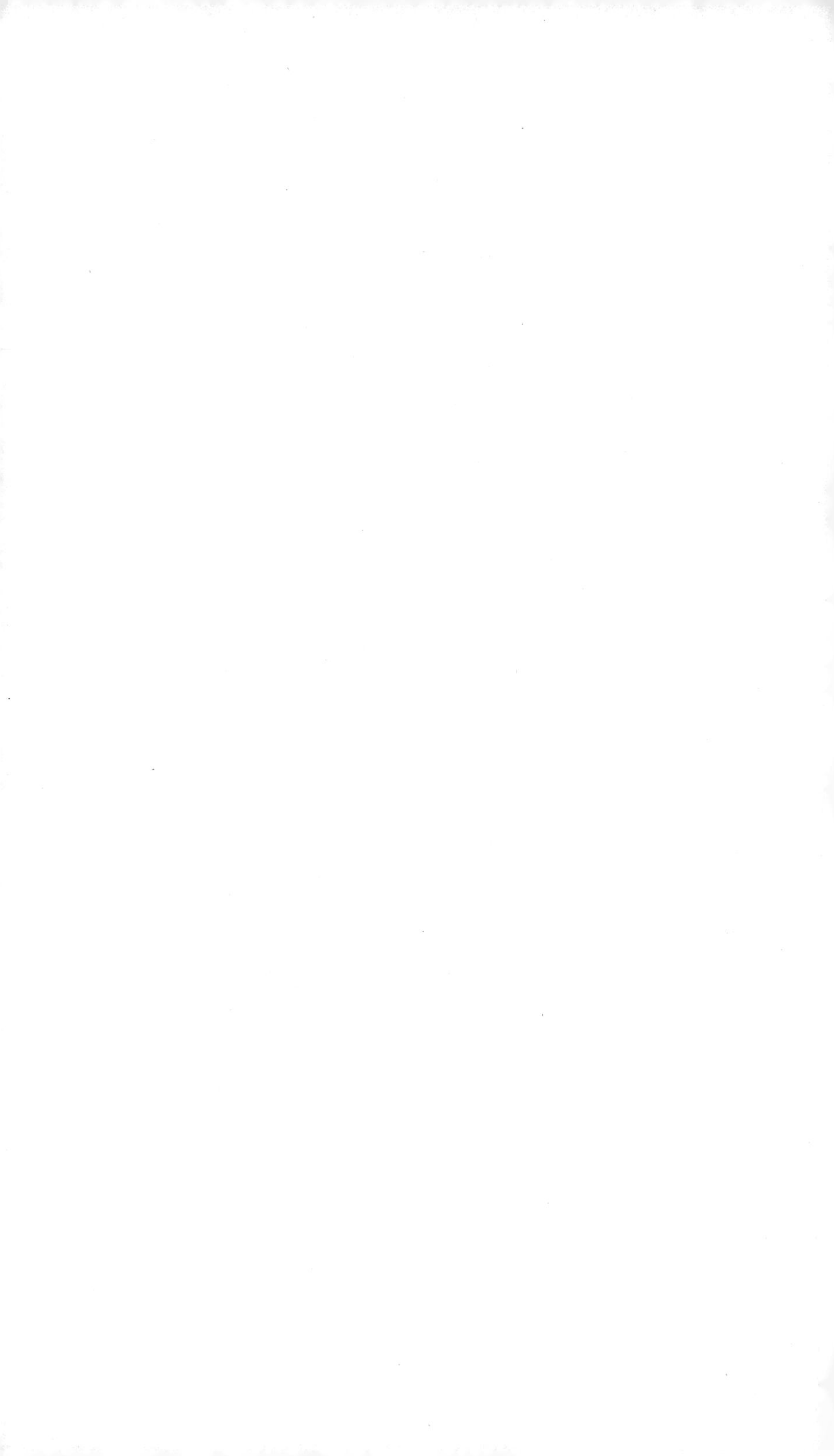